脑 科 学

进化与成瘾大脑

编　著　谢仁谦　谢晴牧

北京大学医学出版社

NAOKEXUE——JINHUA YU CHENGYIN DANAO

图书在版编目（CIP）数据

脑科学：进化与成瘾大脑 / 谢仁谦，谢晴牧编著 . —北京：北京大学医学出版社，2023.5（2024.3 重印）

ISBN 978-7-5659-2894-9

Ⅰ.①脑… Ⅱ.①谢… ②谢… Ⅲ.①脑科学 Ⅳ.① R338.2

中国国家版本馆 CIP 数据核字（2023）第 074488 号

脑科学——进化与成瘾大脑

编　　著：谢仁谦　谢晴牧

出版发行：北京大学医学出版社

地　　址：（100191）北京市海淀区学院路 38 号　北京大学医学部院内

电　　话：发行部 010-82802230；图书邮购 010-82802495

网　　址：http://www.pumpress.com.cn

E - m a i l：booksale@bjmu.edu.cn

印　　刷：北京信彩瑞禾印刷厂

经　　销：新华书店

责任编辑：梁　洁　　责任校对：靳新强　　责任印制：李　啸

开　　本：710 mm×1000 mm　1/16　印张：22.5　字数：366 千字

版　　次：2023 年 5 月第 1 版　2024 年 3 月第 2 次印刷

书　　号：ISBN 978-7-5659-2894-9

定　　价：138.00 元

目　录

2 探究大脑 **93**

3 物质改变大脑 **145**

4 大脑可塑性　　　　　187

5 记忆脑科学　　　　　199

8 成瘾的干预 **303**

引　言

　　大脑是地球生命体中最复杂的系统，也是宇宙中最复杂的结构。研究大脑的神经科学已成为当代科学的前沿。物理学限定了所有科学的高度，脑科学划定了现代科学的边界。21世纪被称为脑科学的世纪。世界大国纷纷开启脑研究计划（简称脑计划），欧盟、美国、日本和中国的脑计划可谓雄心勃勃，一些大公司也开启了自己的脑研究项目，可以用如火如荼来形容大脑研究的热度。

　　中国脑计划的特点是"一体两翼"。一体是大脑的认知原理，两翼分别是脑重大疾病和类脑人工智能。欧洲将人脑计划列为科研旗舰项目，聚集了大批优秀的科学家集体攻关。成瘾是大脑进化的后效，任何人都是某种癖好的"成瘾者"。在全球范围内，治愈成瘾性脑病的愿望极为强烈，只有脑科学研究才能为战胜成瘾性脑病提供最佳方案，而成瘾脑科学也可能成为脑科学的突破方向。

　　本书采用进化视角，以成瘾为线索，遵循人类认识大脑的自然进程，依据认知的科学原理，探索大脑和心理的自然规律和科学奥秘。从宏观到微观，从哲学到神经科学，从实验动物到脑成像研究，本书融合进化生物学、进化心理学、认知神经科学、古生物学、成瘾医学等多学科知识，进行了宏大或精细、聚焦或全景式的论述。诚然，成瘾只是一条主线，脑科学才是主角。选择成瘾（而不是其他重大脑病）作为阐释脑科学的向导，是因为成瘾涉及大脑功能的诸多方面，机制复杂但又相对明晰。

　　进化视角是诱人的，它带领我们从心智初萌的非洲大草原，走到全球化的脑科学前沿，步移景变地欣赏无比动人的心智奇观。

1

大脑和心理进化

进化视角

开篇之前，首先应该有一个认识上的准备，我们将采用进化视角。

自 1859 年《物种起源》发表以来，进化观点改变了整个思想界，科学界纷纷采纳了进化的思维方式。进化论为无数以为什么来发问的问题提供了一种革命性的答案，以一己之力解释了地球上一切生命的起源和进化，也为我们理解物质和能量的宇宙提供了绝佳视角。

所有科学都是在宇宙大爆炸之后诞生的。从大爆炸以来的宇宙演化、太阳系诞生之后的地球历史，到地球生命的进化历程，想要理解宇宙、理解世界、理解生命、理解我们自己，就离不开进化的思维方式，因为加速膨胀的宇宙中的一切都在统一的体系中演进，进化是宇宙的本质。为了不陷入专业领域的局限中，我们将采纳进化视角，以求获得广阔的视野及跨领域、跨专业、跨学科的理解力。不以生物学，无以理解人类，因为我们与地球上的植物和其他动物共享了演化史；不以进化论，无以理解大脑；不以脑科学，无以理解心理学，也无以理解成瘾现象。

神经演化

生命演化

美国理论物理学家劳伦斯·克劳斯（Lawrence M. Krauss）说过这样一段话：

> 你身体里面的每一个原子都来自一颗爆炸了的恒星。形成你左手的原子可能和形成你右手的原子来自不同的恒星。这是我们所知道的关于物理的最有诗意的事情：你们都是星辰。

宇宙中唯一能生成心理现象的系统是生物系统，而生物系统是宇宙演化的产物，它起源于物理系统。宇宙演化的起点是大爆炸。大爆炸理论是 20 世纪最伟大的科学成就之一。这一理论认为，138 亿年前，宇宙从一个奇点开始极速扩张，宇宙学家将其形象地描述为大爆炸。自这一时空起点，所有物质和能量从一个极小的区域开始膨胀和冷却。膨胀发生时的温度是无法想象的 1.4×10^{32} 开尔文（K），即普朗克温度，是温度的上限。膨胀过程是一个稀释和冷却的过程。38 万年后，宇宙温度下降到 3000 K，而现在只有 2.7 K，仅比绝对零度高出 2.7 K。

大爆炸理论得到许多证据的支持，如微波背景辐射、哈勃红移、夜的黑暗、恒星年龄等。微波背景辐射是大爆炸的余波，充满整个宇宙空间。1929 年，美国天文学家爱德文·鲍威尔·哈勃（Edwin Powell Hubble）观测到银河系以外还存在其他星系，且在加速远离我们，距离越远，离开的速度越快，在光谱上表现为红移，这就是被称为"哈勃红移"的多普勒现象。按照哈勃的发现回推，就能找到宇宙有一个起点。在哈勃之前，人们认为宇宙是永恒不变的、平坦的、无始无终的。既然宇宙本身恒久不变，无始无终，那么探讨宇宙中一切事物的演化就成为一种无源的狭隘见解。宇宙膨胀理论的提出，使人们意识到宇宙是进化的，万物有始有终，我们可以合情合理地探讨宇宙中一切事物的起源和演化。哲学家提图斯·卢克莱修·卡鲁斯（Titus Lucretius Carus）曾断言，宇宙尚处于年轻时期。他认为，如果宇宙是永恒的，所有事物就不会有进步，因为这种进步已经实现过 100 次、1000 次、100 万次了，我们应该看到一个完美的、不再改变的世界，但万事万物却并不完美，永远在改变。证明这个世界并非永远存在着，而是有一个起点。

夜的黑暗一直是一个科学谜题。德国天文学家海因里希·威廉·马特乌斯·奥伯斯（Heinrich Wilhelm Matthäus Olbers）于 1826 年提出了"奥伯斯佯谬"，意指一个禁止、均匀、无限的宇宙将会使得黑夜与白天一样明亮，但实际上夜空却是黑暗的。如果宇宙是永恒而无限的，那么宇宙中再遥远的星光，经过无限的时间，终会照到地球上。这样一来，夜晚就应该是明亮而不是黑暗的。夜的黑暗证明宇宙中不是所有的光都能到达地球，当膨胀超过光速时，恒星发出的光永远无法到达地球。宇宙是非稳态且非永恒的，这是大爆炸理论的证据之一。在膨胀的宇宙模型中，奥伯斯佯谬不存在。宇宙中最古老恒星的年龄约是 132 亿年，这也是宇宙有一个开端的证据。

宇宙中物质和能量的演化伴随着宇宙膨胀一同开启。大爆炸发生 1 μs 时，宇宙中充满射线和粒子，呈无序的夸克粥；1 ms 时，射线转化成中子和电子，宇宙的密度降至每立方厘米 100 亿克，温度降至 100 亿度；1 s 时，射线变成粒子和粒子湮灭变回射线达到平衡；1 min 时，质子和中子形成原子核，但不能捕获电子。38 万年后，温度降低到原子核可以捕获电子形成中性原子，宇宙变得透明，尺度达到约 1 亿光年。氢元素是各种物质的"祖先"，宇宙中到处是氢，并且存在百万分之一的温度差异。温度差异导致密度差异。氢气云的涨落使物质在引力作用下聚集形成星系，星系演化诞生恒星和行星。

大自然具有化学记忆，化学物质的演化为生命诞生奠定了基础。最初几亿年，宇宙没有重元素，恒星是仅有的能生成重元素的场所。除了诞生那一刻生成的氢和少量氦，宇宙中的其他元素大部分是由恒星核聚变而来，更重的元素则在超新星爆发中生成。太阳每秒有 6 亿吨氢转变为 5.96 亿吨氦，损耗 400 万吨质量。根据爱因斯坦的质能方程 $E = mc^2$，损耗的质量会转化为巨大能量释放到太空中，地球生命的生存完全依赖于太阳的辐射能量。恒星的质量和大小不同，中心的压力和温度也不一样，因此核聚变所能达到的程度也不相同。像太阳这样的恒星，核聚变可以一路到达碳，其中心温度和压力无法再点燃更重元素的核聚变。只有质量大于太阳 8 倍以上的恒星才能够核聚变到铁。超新星爆发时温度可达到 100 亿～ 1000 亿度，铁以上的所有重元素（如金、银、铀、钚）由此诞生，最古老的化学元素已有 120 亿年。因此，世界是超新星爆发的产物，我们可能是第二代或第三代恒星的后代，由大爆炸的尘埃构成，身上携带着宇宙进化的记忆。大爆炸也是人类知识的边界。美国天文学家哈洛·夏普利说：

> 我们是卵石的弟兄，
>
> 云朵的表亲。

行星是由固体、液体、气体组成的球体，是生命诞生的唯一场所。生命世界脱离了矿物世界，是基本粒子长期演化的结果。从恒星原子到行星分子，生命开始在地球上缓慢演化。地球上有由液态水形成的蓝色海洋，生命最先在海洋中孕育。碳元素是构成分子的最理想原子，它连成的碳链可以从一端到另一端输送电子，这是生物信息传递的前身，是神经传递方式——电传递的萌芽。以碳链为基础可以生成复杂分子。早期地球大气含有氨、甲烷、氢和二氧化碳（CO_2），海洋原始汤中含有氨基酸（蛋白质的构成要件）和核苷酸（核酸的组件）。生命是化学物质长期演化的结晶，细胞的出现标志着生命的起源。最早的细胞在海洋中进食有机分子而存活。光合作用是地球上最伟大的创造之一，它发明了无机生存，为生命进化创造了先决条件。

大气中的氧气（O_2）是生命的产物。叶绿素分子可使蓝细菌进食 CO_2 而排出 O_2，改变了大气成分，引发了寒武纪生命大爆发。在元古宙（25 亿年前开启），单细胞生物进化为多细胞生物。自寒武纪开始的 2000 万年中，带有骨骼的动物纷纷登场。

生命不过是地表的一层釉彩，偶尔保存为化石。化石是地球生物留在岩石中的一切痕迹，寒武纪地层中突然出现了各种类型的化石，它们是进化出外骨骼的动物所留下的。

生命的进化史以化石的形式被记录在不同地质年代的地层中。地质学家和古生物学家根据自然形成的先后顺序，将地层分为 4 宙 14 代 12 纪。早期包括冥古宙、太古宙和元古宙，后期的显生宙包括古生代、中生代和新生代。古生代分为 6 个纪——寒武纪、奥陶纪、志留纪、泥盆纪、石炭纪和二叠纪，中生代分为 3 个纪——三叠纪、侏罗纪和白垩纪，新生代分为 3 个纪——古近纪、新近纪和第四纪。目前一般将新生代划分为 7 个世——古新世、始新世、渐新世、中新世、上新世、更新世和全新世。从寒武纪开始，有一条进化路线沿着海洋脊椎动物、两栖动物、爬行动物、哺乳动物、灵长类动物到人类的方向进化。虽然生命还有很多条进化路线，但我们更关注这一脉。

19 世纪的英国地质学家查尔斯·莱尔（Charles Lyell）和查尔斯·罗伯特·达尔文（Charles Robert Darwin）把地质记录看成是粗心大意的历史学家用不同方言写成的历史片段。这部绝版史书仅有一卷，被保存下来的也只有寥寥几章，每页上可辨认的几行字迹也像甲骨文一样古奥难懂。地质学家和古生物学家就是凭借这部史书来了解地球和生命进化史的。

距今 38 亿年含有碳沉积物的岩石是已知最早的地球生命的迹象。第一个证据来自叠层石。有充分证据显示，35 亿年前的生命形式是蓝细菌，其形成的叠层石分布于世界各地。最古老的化石被发现于澳大利亚，距今约 35 亿年。最早的叠层石被发现于非洲南部的布拉瓦约白云岩中，同位素年龄为 28 亿年。这些叠层石与现在澳大利亚鲨鱼湾蓝细菌形成的叠层石有相同的结构。除了叠层石，地球早期生命的岩石记录还有微体化石，它是需要用显微镜观察的微小生物化石，如单细胞生物鞭毛虫、细菌和孢子。微体化石是我们知道的第一种生命的化石记录。在南非地层（距今约 30 亿年）中曾发现过被认为是细菌的化石，但比较确切的证据显示细菌和蓝藻化石存在于加拿大约 19 亿年前的地层中。2021 年，中国和瑞典科学家合作，在天津的中元古宙地层（距今 13.6 亿年）中获得了保存完善的有机质壁微体化石，其中包括 12 种真核生物。真核生物在距今约 27 亿年前出现，多细胞生物诞生于此后 10 亿年。到距今 5.4 亿年前的寒武纪，地球生命的形态是单细胞生物，它们通过信号分子传递信息，发挥多细胞生物神经系统的作用。毫无疑问，多细胞化的优势在于功能不同的各类细胞可以分工合作，这是大型精细系统的先决条件。随着多细胞生物的进化，神经细胞也在自然的设计计划之中了，为心理的出现准备了第一要件。

神经萌芽

单细胞生物有了信号系统，能释放和接收化学信号，以及传递电信号，这一任务的承担者是信号分子。信号分子是由单细胞生物分泌的可溶性小分子物质，是单细胞生物发挥群体效应、进行信息交流的因子。其普遍存在于单细胞生物群体中，结构、性质与功能存在巨大的种属差异。单细胞生物可利用群体效应获得多细胞生物的功能，从而提高自身的环境适应能力。信号分子可以穿出或进入细胞，并且能在环境中积累。随着单细胞生物的个体密度增大，信号分子的环境浓度增加，当环境中的信号分子积累到一定浓度时，细胞内也达到临界浓度，从而启动基因表达，调控群体行为。这一过程需要有受体的参与，细胞通过其表面受体或胞内受体接收生物信号。信号分子和充当受体的蛋白质分子结合传递信息，这种方式是生物体进化出神经元之前信号传导的原始方式。

鞭毛虫是凭借鞭毛运动的单细胞生物，具有令人惊叹的游动能力，不亚于溪流中穿梭的小泥鳅。在暗视野显微镜下观察，它的许多鞭毛成束运动，可以波动和旋转。鞭毛不仅可使生物体游动，而且是摄食、消化、排泄等体内外行为的原动力。领鞭毛虫因虫体前端鞭毛基部有一领状结构围绕着鞭毛而得名，被认为是动物现存的亲缘关系最近的单细胞生物，同时也被看作是单细胞生物与多细胞生物之间的纽带。领鞭毛虫拥有一种与人类相同的能促进细胞之间信息传递以及对外界刺激做出反应的基因，而其他单细胞生物不具备这一特性。

随着多细胞生物的出现，作为一个细胞集群的整体，多细胞之间的信号传递变得愈加重要。更高形式的神经系统在信号分子的基础上进化而来。科学家认为，最初的神经系统萌芽可能是海洋生物中一组可以传导电流的细胞。

多细胞动物在进化过程中发生功能分化，出现了功能高度特化的细胞，即神经细胞（又称神经元）。神经元专司传输生物体各部分接受的刺激并协调机体做出统一反应。在珊瑚虫身上，出现了单个或多个神经元。在持续进化中，神经系统由散漫趋于集中，发展出网状神经系统。从腔肠动物开始，出现由多个神经元组成的神经元系统，但没有神经中枢，这是最简单、最原始的神经系统。这种网状结构很疏松，仅由几个神经元连接而成。距今 6.5 亿年前的水母已进化出这种神经系统，神经细胞之间以神经突起相互连接成网，但其全身只有一个神经网，神经传导不定向，传导速度慢，每秒仅十几厘米。

神经系统演化

6 亿年前，蠕虫类动物的中间神经元发展为中间神经系统，它们是现在绝大多数动物（包括脊椎动物、软体动物和昆虫）的祖先。蠕虫类有以头神经节形式出现的神经中枢的萌芽。头神经节是原始的中枢神经系统，能够处理各种信息而不仅是传递信息，这使得动物能够对更复杂的内外环境做出反应。5 亿年前，脊椎动物的前几个脊椎骨膨大，其包裹由头神经节发展而来的部分，开始进化为结构高度复杂化且神经元数量巨大的中枢神经系统——脑。因此，神经细胞是从最初的多细胞生物中特化出来的细胞，脑是中枢神经系统进一步演化的产物。

神经元 海绵是最原始且结构最简单的多细胞动物，6 亿年前就已经生活在海洋里了。它的身体构造简化到缺乏对称的模式，也没有成形的组件，没有口、消化腔和神经系统，仅是一个由入水孔、领细胞和出水口组成的水管系统。由领细胞引导水流，并捕捉食物颗粒。尽管如此，海绵却拥有许多与人类和其他复杂生物大致相同的基因数，而且许多基因是相同的。这些基因携带着肌肉收缩和神经元分化的遗传信息，比肌肉或神经系统本身要古老得多。这些负责细胞之间信息传递和接收的基因被部署在如此古老的祖先动物中，实在令人惊讶。海绵的类神经细胞和消化细胞可进行交流，就像是一种原始的突触交流，这为神经系统的起源提供了一些线索。

神经元本质上是多细胞生物细胞功能的特化，多个神经元联结成神经系统。运动并非必须有神经元的参与，单细胞生物的运动可以完全依靠鞭毛或纤毛来完成，精子的运动亦是如此。但对多细胞多器官生物而言，鞭毛或纤毛将无济于事，其需要神经系统和肌肉协同工作，产生有序运动，并为运动确立方向。原始腔肠动物已经具有神经元和神经系统，刺激机体任意部位都会引起全身性反应。

网状神经系统 是神经系统的最初状态。多细胞生物为了感受光、热、酸等环境刺激，特化出一群专司其职的神经细胞。原始多细胞动物的代表是腔肠动物，如水母、水螅、海蜇等。水母的机体中水占 99%，但由于某种未知的奇迹，它们竟然能形成化石，并且熬过了古生代、中生代、新生代三个地质年代约 5 亿年的动荡，安然无恙地保存到了现在。水母是少数几种身体缺乏坚硬部分却留下了化石的动物。腔肠动物的细胞分为三大类群：感觉细胞、运动细胞和神经细胞。神经细胞上有突起，联合成网，专门发挥信息传递功能。网状神经系统只是神经系统的雏形，神经元之间没有突触连接（突触是后续进化出来的结构）。这种简单网络的特征便是上文提到的无定向的全身反应。

梯状神经系统　首次在扁形动物中出现。扁形动物是一类无肛门、体腔和呼吸循环系统，有口、有肌肉组织，并出现了原始中枢神经系统的两侧对称的动物。其摄食、消化和排泄功能较腔肠动物强大，感受器亦趋完善，组织细胞还有再生新器官系统的能力。

涡虫是扁形动物的代表之一，其身体前端有两个可感光的色素点（眼点），但不能成像，无方向感。大自然向来珍惜有用的创意。基因的突变使得一小块皮肤对光产生了敏感性，成为最原始的眼，眼是地球上最精妙的结构之一，它的雏形竟然是一块感光皮肤。随后，感光皮肤下陷进入眼窝，逐渐变成视网膜，眼窝使传入光线有了方向性，动物便可以由此来识别光线的方位。灵长类动物更是进化出了视锥细胞，有了彩色视力。地球上所有眼的发育均由 *Pax6* 基因控制。

尽管还没有一粒苹果籽大，但真涡虫却是动物王国里的明星。如果把它切成许多块，那么每一块最终都会重新生长成一条全新的虫子。不仅如此，真涡虫再生的头部还可保留以前的记忆，即新头拥有和被砍掉的头一样的记忆，这是一项超越绝大多数动物的惊人本领。

梯状神经系统的特征是神经细胞逐渐向前集中，在头部形成一对脑神经节，发出神经至眼，同时分出一对腹神经索通向体后，在腹神经索之间有横向神经相连，构成梯形。梯状神经系统比网状神经系统高级，但仍然是原始神经系统，因为神经细胞不完全集中在头部，而是分散在神经索中。高级别扁形动物的纵神经索减少，只有一对腹神经索发达。

链状神经系统　是神经系统进化史上的一次飞跃。无脊椎动物中的环节动物（如蚯蚓）和节肢动物（如三叶虫）具有链状神经系统。在寒武纪的海洋中，三叶虫占据统治地位，并从寒武纪、奥陶纪到志留纪，延续了地质史上的三个纪。它们遍布海洋，占所有物种的 60%，这一盛况被古生代岩石丰富的三叶虫化石记录在案。三叶虫是简单的甲壳类动物，但若与蠕虫、软体动物和当时的其他无脊椎动物相比，它便是一种复杂的高级动物，是生物进化史上第一块丰碑。蠕形动物是早期的两侧对称动物，这类动物的神经开始往头部聚集，形成原始脑的萌芽。部分进化生物学家坚信昆虫、蜘蛛和人类都是从三叶虫进化而来。这样一来，三叶虫便荣幸地成为了人类的祖先，或者说人类荣幸地成为了三叶虫的后代。三叶虫在进化史上的成功，得益于其先进的神经系统和骨骼。寒武纪时期，比三叶虫低级的虫子已经长出了多节的身体，一端是口，另一端是肛门，第一次同时具备了神经系统、消化和排泄的专属器官，但没有外骨骼。三叶虫超越了此前所有其他生物，具有覆盖在身体外的骨骼保护，肌肉系统、简易的脑、神经链、触觉和视觉甚至性器官一应配套。

链状神经系统分为中枢和外周两部分，中枢已经处于优势地位。脑神经节由一对咽上神经节愈合而来，控制全身的运动和感觉，处于最发达地位。这种愈合是神经系统的一个极大进步，称为"发头现象"，该现象为脑的出现奠定了基础。有研究证明，节肢动物的原始脑已经能够形成记忆。正是由于链状神经系统前所未有的优越性，才发展出了寒武纪时期三叶虫这样的优秀物种。为了足够快速地传导神经冲动，节肢动物生长出巨大的神经，神经纤维粗大。这一点为神经科学实验提供了条件，如借助乌贼巨神经的神经科学研究。

神经节的出现是一个重大的进化成就。环节动物和节肢动物的身体由许多节段组成，每个节段都有神经细胞聚集形成神经节。神经细胞集中成神经节，神经纤维聚集成束而形成神经，一系列的神经节通过神经纤维联结成神经链。每一段神经节从身体的一个局部到肌肉，管理本体节的反射。因所有神经节串联形成一条链索，故称链状神经系统（图1.1）。

链状神经系统是节肢动物神经系统的特征。节肢动物是两侧对称的无脊椎动物，体外覆盖由几丁质组成的表皮，发挥外骨骼作用，并为肌肉提供附着面。附肢的外骨骼具有关节，因而称节肢动物。其由许多结构与

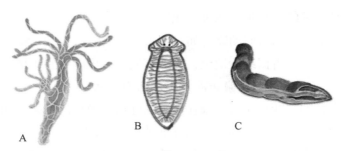

图1.1 A. 网状神经系统。B. 梯状神经系统。C. 链状神经系统

功能各不相同的体节构成，神经系统得到了长足发展。昆虫是节肢动物的代表，其身体结构分为头部、胸部和腹部。头部司视觉、嗅觉，胸有足、翅。神经系统分为头神经节、胸神经节和腹神经节三大神经节，其中头神经节是脑的雏形。

脑是脊椎动物的特征。脊椎动物由软体动物演化而来，因有代替脊索的脊椎骨而得名，并以此区别于无脊椎动物。脊椎动物数量繁多，结构复杂，进化地位最高。一般左右对称，全身分为头、躯干、尾三部分，有完善的感觉器官、运动器官和高度分化的神经系统。从无脊椎动物到脊椎动物，是进化史上的又一次飞跃，同时神经系统发生了重大变化，管状神经系统将中枢神经置于一个骨性管腔中保护起来，其顶端形成颅腔，容纳脑。脊椎出现了，真正的脑也出现了！

大脑进化

追溯大脑进化的方法

神经系统不断演化使心智得以出现，而心智需要解释。理解神经演化离不开追溯生物进化，而脑演化始于寒武纪，因为从鱼类开始才有了真正意义上的脑，哺乳动物才有了大脑。

时间沿着地质轴向上，地质记录是古生物学家的宝藏。再难找到比化石更纯正有力地为历史计时的东西了，比如把恐龙化石从岩石深层挖出来，就像唤醒深层的潜意识。骨头掩埋在适当的地层中，历经千万年可以形成化石而被长久保存下来。由于柔软的脑组织会很快分解，无法形成化石，因此无法根据化石了解已经灭绝的寒武纪鱼类、爬行动物、两栖动物、哺乳动物的脑的原貌，但颅骨化石可以提示那些"灭绝祖先"的脑所需的容纳空间。因此，英国地质学和古生物学家理查德·福提（Richard Fortey）说过，颅骨是古生物学家的圣杯。在一定意义上，历史可以简化为化学和物理。现代技术可以精确测量岩石中的化学成分，测量的精度已经达到十亿分之一。此外，虽然大部分物种的共同祖先已经灭绝，但仍可以利用众多现存物种来推断脑演化的历程。尽管方法有限，但大脑的想象力似乎是无限的，相信未来会有令人意想不到的技术能够揭示岩层之下的久远故事。

人类的行为极其复杂，但可以大体划分为正常和异常两大类。要想理解正常和异常行为，就必须了解脑的演化设计，洞察脑的设计功能和设计缺陷，明悉大脑自控和失控的基质根源。为了按照以上思路，且不至于过于松散，下文将聚焦于脑的发展、视力和运动三个领域。视力对于心智发展意义非凡，而脑的初始设计便是为了运动。英国神经科学家丹尼尔·沃伯特（Daniel Wolpert）认为，脑存在的原因只有一个，即生成适应性强的复杂运动。成瘾是大脑功能的一部分，理解脑的演化设计，对于理解成瘾的本质至关重要。

寒武纪生物的脑

寒武纪之前（前寒武纪）的生物没有骨骼，只是一团容易腐烂的肉。生命的终结便是腐败的起点，时光在吞噬了它们渺小身躯的同时，也抹杀了它们曾经存在过的证据。即便是有骨骼的生物，也只有少数能躲过腐烂的命运而幸运地变成化石。据估计，每 1 亿根骨头只有 1 根能以化石的形式保存下来，而且大多数是碎片。即便如此，在寒武纪地层中，突然出现大量拥有骨骼的动物化石，几乎所有"门"一级的动物（从海绵到脊索动物）悉数登场，被古生物学家称为"寒武纪生命大爆发"，至今仍是科学界的"一桩悬案"。2022 年《科学》（Science）杂志将"寒武纪生命大爆发"列为世界最前沿的 125 个科学问题之一。

骨骼使动物躯体变得结实，不再受重力束缚而能够爬在地上或浮在水里。肌肉使动物适合运动，不再像软体动物那样承受不起肌肉、脂肪和脑的重量。除了骨骼，寒武纪初期还爆发性地呈现出动物种类的多样化和结构的复杂化。在仅 2000 万年的时间内，海绵、蠕形动物、腕足动物、节肢动物、脊索动物等一系列形态与现代基本相同的动物不约而同地迅速起源。多种门类的动物让寒武纪的海洋呈现出一派繁荣景象。这些动物的骨骼化石和活动形成的掘迹、痕迹和足迹都被保留在沉积岩中，部分软体动物也罕见地留下了化石，水母便是其中之一。

约 6 亿年前，有一类能够传递信息的细胞特化为神经元，演化出轴突，能够远距离传递电信号，并使用现在被称为神经递质的化学物质。海绵的神经元尚未进化出突触，也没有形成神经系统。随后，突触被进化出来，可利用神经递质传递信息。蠕虫类是软体动物、昆虫、脊椎动物的共同祖先，它们有了神经节，类似脑，是原始的中枢神经系统。

在寒武纪的海洋里，最敏锐、最强壮、最全能的"居民"首推三叶虫。它有多节的身体、眼、小脑袋、尾巴及简单的神经系统和外骨骼。在地球生物第一批化石遗迹里，三叶虫的化石最为丰富，证明它的身体和神经系统获得了普遍优势。三叶虫链状神经系统中的脑实际上是一对咽上神经节，真正的脑从鱼类开始，协调动物的原始本能（即饥饿、性、恐惧和痛苦）。眼是最重要的感觉器官，在获取信息的 5 种感觉中（触觉、嗅觉、味觉、听觉和视觉），视觉信息超过80%。人类视觉获得的信息既是立体的，也是彩色的，我们眼中的世界可谓丰富多彩。实际上，任何感觉信息均属于意识性信息，眼在意识脑的进化中发挥了先锋作用。

鱼类和两栖动物的脑

无脊椎动物是惰性的，它们中的很多根本不能动，而是像植物一样扎根海底，有些可以稍作爬行。水母虽能游泳，但游得很慢。甲壳类动物靠类似腿的附肢来游泳和爬行，类似虫子的动物以起伏地上下摆动来游泳，但其游泳方式和鱼不一样，还没有进化出左右摇摆的高效运动方式。无脊椎动物没有贯穿前后的脊椎支撑全身，也没有真正意义上的脑。像三叶虫这样大名鼎鼎的物种，虽然荣誉满身，但并没有发展出更高级的生存方式，而是在志留纪灭绝了，只给这个世界留下了化石遗迹。尽管人们对脊椎动物的起源一无所知，但脊椎开启了地球生命的辉煌篇章。没有脊椎，就没有两栖动物、爬行动物、鸟类、哺乳动物，也没有人类，后来的一切都将不会出现。森林里除了昆虫，不会有飞禽走兽，不会有眼睛去欣赏雨后斜阳。

脊索动物海鞘的神经系统只是一组可传导电流的细胞，仅以约300个神经元来适应环境。文昌鱼没有脊椎，只在背部有一个内腔中空的神经管，其中的感觉和运动纤维相当于脊椎动物的脊髓，代表了脊索动物神经系统的初始形式。脊椎动物是脊索动物门的一个亚门，其神经索头端的神经细胞聚集、膨胀、折叠，形成原始脑。这些神经细胞集群对脊髓运动神经元的反射起调节作用，其功能类似于高级脊椎动物的脑干。因此，脑干是大脑最古老的部分。随着动物躯体进化得越来越复杂，感觉显得越来越重要，光线、声音、气味、温度、物体接触觉对动物的生存价值与日俱增。为了适应感觉信息的投射，脑开始分化出前脑、中脑和后脑。前脑对应嗅觉，中脑对应视觉，后脑对应听觉和平衡。加上原始的脑干和后续进化出的皮质，脑形成了完善的五元结构，即端脑、间脑、中脑、后脑和延髓。

真正的脑伴随着脊椎而出现，诞生于海洋鱼类中。已知最早的鱼是在云南昆明海口镇被发现的5.3亿年前的海口鱼，它有脑和眼，生活在寒武纪早期。由于它保存了原始的软骨脊椎，因此被认为是脊椎动物家族中最早的成员。脑的出现使鱼类成为寒武纪时期最聪明、最先进的动物类群。

鱼类的运动能力出众，超越了以往所有的海洋生物。特别发达的小脑负责运动平衡，而纹状体是运动的高级中枢，这两个脑区的协调使鱼类以善游著称。它们的身体呈流线形，高级鱼类还进化出一种完善的运动器官——鳍，它可以推动身体前进、平衡、制动、转弯、上浮和下沉。鱼有良好的听力，尽管没有耳，但内耳可以将声波传入脑中进行处理。鱼类的中脑发达，背面有两个隆起的视叶，即视觉感受中枢。鱼类的嗅叶较大，使其具有良好的嗅觉。在民间故事中，鱼是聪明的动物，可以修炼成精，享受人间生活。

泥盆纪被称为鱼类时代，肉鳍鱼是第一种厌倦了水中生活，试探着爬上陆地的鱼类。泥盆纪结束后不久，已经存在真正的陆生脊椎动物，此前它们可能已经存在了。两栖动物过着双重生活，在水中产卵，以鱼类的生活方式度过年少时光，成熟期来到陆地，长出适合陆地生活的腿和肺。它们在两个环境之间做了折中。几亿年过去了，有的两栖动物仍然心神不定，未能下定决心选择其中一种生活方式，蝾螈至今仍延续着两栖生活。只要能活下去，进化总是保守的。鱼石螈除了"啪嗒"一声合上下巴什么也不会，因为它们的脑仍然很原始。有的两栖类不满足于现状，想探索一下陆地，但要摆脱水中生活就必须产出更大的卵，这样才能存储足够的营养物质，从而在孵化之前能养育幼体更长时间。那些孕育出爬行动物的两栖动物解决了这个问题，它们的卵不仅体积较大，还包裹着硬壳，可避免被陆地上的风吹干。一旦从水中解放出来，爬行动物便能够随心所欲地探索充满诱惑力的陆地。随着时间推移，它们进化出前所未有的解剖结构，同时更大的脑能为生物提供更强的心智能力以应对各种生态环境。研究证明，脑体积更大的物种是通过产出更大的卵、延长性成熟年龄来实现的。

爬行动物的脑

回顾过去，爬行动物足够光荣，但略微展望未来，它们却乏善可陈。在 2.5 亿年前的古生代晚期，爬行动物和植物各自迎来了发展的大好时机，生命史上第一次，也是唯一一次由植物担当主角，那些微不足道的动物及其活动都从古生物学家的视野里消失了。由于植物的食谱——水、土、气、光随处可得，因此它们大都固定在一个地方，过着"饭来张口"的悠闲岁月。而动物的有机食物容易消耗且不经久，有的还会移动，所以大多数动物都变成了善于运动、行为敏捷的"盗贼"。泥盆纪的环境对生命十分友好，有些植物长得十分壮观。上石炭纪，沼泽潮湿温暖，蕨类植物迎来了辉煌时代，蕨类森林种类繁多，盛极一时，长成高耸入云的参天大树。这是属于巨大生物的时代，体现着"无法变好就变大"的哲学。植物的繁盛为动物提供了充足的食物和优良的环境。

2.5亿年前的二叠纪末期发生了一次地球历史上规模最大的生物大灭绝，96%的物种消失，海底一片死寂。动荡慢慢平息，地球表面迎来了一段平静时期。植物霸主的黄金时代一去不复返，曾在植物掩映下黯然失色的动物开始重获失去的地位。恐龙出现之前的陆地由似哺乳类爬行动物统治，其中的二齿兽和犬齿兽躲过了大灭绝，延续到了三叠纪。它们的体形各异，从野兔大小到河马大小。随着时间推移，犬齿兽越来越像哺乳动物，全身覆盖皮毛，走路采用哺乳动物（而非爬行动物）的方式，最终演化为哺乳动物。

2.48亿年前开始的三叠纪4000多万年中，地球上的一切都与盘古超大陆有关。那时的地球只有一块超大陆，形成了大规模的红色砂岩沉积。动植物逐渐从二叠纪大灭绝中复苏，松柏取代了石松和种子蕨。恐龙的演化与松柏类植物的演化密切相关。主要以松柏、银杏、苏铁和蕨类为食的素食恐龙、以素食恐龙为食的肉食恐龙及杂食恐龙日益繁盛。小型肉食恐龙吃小型动物，如小型爬行动物、似哺乳类爬行动物及昆虫。似哺乳类爬行动物日趋衰落，变成鼩鼱（最早的哺乳动物）般大小的穴居动物，有恐惧心理现象，也能形成个体化的习惯行为。

三叠纪、侏罗纪和白垩纪统称为中生代，中生代爬行动物的祖先最初生活在亚热带海湾的温暖水域中，脾气很像鳄鱼，凶猛又狡猾，尽管它的脑只有它最大的牙齿一般大小，算得上"头脑简单"。简单的脑使这些动物不能像哺乳动物一样聪明多变，仅表现为一成不变的模式行为，如"啪嗒"一声合上嘴巴，夹住猎物。

生态变迁，沧海桑田，恐龙应运而生。中生代连成一片的地质特征促使恐龙占领了整个世界，支配地球生态系统达1.6亿年之久。恐龙的英文名称"Dinosaur"有"可怕的蜥蜴"的意思，肉食恐龙被称为"活死神"，霸王龙是地球有史以来个头最大、最凶猛的陆生动物。对生活在恐龙时代的哺乳动物而言，恐龙是可怕的存在，这也造就了我们的祖先延续至今的对动物的恐惧，发展为一种情绪心理的默认模块。

恐龙时代是一个以迟钝为荣的时代，它们靠肌肉称霸，而不是头脑。虽然霸王龙强壮无比，但它们的身躯需要符合力学定律。物理定律不会随环境变化，不能允许庞大的身躯与灵活性共存。霸王龙的身躯只把不足500 g的重量分配给了脑，因此它们面对新情况时完全缺乏调整行为的能力。幸运的是，爬行动物只需要进食、繁殖和躲避危险就可以在中生代悠然度日。如果它们生活在今天，聪明而诡计多端的哺乳动物会将它们猎杀殆尽。翼龙是第一种学会飞行的脊椎动物，它们身躯庞大，但远没有鸟类聪明而充满灵气。

恐龙的爬行动物脑虽不发达，但所有的爬行动物和哺乳动物都继承了这种结构。爬行动物的脑从前向后分为前脑、中脑和后脑，恐龙的后脑特别突出。爬行动物的脑使其具备了在陆地生存的本领，并借此与两栖动物区别开来。美国西北大学神经生物学教授马尔科姆·麦考密克认为，脑的进化让我们的祖先拥有更好的视力和更高的智力水平，能够适应在凹凸不平、到处是障碍物的陆地上生活。泥盆纪陆生植物的大量出现使大气中绝大部分 CO_2 被 O_2 取代，O_2 含量的持续上升为动物成功登陆创造了气候条件。

爬行腿源于肉鳍鱼。肉鳍鱼是离开海洋爬上陆地生活的第一批动物，其化石记录出现于泥盆纪早期。在此后的 1000 万年中，肉鳍变得更长且更为强壮，并逐渐演化出用于行走的关节，成为四足动物，开启了陆上运动军备竞赛。运动与生存关系甚巨，动物需要凭借运动来寻觅植食和同样运动着的猎物，也要寻找运动中的配偶。肉鳍鱼椎体之间的关节变得强壮，可以在缺少浮力的陆地环境中支撑起整个身体。由于水会吸收和散射光线，视力的增强在水中并无多大优势，然而让眼露出水面就能够看到比水里远数百倍的地方。陆地动物的脑和眼多生长在身体前方，就是为了更好地感知陆地的环境信息。

越高级的脊椎动物，其中枢神经系统就越发达，脑对于生存也越重要。恐龙的脑体积都很小，肉食性恐龙一般比植食性恐龙聪明，因为捕猎需要比食用植物更有心计。恐爪龙（小型肉食性恐龙）智商高，比霸王龙机敏灵巧，捕猎植食性恐龙时格外凶猛神速。马门溪龙（植食性恐龙）有两个脑，其臀部的脊椎上有一个神经球，协助脑传递信息，发挥中继站作用。它并非唯一有两个脑的恐龙。剑龙体积庞大似大象，而头却小得可怜，脑只有核桃大小，约 100 g 重的脑无法完成指挥全身的重任，所以也在臀部长出一个比脑还要大 20 倍的神经球，其作用是负责腿和尾部运动。

脑的复杂性一直在增加，体积也在不断增大。在高级似哺乳类爬行动物中，脑不仅在高度上有所增加，在横向宽度上也有所增加。如果它们存活到今天，也许是能够与我们邂逅的生物。就观感而言，似乎能够与人类四目相对的动物都具有心智，这或许不假。这类动物可能具有松鼠的脾气，不仅机警善变，说不定还喜欢喝酒。

鸟类的脑

由于脑的加持，脊椎动物从海洋登上陆地，又从陆地飞上天空，渴望着宇宙这个广阔无垠而又无限撩人的地方。从鱼类到人类，各种脊椎动物都尝试过飞行，因为飞行比奔跑更轻松更惬意，但飞行史上失败远多于成功。飞行并不是鸟类的专利，但鸟类进化出了振翅飞行。其他的飞行方式类似于滑翔，一般从高处跳下，靠支撑膜滑行到地面。飞鱼能够跃出水面十几米，飞行约 400 m；飞鼠可以像滑翔机一样在空中飞行约 50 m；飞龙可采用半滑翔的方式落向目的地。但它们都不算真正的飞行家，鸟类才是。燕子可以高速飞行；北极燕鸥在南北两极之间迁徙，旅程长达 22 000 km；秃鹫能飞到 6000 m 以上的高空，在氧气稀薄的空气中翱翔，非洲的一只黑白秃鹫竟能在 11 300 m 的高空与商业飞机相撞，并因此荣登世界上飞得最高的鸟的宝座；军舰鸟是天生的飞行家，可以边飞边睡，单次可持续飞行 60 天，累了就睡在风里。

翼龙并不是鸟类的祖先。翼龙无毛，翅膀类似于蝙蝠，长着锋利的牙齿。从侏罗纪到白垩纪中期，翼龙是爬行动物在天空的统治者。有羽毛的飞行动物的起源只能靠猜测，因为最早进化出羽毛的动物已经消逝在时间的长河里。近些年来，进化生物学家已经证实鸟类就是恐龙。始祖鸟是第一个被发现有羽毛的恐龙，其身形与乌鸦相近，同时拥有鸟类和恐龙的特征，被认为是最早的鸟类，其化石被发现于德国南部的侏罗纪地层。早于侏罗纪的岩石中，从没有发现过鸟类的蛛丝马迹。目前地球上有数千种鸟类，但没有一种长有牙齿，而始祖鸟有锋利的牙齿，说明它们是爬行动物留下的"遗产"。羽毛说明它们是鸟类，其他任何生物都不曾长出过如此独特的构件来。

鸟类空前聪明，尽管其脑结构并不复杂。经过训练的鸽子能区分毕加索和莫奈的作品，乌鸦能在镜子里认出自己，一些鸟还会故意把坚果留在道路中间，让车轮把果壳碾碎。一直以来，人们认为由神经核组成的鸟脑（缺少新皮质）与哺乳动物大脑没有什么共同之处，且功能有限，而新皮质是哺乳动物认知能力的结构基础。鸟脑更像是堆积起来的团状细胞，似乎不具备学习记忆能力。但《科学》杂志同时发表的两篇论文表明，鸟类早已进化出了非凡的认知能力，它们甚至具有自我意识。

鸟脑中的一些神经网络模式很可能相当于新皮质，使它们与哺乳动物一样具有思考和解决问题的能力。19 世纪以来，人们认为哺乳动物与鸟类的区别主要在于大脑新皮质的结构排列。哺乳动物大脑新皮质在水平和垂直方向上均具有分层结构，这为认知功能提供了基质。新的发现表明，鸟脑结构与新皮质相当，尽管形状不同。在细胞水平上，鸟脑的布局很像哺乳动物的皮质，这就解释了为什么许多鸟类表现出让人困惑的高级行为。鸽子脑的神经纤维纵横交错的结构与哺乳动物相似。鸽子、猫头鹰脑的神经纤维是有序排列的，某些区域的神经元具有分层结构，既有层状结构，也有柱状结构，还有水平和垂直的神经回路，与哺乳动物的脑皮质相似。正是鸟脑中神经纤维之间的联系（而不是脑本身的结构）决定了鸟类具有和哺乳动物相当的认知能力，还能表现出某种程度的意识。鸟类中有许多"瘾君子"，证明它们的脑中已经存在奖赏通路。

哺乳动物大脑

2 亿多年前的三叠纪晚期，大部分植物用于气体交换的气孔排列稀疏，说明这一时期 CO_2 浓度较高，全球气候相对温暖。蕨类逐渐被松柏类针叶植物取代。松柏、银杏、苏铁是具有种子但不开花的裸子植物。植物的变化对动物影响深远，它们为动物提供了生存环境。发生于三叠纪晚期的灭绝事件中，肉食性似哺乳类爬行动物演化成哺乳动物，哺乳动物跻身地球公民。它们血液恒温，能量主要用于维持体温，而体温以我们未曾料想的方式影响着行为。

侏罗纪，盘古超大陆开始分裂，这一过程持续了至少 1.5 亿年。随着大陆分离，陆地和海洋逐渐呈现出今天的雏形。侏罗纪的海平面持续高位，原本干旱的大陆中央也变成了湿润的热带气候。虽然侏罗纪的地层划分以菊石为依据，但统治陆地的是恐龙，在陆相地层中，埋藏着令人神往的恐龙化石。

白垩纪大陆不断漂移，规模之大前所未有。海平面高涨形成了大规模的石灰岩和白垩土，白垩纪由此得名。当时，恐龙依旧统治地球，哺乳动物微不足道。在进化论诞生之前，人们认为花朵是上帝为人类美感而创造的，但花朵是进化的产物。第一朵花出现于1.25亿年前，被子植物使白垩纪的陆地景观变成与今天相似的样子，百花盛开，昆虫飞舞，灌木和草本植物也加入生态系统中。在灵长类动物的注视之外，白垩纪独特的植物群落在绿树掩映下色彩斑斓。

由于恐龙的存在，哺乳动物仍无足轻重。白垩纪末期，一颗直径10 km的小行星撞击地球，其引发的大灭绝事件使恐龙退出地球舞台，沉默了1亿年的恒温哺乳动物终于等到了出头之日。它们曾经在恐龙的阴影下夹着尾巴生活，现在开始主宰世界，快速和大规模地多样化。

现代世界成型于6500万年前开启的新生代，如今的地形和生物系统在这一地质时期呈现出来，故名新生代，意为现代生物的时代。新生代以哺乳动物和植物的高度繁盛为特征。

原始哺乳动物以愚蠢著称，始新世的哺乳动物没有一个是聪明鬼，但与爬行动物相比，它们堪称奇才。由于它们刚刚脱离了恐龙的统治，故仍显懦弱而平庸，甚至不知道自由的价值。它们的牙齿和脚还有些笨拙，除了孕育出杰出的物种，似乎什么也不擅长。大自然进行着规模宏大的进化尝试，每一个物种都是一个试验。那些"失败的试验"产生的物种被丢进了历史的垃圾堆。"成功的试验"产生了两类成功的哺乳动物。一类长着蹄，在森林草原上寻找植物为食；另一类则长着爪和尖牙，靠吃其他动物为生。哺乳动物的命运由脑、脚和牙齿三个器官结构决定。原始哺乳动物灭绝是因为它们这三个与外界环境接触的器官结构非常弱小。

阿尔弗雷德·丁尼生（Alfredlord Tennyson）曾说，自然本是腥牙血爪。生存是件危险的事，地球对生命向来漠不关心，其自身的能量传递残酷而缺乏人性。众生渴望福祉，但最后只得到了残酷。除非获得高超的感知能力，否则生物的命运就会被偶然性所支配。现存哺乳动物都在一定程度上获得了掌控偶然性的本领。

聪明和敏捷是食草动物的法宝，而敏捷和凶猛是食肉动物的天赋。发达的大脑让食草动物机警、灵活、善于奔跑，也让食肉动物足智多谋。马以其聪明优雅和善于奔跑维持着动物明星的地位，而猴子以其精明和灵巧成为动物界的"杂技高手"。除非饥饿让它们失去谨慎，否则这些哺乳动物能够掌控自己的命运。猫科动物是哺乳动物中最有成就的猎手，狮子以其诡秘和迅猛维护着食肉动物的最高荣誉。以大自然的观点来看，除了超群的大脑，人类的身体并不出众，我们的祖先曾是羞怯地藏在洞穴里的动物。

大象是最大的陆生哺乳动物，以聪明著称，大脑重量平均为 4000 g，拥有 2570 亿神经元，而人脑的重量约 1400 g，神经元数量为 1000 亿。亚里士多德认为，大象在智慧上超越了所有其他动物，动物学家也认为大象是最聪明动物之一。动物行为学研究发现，大象具有超强的记忆力，且记忆可以维持长达数十年。正是凭借这种长时记忆，它们能够适应多变的环境。作为母系社会群居动物，象群一般由年长的母象带领其他母象和小象一起生活，而这位"首领"总能凭借数十年的记忆带领象群找到适宜的栖息地。与由经验丰富的母象带领的象群相比，由缺少经验的母象带领的象群死亡率甚至可以翻倍。此外，大象还具有自我意识，这是通过镜子测试发现的，它们能从镜子中认出自己，而绝大多数动物都不能通过镜子测试。不仅如此，大象还具有解决复杂问题的能力。非洲象一般只在草原上生活，但肯尼亚有一群大象却喜欢往山洞里跑，因为洞里有含盐矿石，大象可以用象牙把矿石挖下来，咀嚼以补充盐分。

哺乳动物的脑被我们称为大脑。作为脊椎动物中最高级的类群，哺乳动物具有温血、胎生、哺乳三大特征，这使得它们在生存能力上远远超越了爬行动物，能力的提升是以更高级的大脑为基础的。从外观上看，哺乳动物大脑是在爬行动物脑干上添加了被称为边缘系统的第二层结构的结果。边缘系统是在约 2 亿年前由恒温的似哺乳类爬行动物进化出来的。尤为重要的是，大脑的情感、记忆以及性欲相关脑区都位于边缘系统。随后，大脑进一步发展，在边缘系统上方添加了第三层，便是像一张皱巴巴的毯子覆盖着下方脑结构的大脑皮质。

哺乳动物鼠是常用的实验动物之一，神经科学领域常用小鼠和大鼠进行实验研究。爱上瘾是哺乳动物大脑的一个进化特征，也可以理解为大脑进化设计的副产品。

灵长类动物大脑

哺乳动物以其较大的脑容量和智慧而著称。有一类哺乳动物头骨的吻部明显缩短，头颅扩大、变圆，双目前移集中，视野范围重叠，可以产生立体视觉，这便是灵长类动物。它们适应环境的能力与超凡的心智、复杂的社会行为、高超的攀爬技巧、敏锐的立体视觉和改良的育婴方式密切相关。灵长类与树鼩亲缘关系密切，在早期的分类系统中，树鼩被认为是最原始的灵长类动物。树鼩看起来像松鼠，不同种类相差无几，它保持着哺乳动物相对原始的特征，有活化石之称。

灵长类动物起源于5500多万年前，包括狐猴、丛猴、猴子、猿和人。由于大多数生活在丛林中，因而灵长类动物的化石并不丰富，也不如稀树大草原上的有蹄类动物化石保存得完好。但无论如何，我们还是得通过化石记录了解灵长类动物的演化史。最早的灵长类动物化石发现于非洲西北部摩洛哥约5000万年前的地层中，名为阿特拉斯猴。

灵长类动物的生活方式离不开开花植物。和哺乳动物一样，开花植物是最晚出现在地球上的，它们在现存植物中占据了一半以上的比例。白垩纪结束时，开花植物已经传遍全球，完全改观了三叠纪和侏罗纪仅由苏铁和蕨类形成的景观。开花的被子植物的景观和现在十分相似，杨树、柳树、胡桃、橡树、枫树、木兰、郁金香等。开花植物通过种子延续，种子是为应对艰险而生。大多数开花植物有一致的花四轮结构，即萼片、花瓣、雄蕊和心皮。罂粟是一种发育完善的开花植物，进化等级较高。

猴子追随着鲜花出现，是第一批吃水果的动物。狐猴在现存灵长类动物中最为古老，它们在树顶出没，主要以水果和树叶为食，长着与狐狸类似的鼻子和嘴，颅骨里的大脑相对较小且较原始。狐猴在习性上沿袭陆生四足动物的行动方式，有修长的四肢，桡骨可以围绕尺骨做较大旋转，前后足均适合抓握和树栖生活。其后肢长，善于在树冠间跳跃，这种高超本领甚至能捕捉空中的昆虫。大而明亮的眼可以让它们在夜间行动，而毛茸茸的大尾巴似乎只具有观赏性。新生代早期，狐猴广泛分布于北美洲和欧洲，但此后的地质记录中未找到它们的身影。而就在不久之前，它们又重新出现在马达加斯加并作为优势物种，约占当地哺乳动物的半数之多。

自诞生以来，灵长类动物生活在适宜的环境里，多样性急剧增加，亚洲、欧洲、非洲、北美洲都有它们的踪迹。约4000万年前，起源于亚洲的猿类扩散到非洲，随后非洲猿扩散到南美洲。约 3400 万年前，地球温度下降，生活在高纬度地区的欧洲和北美洲的灵长类动物灭绝了，亚洲和非洲热带地区的灵长类也发生了变化。在亚洲，原本繁盛的猿类逐渐走向衰亡，而非洲猿则得到很大发展，其中包括我们人类所在的支系。大约又过了 1100 万年，真正意义上的猿类（没有尾巴）在非洲演化出来。

黑猩猩是最有名的灵长类动物之一。人类的祖先与黑猩猩的祖先在约 600 万年前分家，走上独立的演化道路，前者进化为人类，后者在 300 万年前演化为黑猩猩和倭黑猩猩。这两种猩猩都生活在非洲森林里，是与人类血缘关系最近的动物。黑猩猩可以被视为人类的兄弟，它们有智慧、有"人性"、有感情，会为亲属的离去而悲伤。黑猩猩有自我意识，会照镜子，还有移情能力，能够设身处地地揣测其他个体的想法，并借此做出恰当的行为。经过训练，它们还可以学会简单的语言。

我们关于黑猩猩的认识大多来自于一位伟大的动物学家的贡献。她便是世界著名的英国动物学家珍妮·古道尔（Jane Goodall）。她在坦桑尼亚贡贝国家公园长期从事黑猩猩研究，纠正了许多学术界对这一物种长久以来的错误认知，揭示了黑猩猩群体中鲜为人知的秘密，为我们认识人类提供了参照系。

灵长类动物本来一直生活在树林中，但是在冰河时期，全球气候普遍寒冷干燥，湿地和潮湿森林局限在较小的地区，草原扩张。草原促进了非洲植食性哺乳动物多样化，并促进了两足动物的起源，人类便从草原走来。猴子的前后肢长度和功能均相似，但人类具有更长的后肢，这是两足运动的结果，其手臂和手的进化修饰提高了其灵巧性。

树冠上的生活对视力要求极高，恒河猴大脑的一半分配给了视觉，旧大陆猴具有与人类相近的红、绿、蓝三色视觉，可以轻松分辨红色的水果、绿色的树叶和蔚蓝的天空。水果用鲜艳的色彩宣告成熟，灵长类动物的彩色视觉对此十分敏感。视力发展促进了心智发展，只有心智卓越的大脑才能感知和处理丰富的视觉信息。颜色视觉是伴随猿猴祖先从夜间生活转向日间活动时形成的，视觉是灵长类动物获取信息的主要通道。灵长类动物的眼窝向前集中，具有复合视野，这一点与眼分列头部两侧的动物（平面视觉）不同。当用两只眼注视景物时，由于双眼是从两个不同方位扫描，因此景物在双眼视网膜上的成像不同，从而产生远近高低、深浅凸凹的立体感觉，借此适应树栖生活。立体视觉使灵长类动物能够在纵横的树杈之间跳跃穿梭，用双手采摘水果，抓取昆虫。

大多数植食性动物无立体视觉和彩色视野，基本是色盲。而大多数食肉动物视力很好，有立体视觉，但也基本是色盲。与灵长类相似，绝大多数鸟类视力极好，有立体视觉，且能分辨色彩。爬行动物、两栖动物、鱼类为色盲，视力欠佳。昆虫对移动物体反应很快，但视野模糊，仅能分辨近距离物体。

灵长类动物最大的优点是大脑发达，它们的很大一部分脑区用于视觉，以便准确地判断环境深度，在树冠上追捕昆虫，采摘水果，并用手将食物送入口中。人类和其他灵长类动物的视网膜生来偏好绿色波长的光线，并能产生一种舒服安宁、刺激适宜的体验，这是适应进化环境的心智特质。用手吃饭是灵长类动物的一个共同特点，而控制手指进行准确而灵巧的运动需要更多的脑组织。尽管文化和语言对人类发展意义重大，但是与其他灵长类动物相近的生物特质才是人类进化的首要的适应性产物。

灵长类动物是极度社会化的，社会性带来了进化优势，使得它们成为幸存时间最长、分布地域最广的哺乳动物类群之一。哺乳动物进化出了新皮质，但庞大的新皮质为灵长类动物所独有。灵长类动物的大脑相对其身体异常庞大，源于其新皮质发达。新皮质是大脑表面一层薄薄的物质，只有几层细胞叠加的厚度。哺乳动物的新皮质占整个大脑体积的10%～40%，最古老的灵长类动物原猴的新皮质约占大脑总体积的50%，而人类新皮质约占80%。社会性脑假说认为，灵长类动物庞大的大脑与其与众不同的社会技能相关。在固定的社会群体中生活，需要自然选择出一种用于追踪社会成员间复杂关系的智力，形成与其他社会成员的互动策略，如策略性欺骗、应对挑战的狡诈，以及破坏高等级个体统治和压迫地位的阴谋诡计。灵长类动物获得了理解其他个体的能力，而人类获得了理解他人和理解文化的能力。

人类大脑

距今1000万年前，整个地球开始变冷，伴随着冷暖气候波动，导致非洲地区雨林面积减小，林地草原扩张。这种变化给猿类带来了巨大的生存压力。由于雨林变成了林地草原，土地不再富饶，而且更具季节性，猿类爱吃的水果变得分散，不得不到更远的地方去觅食，而它们以前在森林里的生活是被食物包围着的。自然选择最强的时候正是物质缺乏、压力陡增之时。草原扩张促进了非洲草食性哺乳动物多样化，促进了两足动物的起源。草原可以供养大量的食草动物群。正是这样的环境，塑造了我们的心理和风景偏好，也塑造了我们的肠胃。在我们内心深处，浸透着森林草原的神话。

随着气候变迁，东非大裂谷东边变成了稀树大草原，曾受到丛林庇护的人类祖先猿类不情愿地从树上爬下来，孤注一掷地来到地面谋生。在树栖时代，它们是快活的素食者，常常蹲在树冠上嘲笑下面的野兽。但在地面上，再也找不到熟悉的水果，实际上任何食物都少得可怜。寒冷干燥的气候威胁着生存。它们的身体构造不适合地面生活，一没有尖牙利爪用来捕猎，二没有板牙宽肠用以切割消化草料。在新环境里，猿类无法保护自己免受被捕杀的命运，也缺乏逃跑能力。整个世界变得不太友善，唯一可以依靠的就是聪明的大脑。要么以智取胜，要么走向灭亡。强大的肌肉并非与自然抗衡的真正武器，何况猴类的肌肉不算强壮。那些无法适应新生活的个体都丧了命，只有一部分幸运地存活了下来，经过许多代的演化，慢慢适应了地面生活。

猿类忘记了在树枝间打秋千的快乐时光，务实地在地面上行走，偶尔也会做凌空飞跃的美梦。这一生活方式也促进了身体结构的变化，如胳膊变短、腿变直变长、拇趾增大并与四趾平行，这些都是为匹配地面生活而设计的特征。它们学会了直立行走，双手从步行中解放出来，可以用来携带幼崽和食物、吃饭、生火、打造和使用工具、攻击和自卫等；牙齿和颌骨不再需要承担自卫和觅食任务，牙齿因不再作为武器而逐渐退化；口鼻部缩短，眉骨降低，颅骨和下巴越长越大；智力更加发达，灵活的双手可以用棍棒和石块作为武器狩猎。在武器、火、衣服面前，寒冷天气和猛兽都退缩了，人类的祖先变成了动物世界的强者，向地球各个地区漫游，不断开疆扩土。如今，地球上生活着80亿人类，生物学家称我们为现代人，这个称呼让我们忘记了过去的寒酸。

大自然选择两足动物的原因是气候变化，但两足动物的出现并非必然，进化同时尝试着千百种方法，有些成功了，有些没有成功。只有那些让物种得以幸存的尝试才被选择并保存下来，而保存下来的特征有成千上万种，两足行走正是其中的一个。它的明显优势是可以在迁徙时节省能量。黑猩猩腿短，在跑步机上行走所消耗的能量是人类的 4 倍，并且它们行走时会左右摇摆，髋关节和膝关节是弯曲的，需要不断耗费大量能量来收缩背部、髋部及大腿肌肉，以防止栽跟头。

人类的化石比金子更珍贵，这些岩石记录表明，人类与猿惊人地相近。直立人比任何人类都更像猿，比任何猿更像人，其脑容量介于最大的猿脑和最小的人脑之间。寻找人类智慧一直让人苦恼，因为我们只能凭借头骨碎片。通过一块头骨化石，能知道它长在什么样的头颅上，由此推断这颗头颅长在怎样的脊柱上，脊柱又匹配着怎样一副身躯。人类的身躯是以动物为模具塑造而来，大自然在创造人类时并未考虑其自尊，也没有考虑还会出现文化这种东西。无论从身体还是精神上，我们都不能排除动物性。

形成化石需要严苛的条件，关键是必须很快密封以远离腐蚀源，如沉入水下被泥沙掩埋，隔绝空气而免于腐烂。迄今尚未发现黑猩猩的化石。15 万年以前的早期人类化石无一例外地发现于非洲，那 2000 多块化石，都是在东非大裂谷东边被发现的，同一地域没有一块黑猩猩或大猩猩的化石。从南方古猿、能人、直立人到智人，人类化石的脑容量在过去几百万年中经历了稳定增长的过程。

人们在埃塞俄比亚 440 万年前的地层中发现了始祖地猿。地猿的枕骨大孔位置靠前，这是两足动物的特征。它们拥有许多猿类和人类的特点，脚和骨盆也显示能够直立行走。直立行走是最先进化出来的人类的标志性特征。生活在 350 万年前的南方古猿阿法种的脑容量约为 400 ml，不足现代人的 1/3，骨盆和下肢的构造清晰地显示它们是直立行走的动物。在坦桑尼亚一处阿法南方古猿化石点的旁边，火山灰形成的岩石中掩藏着人类的足迹化石。这一串著名的足迹是迈开大步所留下的，当时它们很可能已经能够伸直髋关节和膝关节了。南方古猿阿法种的化石被昵称为"露西"，其保存得非常完整。这个关键化石表明，直立行走比脑容量增加更早出现。除了南方古猿阿法种，人科动物还有很多其他分支。

大多数人类学家认为，能人、直立人、智人属于同一个独立的进化分支，能人是直立人的祖先，直立人是智人的祖先。脑容量大于 750 ml 被定义为人属。能人是一个过渡阶段人族，可以归入南方古猿。能人的脑容量为 610 ～ 800 ml，平坦的面部和直立行走的姿势接近现代人。之所以称其为能人，是因为它们会使用石器。直立人在距今约 100 万年前就已广泛分布于非洲和亚洲，具有与现代人几乎一样的骨骼和颅骨结构，脑容量增大，平均达 1000 ml，已经接近于智人。随着时间推移，脑容量持续增大，直至现代人类的 1400 ml。大脑复杂性的不断增加使意识涌现出来。

尼安德特人是著名的人类群体，其化石被发现于德国西部尼安德谷。它们具有强健的骨骼，能够完全直立行走，脑容量甚至比我们更大，高达 1500 ml，并会制作各种各样的石器。想象和信仰是智人的精神特征，而尼安德特人有埋葬死者的文化，说明他们已经能够想象死后的光景。但是，它们在距今约 4 万年前走向了灭绝，并没有成为我们的直系祖先。智人是另一支生活在非洲的直立人的后代，约诞生于 30 万年前。"古老型智人"一词就是用于描述来自非洲、欧洲和亚洲的具有智人形态的人类种群，包括尼安德特人。

距今约 20 万年，现代智人在非洲出现，它们在解剖结构上与今天的人类别无二致，其化石仅出现在非洲。在历史的大部分时间里，现代智人与尼安德特人共处于中东地区，但在 4 万年前取代了尼安德特人在欧洲的位置。约 20 万年前，人类大脑进化成功，正是大脑使我们成为人类。文化艺术、宗教信仰的产生与脑容量在解剖学上的增大相伴相随。约 3.5 万年前，文化超越功利性，艺术、装饰、神话、宗教信仰越来越常见，文化进化超越了生物进化。

关于人类的起源，有两种学说。一种是多地起源说，另一种是走出非洲说。走出非洲说认为，现代人由非洲的古老型智人演化而来，随后扩散到世界各地。离非洲东部越远的人类族群，其内部个体间的遗传多样性就越低，说明这些人携带了非洲原种群的基因样本。另一个证据是，从全世界抽取的人类线粒体 DNA 的基因树定根在非洲。100 多万年前，直立人扩散到亚洲和欧洲，并演化出尼安德特人和丹尼索瓦人，这两个人种后来都灭绝了。

获得 2022 年诺贝尔生理学或医学奖的德国马克斯普朗克进化人类学研究所的瑞典裔进化遗传学家斯万特·帕博（Svante Pääbo）做了一件了不起的工作：对早已灭绝的尼安德特人的基因进行了测序。这是诺贝尔奖首次授予进化研究者。关于尼安德特人的归宿，有研究者认为他们被智人取代，还有人认为他们成为欧洲人的祖先。帕博证明了尼安德特人与现代人之间曾经有过基因交流。也就是说，尼安德特人并没有完全灭绝，他们的基因仍有一部分存在于现代人的基因池中。现代欧洲人与亚洲人携带有1%～4%的尼安德特人基因。帕博还发现许多亚洲人存在丹尼索瓦人的基因。这一开拓性研究产生了全新的学科——古基因组学。早在1997年，帕博等就报告了他们对尼安德特人线粒体DNA的成功测序，该基因来源于尼安德山谷费尔德霍夫石窟中发现的标本。

对动物来说，资源总是有限的。在资源有限的环境里，植食动物、食肉动物与杂食动物之间存在合适的比例。由于环境、资源和心智的限制，人类群体的大小也不能超过一定限度，超过限度就会分群，而分群促使人类迁移，每一代人平均移动50 km。在约15000年中，人类从起源地东非到达欧洲，几万年中扩散到了世界各地。古人类经历两次大迁徙走遍世界所有大洲。距今约5万年前，非洲智人跨过东南亚到达澳大利亚，成为澳大利亚的第一波原住民。约4万年前，非洲智人到达欧洲和亚洲，而亚洲东北部的族群在3万年前越过白令海峡陆桥扩散到了美洲。

狩猎促使人类不得不随动物迁移，寻找赖以生存的食物。善于奔跑和擅长走路意义不同，跑得快不等于行得远，人类是适合长途旅行的动物，可以被称之为"行者"。直立和两足行走是人类的形态特征。生活在热带雨林里的猿类是被食物包围着的，遍地都是水果和树叶，而稀树大草原上人类祖先的生活却拮据艰辛，草原季节性更明显，结满水果的树木稀少，食物分布甚是稀疏，他们经常为寻找食物而长途跋涉。从足部解剖上看，大猩猩没有足弓，而人类有足弓，就像装在脚上的弹簧，行走时能够抵消运动产生的冲击。

直立行走释放了双手，我们对这一点习以为常，其实它极不寻常，手引领着智能进化。人类的拇指可以和其他四指对握，具有灵巧的抓握能力，并获得了其他灵长类动物所不具备的动手本领。直立行走最节省能量，同样行走3 km，人类消耗的能量远远低于黑猩猩。节能使得人类更有耐力，适合旅行，可以去远方寻找尚未被发现的果树和块茎，也可以循着猎物的踪迹紧追不舍。中午阳光直射地面，直立姿势使暴露在阳光下的体表面积减小，因太阳辐射导致体温升高的幅度小于四足动物，人类可以在烈日下穿过开阔地带。而这时，猛兽由于不能有效降温而必须躲在阴凉处休息。自由的双手为幼崽提供着全方位的保护，还可以携带猎物，而不是像野兽一样将吃剩的猎物丢弃。直立行走开阔了视野，促进了大脑进化。两足行走的最大缺点是不能像马一样快速奔跑，但耐久性弥补了这一缺陷。

人与动物最大的同功器官是大脑，早期人类最重要的遗产其实是现代心智（图 1.2）。粗大的眉弓、强壮的颌骨和发达的犬齿是大猩猩的特征性标志，而人类却具有高高的前额和超群的智慧，脑容量可达到 2000 ml，远超大猩猩。更大的脑绝不是装饰，它会给分娩带来困难，而之所以没有被适应性机制淘汰，说明它的优势大大超越了难产的风险。大脑不仅在体积上占优势，在结构和功能上也更加进步。虽然人脑看似是猿脑的翻版，但真正的不同似乎是神经元的连接方式，且人脑具有黑猩猩所没有的语言区。语言是一个重要的人类特征。语言进一步促进了大脑的发展，大脑皮质的扩展与语言的出现不无关系。尽管语言的表现形式多种多样，但大脑在世界各地的运作方式都很相似。毫无疑问，别无二致的大脑使人类更多地拥有共同点而不是差异，如喜欢幻想的大脑也热爱自由。人脑是只进化了一次的精致复杂的器官，开始时并没有形成种族观念和意识形态。

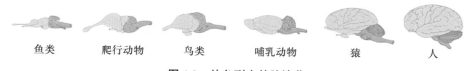

| 鱼类 | 爬行动物 | 鸟类 | 哺乳动物 | 猿 | 人 |

图 1.2　从鱼到人的脑演化

人类的脑皮质厚度约为 30 mm，分为 6 层，每层具有不同的功能。正是大脑皮层这一部分，引导婴儿、羊羔和马驹在出生后能够本能地吮吸母亲的奶水，成为哺乳动物。由于大脑神经元数量的增加，皮质体积也跟着膨胀。受限于颅腔大小，皮质被迫折叠形成沟回。这些精巧的皱褶是前所未有的，只有人类才变得十分明显。这种大脑的第一个雏形出现在距今约 500 万年前的非洲大草原。狩猎生活使脑容量增加两倍，增加的部分集中在皮质，而下方的皮质组织、边缘系统、基底神经核、脑干则可回溯到恐龙与第一批两栖动物。祖先适应性的身体和心智基因塑造了我们的身体和心智。无论如何，拥有一颗普通的大脑就够用了。

在地球生命史上，越是简单的生物越能过上无疾无灾的生活。寒武纪没有疾病，三叶虫能够带着完美无瑕的身体辞世。简单的灯笼贝从奥陶纪一直存活到现在。过度分化一直都是一种诅咒，它和退化一样，预示着灭绝的命运。同样，身形高大会被打上灭绝的烙印，因为受限于复杂性而会失去可塑性，不能做出任何重大改变。当森林不断缩小，只剩下草可以吃的时候，生活于始新世和渐新世的雷兽就带着它们吃枝芽的牙齿饿死了。

另外，愚蠢和迟钝也是造成灭绝的原因。意识有益于生存，而愚钝不可被教化，缺乏可塑性。人类的肉体是一个相当大的麻烦，比恐龙更容易得病，而且极其柔弱。只有独一无二的大脑也许才可以帮助人类拖延灭绝命运的到来。自然选择根本没有努力发展智能，智能之所以这般出类拔萃，是因为进化就好像是一个枝杈纵横的灌木丛，其中一支领异标新的枝条碰巧将我们带到了更复杂也更聪明的方向上。变得更复杂并不总会变得更聪明，聪明只不过是物种突然意识到了它自身而已。尽管复杂生命风光无限，但简单生物却可能生存更久。生存到现在的一切生物，都跟我们拥有一样的进化等级或阶梯，其中的简单类群会走得更远。假使地球上所有的动物都灭绝了，笑到最后的很可能是细菌。动物对能量的要求甚是苛刻，但又没有聚集能量的本事，因此当二次能量匮乏时，它们将走向灭绝。能量虽然守恒，但不是无穷资源。加速膨胀的宇宙将不断稀释其中的物质和能量，最终达到热平衡，这时的宇宙将再也没有任何可以维持运动或生命的能量存在。上述观点便是宇宙归宿的热寂理论。

人类是特殊的灵长类动物。尽管 99% 的遗传物质与猿一致，但身体结构上的差异仍然显而易见。人类以智慧著称，有很多优点，但也绝非完美。以一些哺乳动物的眼光来看，人类没有尖牙利爪，指甲还长得有点滑稽；脑子虽大但反应不够敏捷，奔跑速度也不快，缺乏逃跑能力；晚上看不见；皮肤裸露，看上去不甚美观。要是由老虎来推选陆地上的最强物种，那肯定不会是人类。因为除了头脑发达，人类的躯体实在算不上出类拔萃，其结构与有蹄类和猛兽相比，有点不堪大用；与鸟类相比，又显得过于笨拙。

发育重演脑进化

脊椎动物的早期胚胎发育都是相似的，胚胎发育的相似性说明它们有共同祖先，个体发展实际上是在重演物种发展。德国动物学家、哲学家恩斯特·海克尔（Ernst Haeckel）认为个体发育史是系统发育史的重演，这被称为复演说。虽然这一观点并不完全正确，但仍然以其简洁性反映了部分事实。不同生物有相同器官被称为同源器官，进化很少产生原来不存在的结构。这一点可以证明个体发育和生物进化之间的联系是真实存在的，为我们从个体发育角度了解生物进化提供了充分依据。神经发育是从胚胎的最初阶段发育到成熟神经系统的过程。下文将从发育视角追溯神经系统的演化，以进一步加深我们对脑进化的认识。

发育神经生物学的动人之处在于其对大自然的杰作——大脑奥秘的探究。神经发育的假设是建立在细胞群水平上，而非单个细胞上。只有在仅含数百个神经元的简单生物体中才能了解其神经系统中每个细胞的来源，即便如此，也不能确定这些神经元及其连接是如何发育的。我们投入时间和资源来探索这门学科不仅是因为兴趣，还有很多现实意义，如理解成瘾的本质。成瘾和其他精神疾病（如精神分裂症、抑郁症）均被认为有发育根源，但其机制尚不清楚。

早期胚胎细胞在增殖过程中逐渐产生差异，神经元和神经胶质细胞分化出来并获得了多样性。发育成神经元的是一群祖细胞。新生的神经元在发育过程中经历了多种细胞形态的变化，其中最重要的是长出神经突，并分化为两种类型——轴突和树突。树突数量众多，而每个神经元只有一个轴突，如果轴突被切断，那么另一个神经突可以分化来取代它。基于轴突与树突不同的结构与功能，神经元又被称为极性细胞。极性是神经元功能的基础，因为它决定了神经元以定向方式接收和发送电信号的能力。通常情况下，树突接收信息，而轴突以动作电位的形式将信息传出胞体。

大脑是神经元的聚合体，它不是简单的、一成不变的结构。发育中的神经元和成熟的神经元应被视为复杂信息的动态整合器。

神经元执行着极其复杂的功能。首先，它们整合成千上万个输入信息。这些输入信息既有来自兴奋性神经元的，也有来自抑制性神经元的，神经元负责调控两种信息的平衡。随后，神经元决定将哪些信息传递给目标神经元，该信息的内容以动作电位的发放数量和发放模式进行编码，沿轴突发送。所有动物的神经元工作模式都是一样的，没有证据表明人类的神经元从形态和功能上比其他动物更高级。

20 世纪一个非常重要的进展是，人们发现尽管不同动物在体积和结构上存在巨大差异，但调控发育的机制是高度相似的。许多调控无脊椎动物发育的基因在哺乳动物中存在其同源基因。这意味着通过对易操作生物体进行一些相对简单的实验，就可以了解很多与人类发育相关的知识，因为很多关于人类的研究受实验技术和伦理的制约。模式生物在发育神经生物学研究中被广泛应用，因为它们在特定类型的研究中具有明显优势，如果蝇、线虫、青蛙、斑马鱼、小鼠、猴子等。研究发现，果蝇的一些基因和脊椎动物的基因是同源的。

动物胚胎的共同特征是早期分成 3 个胚层。由外向内依次为外胚层、中胚层和内胚层。外胚层发育为皮肤和神经系统，中胚层发育产生肌肉和骨骼，内胚层发育成肠道和内脏器官。不同物种之间在三胚层系统上虽然存在巨大差异，但它们的存在和相对位置是保守的。胚层是受精卵多次分裂后经细胞团重新排列形成的。

在大多数脊椎动物中，早期的神经外胚层（可以认为是一层细胞）卷起形成了神经管。脊椎动物的中枢神经系统是由胚胎的神经管发育而来，其管腔狭窄且有液体填充、管壁相对较厚。最初形成时，其壁和腔的尺寸非常相似，随着胚胎发育，其形状变得越来越复杂。神经管的前部形成了前脑、中脑和后脑，后部形成了脊髓。

成熟的神经系统是一个拥有各种复杂结构及功能的集合体，其头尾轴（AP 轴）结构形成，头部为大脑，尾部为脊髓或神经索（无脊椎动物）。这些结构起源于胚胎的神经外胚层。分化始于神经外胚层的发育早期，在随后的发育中变得越来越复杂。

最初，分化仅表现在基因表达上的不同，其他方面看起来十分相似。对果蝇的研究揭示了简单的起源可以产生复杂结构的遗传机制。这项工作具有十分重要的影响，参与研究的两位科学家克里斯蒂亚娜·纽斯林-福哈德（Christiane Nüsslein-Volhard）和艾瑞克·魏肖斯（Eric Wieschaus）因此获得了 1995 年诺贝尔生理学或医学奖。随着神经发育的推进，不同区域细胞功能的差异使其在形态上也出现了变化。尤其是大脑，初始简单的神经结构随着组织折叠包裹、细胞的增殖和运动而变得复杂。神经发育的下一步就是将其划分成不同的区域，为成熟神经系统结构的区域专门化奠定基础。

脊椎动物头尾轴的形成有很多特点和概念都与果蝇相似，尽管在细节上有一些差异。发育生物学上一个具有里程碑意义的发现就是 *Hox* 基因的结构和功能在很多动物中是高度保守的，从线虫到人类皆是如此。想想昆虫和脊椎动物的共同祖先拥有如此复杂的 *Hox* 基因系统来协助头尾轴形成，着实令人惊叹。*Hox* 基因控制脊椎动物后脑和脊髓的形成，并不在前脑中表达，不参与前脑的形成，而另一群转录因子对头部信号进行应答并参与前脑的形成。*Otx2* 基因对于前脑的形成十分关键，其突变会导致小鼠缺失整个前脑和中脑。

脑结构的演化

脑的三重结构

生物进化的最高成就是人的大脑,进化以意识为终点。大脑能产生意识、语言、记忆、感觉和情绪,并进行学习、发起运动,是协调体内和体外两大界面的中枢。大脑处于量身打造的颅腔中,分为左、右两个半球。加州理工学院认知与行为生物学教授克里斯托弗·科赫(Christof Koch)认为,大脑是宇宙中已知的最复杂的结构。如此复杂的大脑并非源于一次性设计,而是生物界长期演化的成就。不同物种间大脑的组织是相同的,但大小却是变化的,哺乳动物中最大的大脑是最小大脑的 10 万倍,甚至同一物种也存在着这种大小上的变化。

由于认识到大脑是进化的产物,美国国家精神卫生研究院神经科学家保罗·麦克莱恩(Paul Maclean)将人类大脑分为三重结构:最下端的脑干是爬行动物脑,控制基本的重复性生命活动,如呼吸、心跳、体温;中间的边缘系统是古哺乳动物脑,控制食欲、性欲,产生情绪;上端的大脑皮质是新哺乳动物脑,呈现心智能力(图 1.3)。

这一理论来自詹姆斯·帕佩茨(James Papez)于 1937 年提出的"兽性掩盖在人性之下"的观点。其核心思想是:人是兽性和人性叠加的生物,兽性受到人性的压制,人性牢牢控制着兽性,不给它轻易张扬的机会。这意味着三重脑结构之间冲突不断,人性时常受到兽性的挑战。这一点在西格蒙德·弗洛伊德(Sigmund Freud)的"本我、自我、超我"和"潜意识、前意识、意识"理论中体现得淋漓尽致。再难有比弗洛伊德的人格结构理论和意识层次理论更让人信服的了。它是当之无愧的理论,比很多学说、假说、观点或者看法更具理论素质,更打动人心。虽然缺少实验基础,但经历了一个多世纪的打磨,仍然屹立不倒,它已经深深地嵌入人类文化中,像进化论一样。

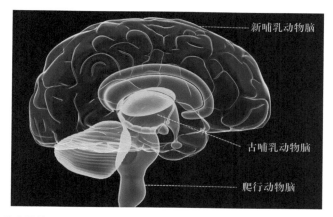

新哺乳动物脑

古哺乳动物脑

爬行动物脑

图 1.3 三重脑结构。爬行动物脑（脑干）和古哺乳动物脑（边缘系统）控制了 95%的人类行为

爬行动物脑是原始脑，负责生存。拥有这种脑的爬行动物在遇到安全威胁时会表现出战斗、逃跑、僵住三种反应，这也是哺乳动物自我保护和攻击的本能反应。原始脑有足够的精神能量让动物狩猎、交配、建立领地与战斗，获得生存所需的资源和空间，繁衍生息。现在所说的"本能"，系来自于爬行脑的功能设计。原始脑趋向快乐而躲避痛苦，不产生关照后代的行为。人类大脑在调控身体基本功能方面与爬行脑有着同样的机制。例如，两位决斗的勇士就是在锻炼自己的"爬行脑"。

古哺乳动物脑即边缘系统，为所有哺乳动物所拥有，而爬行动物却没有。它负责情绪、细化运动，可形成模糊记忆，产生基本的社会行为。古哺乳动物脑能使哺乳动物养育后代，建立母子关系。当损毁哺乳动物的边缘系统时，它们就会表现得像爬行动物一样不太理会自己的后代。当人们因为爱而容光焕发或因春风得意而昂首挺胸时，正是边缘系统在发挥其设计功能。

大脑皮质系统又称新哺乳动物脑，它占据了整个脑容量的 2/3，覆盖在大脑表面，使整个大脑看起来都是皮质（图 1.4）。新哺乳动物脑喜欢颜色和图像，能从多个维度观察事物，但其只有在放松状态下才能运转，应激状态下则交由古哺乳动物脑和爬行动物脑去处理。和下方的两个脑相比，新哺乳动物脑的优势可不是一星半点，其堪称一次飞跃。它能形成精确记忆，进行思维，产生语言，解决问题，还会萌发同情心，创造文化、宗教和科学，以至于我们所能想到的一切。尽管人类一思考，上帝就发笑，但人类大脑确实非同凡响。

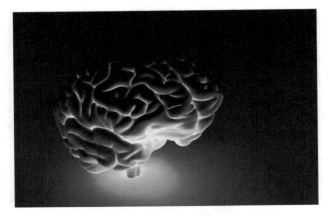

图 1.4　整个大脑看起来都是皮质

人类大脑的神经解剖学分为宏观和微观两个层面，宏观层面研究大脑结构和神经回路，微观层面研究神经元、神经胶质及其支持结构，核心问题是大脑结构如何与功能相关联，心理学至今检测不到大脑的存在，而用"心理活动"解释一切。即使是世界上最聪明的大脑，在遇到意识如何产生的问题时，也只能顾左右而言他，避免遁入非科学的行径。意识一直占据着哲学和神学的尊贵席位。

大脑功能区

在一些物种中，体积更大的大脑（如啮齿类动物的脑）拥有更大的神经元，而灵长类动物的大脑变大是通过增加神经元的数量来实现的。人类的大脑并不是最大的，抹香鲸的大脑是人类的 8 倍，大象是人类的 3 倍。显然，不能只凭脑的大小来判断聪明程度，聪明的物种相比不太聪明的物种拥有更大的脑重比例。然而，这个比例也不是完美的预测指标：松鼠猴体形袖珍，但脑重比例比人类还大；用于观赏的象鼻鱼的脑重比例高达 3%，而人类的这一数字是 2%。实际上，人类的脑重比例随着肥胖的流行正在变小。常言道肥头大耳，事实上"肥头"者只是头围大，脑容量并不大。因此，看起来，无论是脑的大小还是脑重比例，人类并不拔尖。

要不要再找一个更复杂的指标？这项工作最好不要交给数学家，他们的复杂计算会让你头疼不已。不管怎样，人类有最发达的皮质，这一点足够我们骄傲一阵子了。

大脑分为灰质和白质。灰质是神经元胞体集中的地方，机体失去生命后呈灰色，活体中呈粉红色；白质是神经纤维汇聚之处，由于包裹着脂质，始终呈白色。从进化上看，动物大脑自然分成前脑、中脑、后脑三大部分。人体呈直立姿势，故大脑从上到下依次为端脑、间脑、中脑、小脑、脑桥和延髓。大脑双侧半球和间脑构成前脑。中脑位于脑干顶端，是脑干最短的结构（只有 2 cm），包括上丘、下丘及黑质等。桥脑、延脑、小脑即为后脑。中脑、脑桥、延髓合称脑干。

只有哺乳动物才有真正的大脑皮质，其覆盖在大脑表面，很容易被视为整个大脑。大脑皮质分为额叶、顶叶、枕叶、颞叶和岛叶 5 个区域（图1.5）。粗略地讲，额叶是运动、思维和语言中心，顶叶是知觉中心，枕叶是视觉中心，颞叶是听觉和语言中心。从神经元的功能来划分，大脑由数百个区域组成，每个区域执行特定任务，拥有特定的神经元群。在特定区域中，神经元相互连接，部分投射到其他区域。远距离投射的神经轴突在传导神经冲动时需要花费更多时间，因此从刺激到反应存在延迟，而不是即刻反应。例如，当针刺到脚趾时，只有在刺入之后才会感到疼，而不是在针尖接触皮肤的刹那就能立刻躲开。针灸治疗时，怕疼的人在进针时会闭上眼睛，等他睁眼时，针已经扎好了。

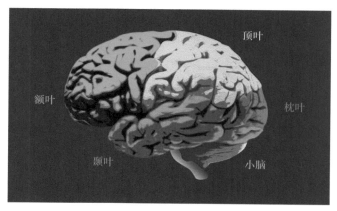

图 1.5 大脑皮质区域（岛叶在深处，未显示）

大脑是一个妥协体，具有惊人的功能可塑性，即某一区域所对应的功能具有可变性。神经解剖学家关心结构，神经生物学家关心功能，而神经科学家关心连接。2009 年启动的"人类连接组计划（Human Connectome Project）"将会产生大脑连接路线图，以揭示脑网络机制。神经网络印迹是神经科学家关注的焦点。当人类进行记忆和思考时，在神经网络中可留下痕迹，而这些痕迹是大脑不同区域联合运转的直接证据。印迹是灵动可变的，它将结构与功能统一在一个网络系统中。

虽然大脑功能强大，但也是一个"耗能大户"。它仅占身体约 2%，却消耗了约 20% 的能量。神经元每分钟可消耗 33 亿个葡萄糖分子，这看起来是一个庞大的数字。尽管如此，大脑也有节能策略，同一时刻只有一小部分区域处于激活状态，一会儿在这里，一会儿又在那里。1 g 葡萄糖足够大脑享用 12 min。

边缘系统

边缘系统是生物进化过程中的古老部分，是丘脑周围的前脑区域，它在似哺乳类爬行动物中就被已进化出来，负责本能地趋利避害，主导情绪，且对恐惧情绪最为敏感。如果一件事没有情绪价值，它会"怂恿"你放弃。试图给情绪功能进行定位的人应该给予边缘系统足够的了解。它包括海马、杏仁核、伏隔核、扣带回、嗅皮质、下丘脑等结构（图 1.6）。不同的神经解剖学家对边缘系统有不同的划分，从来没有一个解剖结构造成过如此混乱，以至于有人说边缘系统的唯一用处是"让人发疯"。

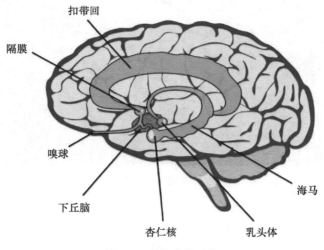

图 1.6 大脑边缘系统

边缘系统的划分以皮埃尔·保尔·布罗卡（Pierre Paul Broca）于 1878 年提出的边缘叶为基础，它位于大脑的边界地带，夹在新哺乳动物脑和爬行动物脑之间，由三大弓形结构组成。扣带回为上弓，海马为下弓，嗅皮质为前弓。虽然后续对其包含的内容进行了许多扩充，但三大弓形结构是其主要框架，也是避免"让人发疯"的基本结构。之所以称之为"系统"，是因为它并非一个独立的天成结构，而是由一群来自新皮质、旧皮质、古皮质的结构混编而成。三大弓形结构与众多皮质下灰质核团相呼应，发挥整体功能，组成多个神经环路。虽然哺乳动物有薄薄的大脑皮质，但变成"机灵鬼"还得靠边缘系统的灵光。

直到 19 世纪末，理智一直主导着对情绪的解释。边缘系统是情绪生成的关键脑区，是自发和反射的功能与意识注意力集中的第一个地方，其中杏仁核的作用尤为突出。它是情感处理中枢，在恐惧和攻击行为中扮演着重要的角色。情绪有重要的进化功能。恐惧迫使动物远离危险，愤怒催促动物发起攻击，厌恶让动物回避那些可能导致疾病的事物。行为依靠情绪导航，缺少情绪会做错事，仅靠情绪也会做错事。所有成瘾物质和成瘾行为都能通过神经通路启动边缘系统，产生强烈情感或新异体验，给精神带来享乐和冲击。成瘾的大脑认为这就对了！但其他大脑认为这就不对！

除了捕猎和争夺食物，动物的大多数争斗都是因雄性争夺雌性或雌性保护后代而展开的。争斗由交感神经系统调动，受激素的催动，并伴随情绪。动物有与生俱来的恐惧。婴儿对噪声有惊跳反射，而杏仁核负责这一反射。杏仁核中的一些神经元对奖赏做出反应，另一些对惩罚做出反应，还有一些对所有惊异都有反应。杏仁核损伤的动物无所畏惧，而杏仁核受损的人会信任所有人，永远不会患上创伤后应激障碍。显然，杏仁核作为情绪加工中心，在极端情绪导致的创伤后应激障碍中作用确凿。

在所有情绪中，唯一具有大脑特异性定位的是厌恶。脑成像研究表明，当令人厌恶的情景出现时，岛叶（隐藏在大脑深部的一个皮质区域）明显激活。岛叶可将厌恶情绪和味觉联系起来，因为它同时是初级味觉皮质，人们通常将厌恶表述为"恶心"。岛叶受损的人既没有厌恶的情绪体验，也不会识别厌恶表情，当听到呕吐的声音时，他们不能识别这种声音代表的意义。生活在同一个环境中的人总是相互熏染，气味相投，聚集在同一个脑区的神经元也有类似的表现。

大脑的两个半球对情绪有不同的贡献，与情绪的不同类型有关，右脑比左脑对情绪更为敏感。左脑的激活伴随着行为激活，表现为高兴和愤怒；右脑的激活伴随着行为抑制，表现为厌恶和恐惧。此外，两个半球也与个性有关。左侧额叶激活程度高的人表现得更快乐、更友善，有较多的兴趣爱好。右脑激活程度高的人会表现出社交回避，容易不满，常不高兴。

海马接收上方皮质处理后的感觉信息，在建立情绪记忆方面作用特殊。这些信息可在海马中储存约 1 年，然后转移到其他脑区。长期应激可损伤海马，应激激素能伤害或杀死海马神经元。皮质醇水平高的人海马体积小、记忆问题严重，海马体积较小者容易罹患创伤后应激障碍。此外，早期应激经历会造成海马的终生缺陷。

神经元和神经网络

在演化早期，动物体内便存在大量的功能碎片。演化的重要任务就是将这些碎片化功能赋予不同的细胞。早期细胞是多功能的，就像生物的瑞士军刀。随着多细胞生物演化，细胞开始扮演不同角色，导致专门化细胞类型的出现。神经元出现在 5.4 亿年前的寒武纪，是一种特化细胞，也是神经系统基本的结构和功能单位。与体细胞相比，它的结构十分特殊（图 1.7）。

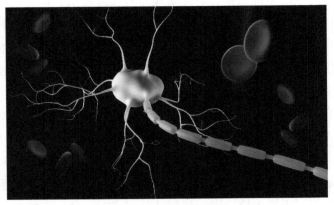

图 1.7 神经元与红细胞的形态结构比较

最早的神经元是海绵消化腔内的类神经细胞。这种细胞中含有囊泡，就像轴突末梢里的一样，似乎可以释放神经递质谷氨酸。类神经细胞还具有类似原始突触的结构，可以和海绵的鞭毛细胞进行交流。

尽管学习神经元的解剖学知识不足以理解大脑功能，但了解神经元是理解大脑功能的必备条件。神经元类似于信息整合器，具有连通性和整合性。信息整合功能源于其独特的解剖结构。神经元胞体上有许多突起，分为树突和轴突两种类型。树突短而分支多，呈树枝状，1个神经元上有成千上万个树突，其作用是接收从其他神经元传来的神经冲动。轴突通常被称为神经纤维，长而分支少，部分包裹着髓鞘，即有髓神经（图1.8）。人类轴突可达1 m，蓝鲸的轴突长达数十米。轴突的末端分叉形成多个神经末梢。1个神经元只有1根轴突，用来传出经过胞体整合的信息。哺乳动物的轴突主要是有髓神经，呈跳跃式传导，速度快，这使它们成为"运动天才"，甩开爬行动物好几条街。神经元功能变强通常是通过体积变小而不是变大，无脊椎动物神经元胞体的直径要比脊椎动物大10～200倍。

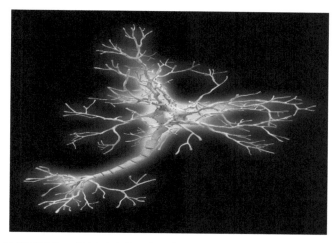

图1.8 神经元结构。神经元胞体上方为树突，左下为轴突及分支，黄色为髓鞘

人体约有10万亿个细胞，而脑内约有1000亿个神经元，皮质约有160亿个神经元。尽管大象的大脑神经元数量（约2570亿）是人类的近3倍，但人脑皮质神经元数量更多（160亿 *vs.*56亿）。在哺乳动物中，小脑集中了大部分神经元（近80%），尽管神经元数量庞大，但其对于意识没有太多贡献，它让我们减少注意自己动作所产生的知觉，以增加对外部世界的知觉。这是一个非常有益的机制，否则仅是衣服和皮肤的摩擦知觉就会让我们不胜其烦。

神经元是可兴奋细胞。兴奋性是一种能力，系由离子的跨膜运动引起。在没有外来信号输入的情况下，神经元可以自发兴奋。它可利用轴突传递电信号，并通过突触与其他细胞通讯。神经元的类型众多，其各自具有独特的形状及功能，胞体直径从数微米到100微米不等。距离相近的神经元倾向于拥有相似的功能。假如大脑中的神经元杂乱无章地分布着，那么就不可能划分出脑区，也不能被以结构为基础产生功能的大脑所研究。大脑是宇宙演化和地球生命进化的产物，而宇宙中的一切都是以结构为特征存在的，特别是生命。

神经元之间的连接可形成神经通路，即一个神经元通过突触将信息传递到第二个神经元，第二个神经元又传递给第三个神经元，依此方式而形成的一串神经元序列。有了神经通路，神经元之间即使没有直接接触也可以进行通讯。每个神经元有数千个突触，也就存在与其他神经元的数千个连接。神经通路不是线性的，而是呈网络连接，就像旱季时宽阔河床中众多细流织成的水网。

每个神经元都是兼职的，它参与不同时间的不同集群。记忆在这些网络中存储，心智在这些网络中浮现。160亿个皮质神经元之间形成的网络无比复杂，这便是意识和灵魂的出处。

人类大脑有100万亿个连接点，这着实令人惊叹。出生时，婴儿的神经元比成人更多，但这些神经元之间缺乏连接（图1.9）。两岁幼儿的神经元总数可达到成人的2倍。自从与这个世界打了照面，神经元便开始接收信息，并异常迅速地建立连接，每秒有多达200万个连接在婴儿脑内生成。婴幼儿喜欢向大人提这是什么、那是什么的问题，这是大脑接线的信息来源。童年经历奠定一生的基石，如果一开始就大规模接错线，那可非同小可。约90%的神经连接是在生命的最初几年里产生的，这些神经连接决定了一个人的思考方式和行为模式。随着成长，一部分连接得以强化，另一些则会被删除。

出生后的大脑发育其实是一个连接过程，脑体积的增大并不伴随着神经元数量的增加，恰恰相反，神经元的数量在减少，正是神经连接使大脑的体积增大。出生前，基因已经准备好了大脑中最重要的神经通路，如负责感觉、运动、视觉、听觉的神经通路。我们一出生就喜欢拥抱，喜欢看母亲的脸庞，能感受光线，听到声音，这是因为出生前就布好了触觉、视

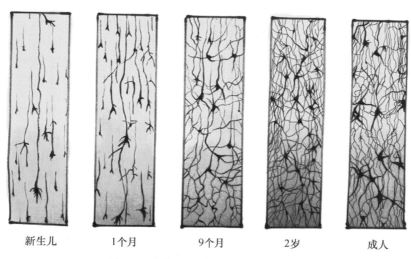

新生儿　　　1个月　　　9个月　　　2岁　　　成人

图 1.9 出生后不同阶段的神经元连接

觉、听觉的基本通路。

出生后不久，人脑中每个神经元拥有约 2500 个连接点。3 岁时，这种连接可达到 15 000 个。新的突触一直在生成，也在消亡，有的变为永久性，有的消失不见，我们因此丢失了婴幼儿时期的记忆。成人大脑可以不断重塑连接，表现为可塑性。大脑的发展不是只由遗传决定，在很大程度上取决于学习和经验，可以说是"始于基因，成于环境"。除新生海马神经元和自然凋亡的神经元外，大多数神经元可以存活一生，跟主人一样长寿。

图 1.9 显示的是近距离连接，神经元间还存在远距离连接。大多数区域之间没有轴突穿越，意味着两个区域的神经元无法相互交流。在一个给定的区域，只能连接很有限的几个源区域和目标区域，这些连接区域的集合被称为"连接指纹"。连接指纹能够提供该区域功能的大量信息。例如，布罗德曼（Brodmann）第 17 区的功能被认为是处理视觉，是因为该区域可连接到视网膜，并从中获取关于物体形状、颜色、运动的视觉信息。

实际上，皮质是"以自我为中心"的。大多数突触走不远，就在靠近出发点的地方重新进入灰质，与附近的神经元建立连接。但有些突触会投射到皮质的其他区域，甚至会到达大脑的另一侧。走到对侧大脑的轴突构成胼胝体，将两侧大脑牢固地组装在一起。还有不到 1/10 的轴突连接着皮质和其他大脑结构，如脑干、小脑，甚至脊髓。可以这样来理解，皮质主要与自己对话，就像一个部落的成员主要与本部落的人交流，而不是与外面的世界沟通，只有少数勇于探索的人才走出部落，与外界交流，带来他方见闻。灰质中的轴突和树突就像是本地街巷，而白质中的轴突则像是大脑中的高速公路。这些轴突的总长度约15万千米，是地月距离的约2/5。大脑的基本信息单位是动作电位，其沿着轴突传导。神经科学的最大挑战之一便是追踪白质中每一条轴突的走向，以追踪信息传导的路径。这一点迟早会实现。

在大脑的所有区域内，起初产生的神经元数量都要比成年存活的数量庞大。每个脑区都要经历神经元大量凋亡的进程，这是自然过程，并且是脑区发育成熟的标志。10多岁时，前额叶会出现一定程度的细胞流失，而伴随着的却是神经活动的增强，记忆力的提高。细胞的凋亡和成熟是并存的。大脑成熟后，神经元凋亡便进入休眠状态，不经历创伤则不会重新启动。发育中的大脑易受伤害，如胎儿大脑极易受到酒精的损害，母亲酗酒的胎儿成年后更可能酗酒和滥用成瘾物质。

人脑是不做预设的。尽管人类婴儿弱小无助，初生1年仍然无法行走，2岁时才能表达自己的想法，还要很多年才能自食其力，但在后天环境中，完成发育的方式蕴藏着巨大的灵活性。再来看看其他哺乳动物，马驹初生不久就会奔跑，羊羔一生下来就会站立，海豚脱离娘胎就会游泳……整个动物世界的成员（包括我们的近亲猿类）在来到这个世界后不久就能独立生活。这是一种巨大的优势，但也是一种限制，牺牲了灵活性。动物幼崽之所以如此头角峥嵘，是因为它们的大脑预设了"程序接线"。设想一下，如果食草动物的幼崽生下来不能奔跑，在危机四伏的自然环境中就没有生存机会，而沦为食肉动物的盘中餐。动物一生下来就有基因上的预设程序，相比之下，人类大脑不是一生下来就完成了接线，而是根据生活经历的细节来塑造神经通路，这需要一个漫长的年幼时光来发育大脑，以适应各种各样的环境。可以说，人类能够适应几乎所有的地球环境，从南极到北极，从沙漠到高原，从水上到陆地。其他动物为地域所限制，北极冻原没有犀牛，蒙古高原没有老虎，喜马拉雅没有狮子……只因为它们的大脑提前布好了线，是以它们父母的生态环境为蓝图的。

有趣的是，大脑神经网络与宇宙网络图景几乎难分难辨，有着惊人的相似性，宇宙就像一个超级大脑。卡尔·萨根（Carl Sagan）说，天文学让人谦卑。在宇宙和大脑面前，所有的自命不凡都不值一提。英国实验神经生物学家苏珊·格林菲尔德（Susan Greenfield）有一个著名的类比，她认为亚马孙热带雨林中约有 1000 亿棵树，与人脑神经元的数量相当，而脑中突触的数量和亚马孙热带雨林中的树叶一样多。事实上，要想象某一瞬间神经元的电活动模式几乎是不可能的，尽管在某一时刻，上千亿神经元仅有 10% 在活动。这大概是大脑仅用了 10% 这一荒谬论调的出处。

神经胶质细胞

神经胶质细胞是神经组织中除神经元以外的另一大类细胞，哺乳动物胶质细胞与神经元的比例为 1∶1。进化过程中，大脑皮质内胶质细胞的数量增多，所占比例越来越大。例如，果蝇有星形胶质细胞，但没有形成髓鞘的胶质细胞，而小鼠大脑皮质内胶质细胞所占比例约为 30%，而人类这一比例达到约 50%。

与神经元相比，胶质细胞在形态上存在巨大差异。它们有突起，但无轴突和树突之分。胶质细胞之间没有化学突触，但普遍存在缝隙连接。虽有膜电位，但不能产生动作电位。星形胶质细胞膜中存在多种神经递质的受体。此外，胶质细胞还具有分裂增殖能力，这一点是大多数神经元所不具备的。神经元和胶质细胞存在紧密联系。两者之间的相互作用非常精确，从而使神经系统能够高效运作。

胶质细胞英文名"glial cell"中的"glial"意为"胶水"，是指胶质细胞就像是大脑里的胶水。没有胶质细胞，上千亿神经元将会是一盘散沙。它们发挥着形成髓鞘促进神经传导、修复保护神经、营养、支持、运输、分离及吞噬作用。胶质细胞本身并不传递信息，但可以大大加快神经传导速度，还可发挥支持、固定神经元的作用。少突胶质细胞生成髓磷脂包绕轴突，使神经冲动更快地传导。星形胶质细胞分布在神经元周围，为其提供营养，调节化学成分，对于信息传导非常关键。小胶质细胞是脑的应激反应细胞，构成抵抗微生物侵袭的第一道防线，并能清除神经元残骸。

轴突和树突

神经元与其他身体细胞不同，它具有一些独特结构，以完成信息传递功能。神经元胞体上生长着众多突起，其中一种数量多而短小，像树上的枝条，即树突；另一种又细又长，像一条引出的细线，即轴突。一个神经元上有成千上万个树突，但只有一根轴突，充当神经纤维。轴突末端可以反复分叉，以增加与其他神经元的接触位点。由于树突分支繁复，部分神经元看上去就像冬天里的无叶杨树。树突负责接收信息，轴突负责传出信息。前额叶中的树突数量约是其他脑区的 16 倍，这为大量突触的形成创造了条件，也使那里成为心智的中心。

树突上生长着众多树突棘，形似柳枝上发出的新芽（图 1.10）。它像一个个基座，在上面建立突触。兴奋性神经元成熟的关键是树突棘的生成。但是，并非所有突触都在树突棘上形成，兴奋性神经元的抑制性突触主要分布在树突轴干或胞体上。

轴突是神经元胞质向外延伸出的细长突起，其起始部呈圆锥形，称为轴丘，其余部分粗细均匀一致。轴突通常在末端产生分叉，与下一级神经元构成尽可能多的连接。它以直角发出侧支，在近终末处反复分叉，末端变成终扣，与另一个神经元的树突或胞体构成突触，或直接到达效应器细胞。来自主干的动作电位在各个侧支上同时传递，到达不同的点位。尽管大脑的神经元约 1000 亿，但突触的数量却是惊人的 100 万亿。轴突直径是微米级，比树突细，但乌贼巨神经直径可达 1 mm，常被用于神经科学研究。坐骨神经中的一些轴突可从腰部一直延伸到脚尖，属于长轴突，许多长轴突成束走行，共同构成神经。

轴突包裹着轴膜，膜内有轴浆，胞体合成的分子可以通过轴浆流运送到轴突末梢。末梢含有神经递质的小泡被称为突触小泡。

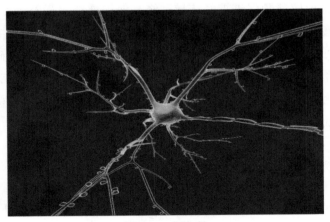

图 1.10　树突棘

哺乳动物轴突包裹着的髓鞘实际上是神经胶质细胞或施旺细胞，一个轴突上有许多这样的细胞沿轴排列，相邻细胞之间留有一小段裸露的间隙。这些裸露部分被称为郎飞结。有髓轴突传导动作电位的速度快，可达到 100 m/s，这就是哺乳动物敏捷机灵而爬行动物迟缓笨拙的原因。髓鞘首先起绝缘作用，同时跳跃式前进以加快动作电位传导，还能在轴突受损时将其修复。如果轴突断裂，将无法修复，继而出现神经断裂引起的功能受损。

装修新居的人总会反悔，因为起初的设计在细节上总是不尽如人意，大脑的设计也是如此。由于生活的不可预见性，大脑已经演化出了根据经验重塑自身的能力。树突和轴突终其一生都在不停地改变着结构，经验引导的神经元变化表现为两者的形态重塑。新奇有趣的经历可使神经元生长。运动能增加大脑血液循环，促使树突和轴突的生长，从而促进学习和记忆。

可塑的树突棘

树突表面有许多棘状突起，即树突棘，是形成兴奋性突触的部位。其长度小于 2 μm，直径约 1 μm，头部增大，常呈蘑菇状，部分呈线状。其头部膨大是为了方便形成突触。头部粗大的树突棘一般较稳定，头部较小的更为动态而不稳定。其总量远超百万亿级，有时一个神经元上就多达 10 万个树突棘，如小脑的浦肯野细胞。

树突棘的形状和数目可以对经验做出反应而发生变化，特别是出生后的发育阶段。树突棘的形态学特点是突触可塑性和长时记忆形成的结构条件，其修饰可发生在数秒到数分钟内，是哺乳动物大脑显示有经验依赖的形态学改变的神经元结构。精细的成像实验表明，树突棘头部体积经刺激后可以增大，从而加强相应突触的功能，而减少刺激会减弱突触的功能。中国科学院院士、中国人民解放军海军军医大学（第二军医大学）教授陈宜张认为，细的、动态的树突棘可能用于学习，而粗的、稳态的树突棘可能用于已确定记忆的存储。看起来，学习的任务是将细小的树突棘变大，将大脑变成"枝繁叶茂的森林"。

在学习记忆过程中，突触可塑性与树突棘的形成、增大、萎缩、脱落等形态变化相伴发生。记忆的存储需要树突棘的生成和增大变强，记忆的消退是树突棘缩小、变细和脱落的结果。

可塑的突触

神经元之间的连接并非如电线接头一样紧密碰触，而是要跨过一个间隙，形成一个连接结构，谓之突触，神经元与效应器细胞之间的连接点也是突触。脑内突触存在于灰质中，分为化学突触和电突触，哺乳动物通过化学突触传递信息，鱼类和两栖动物主要是电突触。在电子显微镜下，化学突触由突触前膜、突触间隙和突触后膜三部分组成。了解突触中的化学事件是理解心理学的基础。

成熟的兴奋性突触包括 3 个结构（图 1.11）：①突触前膜：位于轴突末梢，是其膨大部分，含有大量突触小泡，其中充满神经递质；突触前膜有活动池，聚集着准备释放的突触小泡。②突触后膜：位于树突棘、树突轴和细胞体上，形状多样；具有独特的电子致密结构，即突触后致密区；突触后膜聚集着神经递质受体和支架分子。③突触间隙：位于突触前膜和突触后膜之间，是一个宽度为 20～25 nm 的狭窄空间。

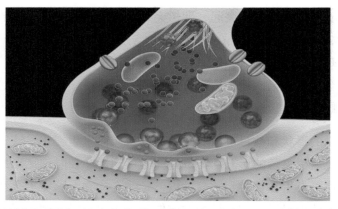

图 1.11 突触剖面。图中可见突触前膜、突触间隙、突触后膜及受体（绿色通道）、神经递质（小球）、囊泡（大球）、转运体（紫色通道）

突触处于持续动态变化中。在初生早期，其数量迅速增加。在啮齿类动物皮质中，单个神经元可在 1～2 周内生成数千个突触。这是一种过量生产，然后是一段时间的移除。成熟大脑的神经活动不断地调节着突触的数量和大小。经验永不停歇地改变着突触，改变着神经元的通信方式。其生成和消退在神经活动中意义重大，正是包括生成和消退在内的突触可塑性奠定了学习记忆的神经基础。

突触有兴奋性和抑制性之分。使下一个神经元兴奋的突触即兴奋性突触，反之为抑制性突触。突触传递是单向的，只能由上一个神经元传向下一个，从而保证神经活动有规律地进行。兴奋性突触具有高度特异性和非对称性结构，动作电位可以抵达突触前膜，但不能穿过间隙。它必须转化为化学信号，交由神经递质接力传导。当动作电位到来时，神经递质从突触前膜释放，扩散到突触间隙，并在突触后膜致密区中与受体发生特异性结合，引发下一级神经元的一系列细胞反应，实现信息传递。神经递质发挥作用后，大部分被位于突触前膜上的转运体回收，以重复利用，小部分被扩散。

突触通过两种机制来存储记忆。第一，形成新突触或清除老突触，重新建立突触连接。第二，选择性强化或弱化某些突触。几乎每一种有心理效应的药物均作用于突触。成瘾性物质的突触机制是发生成瘾的关键。

大脑的运作方式是动作电位，产生一个动作电位需要 5～20 个突触参与。突触处于可塑状态中。事实上，轴突末梢和突触不断地被形成、清除和重新排列。这一过程有新蛋白质合成，增加新的通道蛋白，形成全新的连接，甚至在神经元上产生新的分支，进而强化突触功能。新突触在脑内形成后，需要其他区域清除一些突触，以腾出空间。出生后的突触连接数量达到高峰，随后会有约 50% 被修剪，只有成功加入神经回路的突触才有机会得以强化。无用的突触会遭到弱化，最终被清除，就像森林里无人行走的小道最终会消失一样。在突触可塑性的基础上，大脑回路发生实质性重塑便显得自然而然。我们所做的或经历的每一件事都能引起大脑的变化。可以说，突触、膜电位和神经递质共同构成了我们的人格。突触可塑性与学习记忆的关系一直以来都是脑科学的中心内容，未来也将在很长一段时间内保持其在脑科学中的前沿地位。

由于突触、树突和轴突分支的可塑，神经元不停地改变着结构。除了那些跟我们同寿的神经元，有些还会消亡。实际上，大脑并不是十分可靠，如果不通过学习强化突触连接，那就更不可靠。增加大脑可靠性的唯一方法是不断学习。

受体

100 多年前，英国药理学家兰格里（J. N. Langley）把能与药物发生反应的机体组分称为接受物质,并认为这些物质不仅接受药物,而且能传导刺激。随后这一概念被普遍认可,并发展成受体学说,成为现代药理学的支柱,用来阐述药物的药理作用。

受体本质上是镶嵌在细胞膜上的蛋白质,能够与神经递质、激素、药物等信号分子结合,引起细胞功能变化(图1.12)。绝大多数受体是糖蛋白,它们能识别周围环境中的微量化学分子,与之发生特异性结合,并通过中介的信息放大系统启动后续生理反应或药理反应。空间结构的互补性,即一个庞大的蛋白质分子的空间结构对应于一个小巧的信号分子的空间结构,是发生特异性结合的关键,类似于锁钥关系。

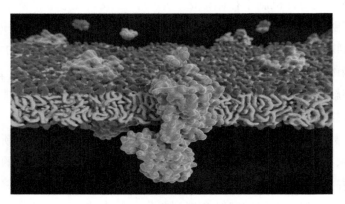

图1.12 脑内受体蛋白(灰色)镶嵌在双层脂质细胞膜上

只有大分子才能形成可识别的空间结构,从而结合其他生物分子。由于生命起源于水环境,大部分信号分子为亲水性,但细胞膜是双层脂质结构,水溶性分子不能跨越,故与膜上的受体结合,引起构象改变而发挥作用。除了大部分位于细胞膜上的受体,部分信号分子可以直接穿透细胞膜与细胞质或细胞核的受体结合,包括脂溶性类固醇激素、维甲酸、NO等。

受体有两个活性部位,产生两个基本功能。第一个功能是识别信号分子,并与之结合。正是这种识别能力,使得细胞能够在充满无数生物分子的环境中辨认和接收某一特定信号。第二个功能是把接收到的信号准确无误地放大并传递到细胞内。除了传递信号,信号分子并无其他用处,无任何细胞活性和酶特点,可以和两种以上不同受体结合。

受体可以钝化,具体方式包括失活、内吞和降解。神经递质是信号分子中的一大类,能跨越突触间隙传递神经信息,就像宇宙中的光子传递恒星信息一样。成瘾性物质以多种方式促使神经递质的释放并与受体结合，发挥奖赏作用。

　　所有药物都具有空间结构，每一个结构对应一种受体（即另一种空间结构）。也就是说，一种受体只与那些具有与其特定结构相适应的药物结合（图1.13）。这类药物可以是一种，也可以是几种；可以是激活受体的激动剂，也可以是抑制受体的拮抗剂。激动剂与受体结合时，激活并发生生物效应；拮抗剂与受体结合时，本身不产生生物效应，但能阻止激动剂发挥作用。

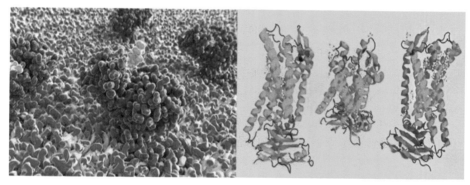

图 1.13　组胺分子（红色）和受体（紫色）结合（左图）。阿片受体蛋白质结构（右图）

　　不同靶细胞的受体数量相差很大，少者只有约500个，通常为1～2万个。受体数量决定了靶细胞对信号分子的敏感性。信号分子浓度较低时，受体数量越大，反应越灵敏。

　　信号分子与受体结合有如下特点：①高亲和力：即使浓度很低，也能与受体结合产生生物效应。②特异性：信号分子通过特定的结构部位与受体的特定结合域结合，只有具备相应受体的细胞才对药物有反应。③可逆性：受体与信号分子结合发挥作用后会很快分离。④药物的生物效应大小通常与药物–受体复合物的量成正比。

心理进化

进化心理学的两大构件

进化心理学由进化生物学和认知心理学两门学科交叉融合而成，旨在达到理解人类本质的目的。一方面，人类是生物进化的产物；另一方面，认知心理学是理解大脑的工具。

在迄今为止有关人类心智的理论中，认知心理学是最具说服力的，它把心理学从系统性的、含混不清的观念中解救出来，发展为一门真正的科学。作为研究人类行为的科学，心理学试图对行为做出解释。在这一点上，人人都是业余心理学家。我们经常对自己和他人的行为进行解释。这种解释立足于内在的心理过程，包括信念和愿望两部分。例如，当看到一位女士在太阳下打着伞，你可能会想，她认为阳光辐射太强，而她不想被晒黑。此时，"她认为阳光辐射太强"是具体的信念，而"她不想被晒黑"是具体的愿望。

从信念和愿望出发对行为做出解释时，默认的前提是心理过程是产生行为的原因。这种解释路径司空见惯，哲学家将其称为常识心理学或通俗心理学，它已经在人类文化中根深蒂固，并嵌入我们的认知模式中，成为人们理解自身和他人的基石。但是，行为主义否定了这一切，认为心理过程根本不存在，连心理这个词也是不必要的。20世纪20至60年代，大部分心理学家都是行为主义者。20世纪60年代，心理学界开始拒绝行为主义。新一代心理学家认识到根本无法避开信念及愿望去谈行为。人工智能的前沿研究也推翻了行为主义的学习观点。科学家又开始谈论"心理"，重新将其纳入科学名词范畴。从这一点来看，认知心理学和常识心理学有共通之处。

认知心理学的一个重要观点是把心理运作机制看成是计算机程序，大脑是硬件，心理或心智是软件，可以在任何款式的电脑上运行，并不涉及大脑的具体生理构造。这听起来有点令人不快，因为它带有行为主义过于删繁就简的毛病。将大脑置之度外，就像行为主义将心智排除在外一样。由于我们对大脑的了解极其有限，上述比喻暂且不究，况且，认知心理学也不是脑科学。

把心理比喻为计算机软件导源于用比喻认识事物的传统。喜欢比喻，也是一种心理学。但有一个问题，比喻不产生机制，也不能得出可以进行实验验证的推论。但认知心理学的比喻有所不同，因为计算机的信息加工理论能帮助心理学家建立有关心理的假设并得到检验。心理功能和计算机功能都是对信息进行加工。有人认为，心理不是像计算机，它就是计算机。这实在太让人抓狂了。尽管不喜欢，但只能顺其自然，因为你想不出更好的了。

传统观点将脑作为发号施令的主体，认为脑将关于外界的抽象表征转化为心理表征，从而指导思想和行为。但根据新的理论，大脑、身体和环境构成一个大系统，其中身体和环境对思想、情感和行为的产生至关重要。也就是说，心理是以身体状况及身体与环境的交互作用为基础。语言离不开隐喻，而隐喻源自于身体。我们经常借助于空间位置来表达情绪，积极情绪与向上运动相关（如情绪高涨），负性情绪与向下运动相关（如心情跌入谷底）。伊曼努尔·康德（Immanuel Kant）曾说："肉体……不仅让灵魂对于外部事物有个初步印象，而且让灵魂回忆和联系起这些印象。简言之，肉体对思维必不可少。"这种观点得到了大量研究的支持，如手捧一本厚书看上去比薄书更重要，端来一杯热茶比奉上一杯凉开水感觉更热情。美国认知科学家劳伦斯·巴萨卢（Lawrence Barsalou）认为，身体状况和动作是认知的基础。尼采甚至说，灵魂不过是肉体某一部分的名称。

在过去的2000多年中，人们认为人是由神创造出来的。西方有上帝造人的传说，中国有女娲造人的故事。直到达尔文于1859年发表《物种起源》，人们才开始认真思考人类起源的问题。进化生物学的观点是，人类是从猿类祖先进化而来，地球上所有生物都有唯一的共同祖先。每一个生物都可以追溯到38亿年前的那个祖先，它的构造十分简单，比单细胞还要简单。35亿年前，生命物质聚合在一起形成细胞生物。6亿年前，最初的多细胞生物出现，它们是一些蠕虫类海洋生物。又经历了几亿年的沧海桑田，海洋生物开始登陆，陆地上出现了生命。先是微生物，接着是像地钱一样的植物，随后有了陆生动物，包括昆虫和两栖动物。接着是爬行动物、鸟类、哺乳动物。最早的灵长类动物出现在5500万年前，生活在树上，行为敏捷，吃的是水果和树叶，和现在的猴子很相似。从最早的灵长类动物中，进化出猴子、猿类和人类。真正现代意义上的人类出现在20万年前的非洲，更具体的领域充满分歧，有多少个古生物学家就有多少条进化路线。似乎所有的进化路线都以人类为终点，给人一种人类是最成功物种的错觉。实际上，现存的所有生物都笑到了现在。尽管谁会笑到最后尚不得而知，但很可能是那些最简单的生命。生物界的强者要为其强大买单。

发生了这一切，必然有一个持续始终的力量在推动。事实十分简单，进化的原因只有两个：遗传和突变。遗传是指后代和它们的父母相似，突变是指这种相似性没能完全实现。这其中的玄机便是基因。基因是DNA分子上的一个片段，而DNA是隐藏在每一个细胞核中有关这个生物体的复制蓝图。基因是这个蓝图的一些指令，如孔雀尾巴的图案、兔子耳朵的大小、翠鸟羽毛的色彩，如此等等。DNA中的基因众多，同一物种的基因形成该物种特有的基因池。例如，骆驼的子代像骆驼而不像山羊，是因为骆驼宝宝继承了骆驼基因，山羊基因不在骆驼的基因池中。在骆驼的基因池里，有塑造骆驼体格大小、驼峰、牙齿等的基因。

既然这样，为什么后代看起来和父母不完全一样？一个答案是基因会发生突变，突变产生了新的基因。突变是没有方向且随机发生的。大多数突变是有害的，只有少数对生物有利。所谓有利，就是能够提高生存率和繁殖率。如果突变基因不利于个体的生存和繁殖，则不会留下后代，很快就会从基因池里消失。相反，则会一代代传播开来，基因池中就有了很多这个基因的复本。事实上，基因池里的基因一直处在变化之中，一旦有了很多新基因，由这个新基因池塑造的物种就不同于旧基因池塑造的物种。一旦两者之间出现生殖隔离，一个新物种就诞生了。

遗传和突变解释了38亿年前的一个生物何以发展到如今数以亿计的物种的原因，但物种的特质看上去充满了设计感，就像是为了某个目的而精心设计出来的，这又是为何？这一点，可以借助自然选择进行解释，自然选择是进化的第三大原因。精心设计的例子体现在生物的方方面面，如眼、翅膀、花朵等。眼被设计成一个精密的光学器官，翅膀被设计用来飞翔，花朵被设计去吸引昆虫。这一切好像是一个充满智慧的设计师的杰作，前人总是把这一功绩奉献给上帝，但生物学家有不同意见，他们把这些事实称为适应。达尔文的自然选择理论完全可以将上帝从繁忙的造物工作中解脱出来，眼、翅膀、花朵等构造完全可以经由自然过程进化出来。

没有自然选择，基因突变不会一下子把一片叶子变成一朵花，更不会把一块皮肤变成眼。进化只是方案修改，不会从零开始，每次变异都添加到先前变异的基础上。适应并非一蹴而就，不是由单一突变造成，而是由大量的偶然突变累积形成，并经历成百上千万年的时间。慢工出细活，用在这里恰如其分。进化心理学异乎寻常地有趣。

行为的解释

对行为的心理学解释是一种习惯，心理学家常被视为行为的知情者。实际上，人类不尽了解自身行为，更不要说别的生物。一只出生在西伯利亚的大雁第一次向南迁徙，它自己也不知道为什么。鱼类有顶流游动的习性，它们也不知道其中的奥秘。

与常识解释不同，行为的解释有 4 种：生理学解释、个体发育的解释、进化的解释和功能的解释。生物因素决定身体活动，这一点显而易见。脑、心、肺是三个重要的生命器官，如果哪一个停摆，运动就会停止，生命即宣告结束。因此，生理学解释是把行为和脑及其他器官的活动联系起来。

个体发育的解释是描述一种行为是怎样发展的，其中包括基因、经验和两者之间的交互作用。例如，从婴儿到成年人的自控力发展反映了大脑前额叶的成熟过程。

进化的解释是重现行为的演化历程。例如，害怕得浑身起鸡皮疙瘩是由于控制毛发的立毛肌收缩引起毛发直立，特别是手臂和肩膀的汗毛。这一机制对人类没什么用处，因为人的汗毛太短，即使竖起来也不明显。但是对哺乳动物而言，竖起毛发看起来会更具威慑性。进化的观点认为，人起鸡皮疙瘩是从远古的祖先演化而来的特征，是继承了祖先防御机制的缘故。

功能的解释是描述行为如此演变的原因。例如，权力崇拜是因为权力能带来巨大的好处，能获得支配资源和控制他者的强制力量。荷兰心理学家、动物学家和生态学家弗朗斯·德瓦尔（Frans de Waal）在 20 世纪 70 年代的研究发现，人类的行为充满了动物性。黑猩猩的权力斗争渗透着阴谋诡计，有时也伴随着腥风血雨。

心理模块

进化心理学的诞生是不是出于创立新学科的冲动？其实认知心理学家对心智的理解过于简单化。当他们试图运用预先写出的一些简单程序时，发现它仅能应付非常抽象的问题，而对于人类可以轻而易举处理的事情却无能为力。从进化生物学的角度看，认知心理学家认识到复杂的心智可以借由自然选择而产生，由自然选择过程进化出来。1983 年，美国哲学家和心理学家杰瑞·福多（Jerry Fodor）提出，心智不是单一的通用程序，而是多个专门程序的集合，每一个专门程序都有其独特的规则。福多把这些专门程序称为模块，如视觉模块、听觉模块、触觉模块、味觉模块、嗅觉模块和语言模块。模块理论像是对传统观念颅相学的回归，颅相学曾把大脑分成数十个能力分区（详见第 2 章）。

部分心理学家将模块理论发展成多模块论，他们认为人类的心智中存在成千上万的专门模块，就像一把瑞士军刀，每一个小部件都是为一个专门任务而设计的。把大脑看成多模块而不是单一通用模块时，会出现联结顺畅性问题，但进化生物学认为，模块的内部结构经历了自然选择，顺畅性是自然而然的，如同心脏和大血管连接处的瓣膜结构使血液不会倒流一样。

适应，实际上是适应环境。进化出心理模块是用于解决某个特定的环境适应性问题。例如，为了解决保暖这一适应性问题，部分动物进化出了厚厚的皮毛，也有动物进化出了厚厚的脂肪层。尽管策略不同，但都解决了保暖问题。不同环境向生物提出不同的适应性问题，并要求生活在这一特定环境中的生物具备相应的适应能力。如果生活在深海，眼就没有必要，因为那里没有光线；如果生活在侏罗纪，植食动物就需要长得像恐龙一样高大，以便吃到松柏的枝叶，因为那时低处还没有草。想要理解适应和心理模块，就要对生物进化的生态环境有所了解。

人类心智的进化环境是怎样的呢？我们知道热带雨林、东非大草原和冰河期及间冰期，但知道得并不多。模块并不是同时拥有的，它们经历了多样的环境变迁，在不同的地质年代由特定的自然环境"设计"出来。如果一些心理模块出现得较晚，是在人类的祖先和黑猩猩的祖先分离以后才出现的，那这些模块就是属于人类的，如语言。

就模块的独特性而言，大多数是共有模块，也有一些特有模块。一些模块在很早以前就进化出来了，如心脏，寒武纪时期，三叶虫已经拥有了。一旦形成模块，其不会停止进化，而是会随环境变化而不停地变化。想要研究人类的特有心理模块，就只有了解 600 万年前人类与黑猩猩分道扬镳之后的环境变化这一条途径。从那时起到 10 万年前，人类都生活在东非热带大草原上（图 1.14）。那里阳光明媚、天气炎热、一望无际、树木稀少，偶尔有些长着坚果和水果的树木，这就是我们曾经的家园。

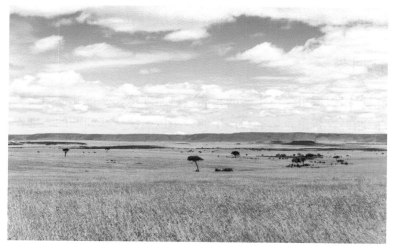

图 1.14 东非稀树大草原——人类的进化环境

实际上，人类的心智是在非洲形成的。约 10 万年前，一部分人类走出非洲，扩散到全球。从进化角度看，10 万年尚不足以进化出新的心理模块。因此，在讨论心理进化时，可以忽略这 10 万年间的变化。自然，从 1 万年前农业文明出现到当今文明，对于理解心智并不重要。我们仍然是石器时代的物种，虽然生活在城市和汽车的世界，但我们至今没有进化出对汽车的恐惧，尽管汽车很危险，就像开车的人是一个危险物种一样。

社会环境

一群个体共同生活对于防御和躲避大型食肉动物的攻击十分有利。在研究人类心智进化时，比自然环境更重要的是社会环境，因为人是社会动物。社会环境指的是个体周围其他个体的心理心智。与大部分灵长类动物一样，我们生活在有着复杂社会结构的群体中。

　　社会性动物又称群居动物，从蚂蚁、蜜蜂、狮子、大象、狗、猴子到人类，社会性动物表现出不同程度的社会性。从心理学上看，人的社会性表现为社会行为受群体影响、社交需求和有社会意识。社会行为受群体影响的现象又被称为从众心理。社交是一种心理需求，亚伯拉罕·马斯洛（Abraham H. Maslow）的需要层次理论认为，人人都需要归属和爱。有社会意识是人区别于其他社会性动物的显著特征，在社会契约的约束下，人类有禁忌观念。也正是由于社会性，才使人类表现出群体盲从的平庸之恶，而被操控、被利用，甚至实施群体暴力、网络暴力。

适应性问题

　　我们可以根据祖先所生活的东非大草原环境，来推断他们需要去适应的环境问题，设想出自然选择产生的、用以解决这些问题的心理模块，并加以证明。从古生物学、生物学、人类学角度考虑，以下方面的问题十分重要：①躲避食肉动物攻击；②食用正确的食物；③为后代和亲友提供帮助；④读懂其他个体的心理；⑤与其他个体进行沟通；⑥建立联盟；⑦选择配偶。

　　不难想象，自然选择已经为人类选择出了相应的心理模块，以便在当时的环境中生存和繁衍。下文是对一些重要心理模块的阐述。

心理模块的进化

　　躲避食肉动物攻击的模块　食肉动物伤害是进化历史上反复出现的生存危机。从原始人头骨所遭受的损伤可以发现，头骨上的伤痕与豹齿的形状非常吻合。一项对巴拉圭阿奇人的研究表明，6% 的人死于老虎攻击，12% 的人死于毒蛇咬伤。巴西每年有 30 万人被蛇咬伤。

　　从基因的复制本性来看，躲避食肉动物攻击这一心理模块的价值不言而喻。如果个体不能存活，基因就无法传递。基因倾向于使个体拥有躲避食肉动物攻击的心理模块，如恐惧。恐惧感根深蒂固，之所以如此，是因为它是进化设置。杏仁核脑区是控制恐惧的神经中枢。生活在东非大草原上的人类祖先在面对环境中毒蛇猛兽的攻击时，这是一个紧迫的适应性问题。恐惧提供了一种心理动力，它为个体注入了一剂去甲肾上腺素，给其身心以力量，调动身心资源躲避食肉动物的攻击。美国神经科学家约瑟夫·雷杜克斯（Joseph LeDoux）提出，恐惧让人们逃离险境，有时会僵住一动不动，因为动物对移动的东西更感兴趣。这两种反应由两种神经机制介导。一种是视觉信号传入感觉中继站丘脑，从那里直接传到杏仁核，引起情绪反应。此为低通路，虽然粗糙，但速度快，耗时短。另一种是视觉信号传到丘脑，从丘脑传到感觉皮质，再传到杏仁核，引起情绪反应。这是高通路，精确而迟钝，耗时较长。

除了恐惧，躲避食肉动物攻击的模块想要正常运转，还应该包括发现食肉动物、分辨真正的危险、引发相应的逃避或防御行为的机制。如此一来，监测食肉动物、错误报警、逃跑便成为必不可少的步骤。事实上，每一个模块都是由不同部分组合而成。

监测食肉动物是首当其冲的任务。与任何一个侦测系统一样，这里有一个准确性和灵敏度的平衡问题。错误的报警和迟钝的反应，哪一个更要命？很显然，错误报警会浪费精力，而迟钝的反应很可能让个体丧命。快反应尽管经常出错，但总比迟钝要强。因此，进化给了我们一个快速的、不精确的食肉动物监测系统，而非慢而精确的设置。我们经常为一些小事胆战心惊，甚至焦虑不已，其根源就在于我们的心理模块过于敏感，不是草木皆兵，就是杞人忧天。

监测系统给出警报之后，第二步就要花时间判断这一警报是否由真正的危险所引发。如果是，就要采取相应行动，否则会阻止行为发生。快而粗糙的机制可使个体很快脱离危险，但常会小题大做。有时慢而精确的机制并不奏效，我们会继续对错误警报做出反应，如一些恐怖症。人们常说"一朝被蛇咬十年怕井绳"，其实进化就是这样设计心理模块的，不管你满意不满意，它的首要任务是保命，而不是精准。

食物倾向性模块 与躲避食肉动物攻击同样重要的是获取食物。食物是物种适应环境的关键要素，没有能量，任何生物都无法生存。大部分动物花在获取食物上的时间比其他清醒时的活动都多。在风景优美、物种丰富的东非大草原，草对哺乳动物意义重大，大部分哺乳动物以草为食。大草原存在大量的动植物资源，其中很多能成为食物。从吃水果和树叶变成杂食，到底吃什么呢？这是一个生存问题。杂食动物的食物多种多样，这也增加了中毒机会。植物的毒素本身是进化用以减小被动物吃掉的可能性。在与自然互动的过程中，人类渐渐明白了哪些物质能吃，哪些物质有毒，哪些物质可以减轻伤痛，哪些动物可以捕食，哪些动物会猎杀我们。在这一过程中，祖先掌握了一门非常复杂的常识生物学。这种常识在人生早期便能显现出来，并且具有跨文化的一致性。

世界居民生来就自然而然地将生物划分为动物和植物，并不需要父母的教导或阅读乔治·布封的博物学著作。儿童本能地相信，某种生物之所以是这种生物，是因为它们内部有一种"本质"，让它们的每一个个体都相似。动物有动物的共性，植物有植物的共性。狗有狗的本质，猫有猫的本质。从心理学上讲，动物似乎都是拟人化的。小孩在玩蚂蚁的时候，会认为蚂蚁在"想"什么，小女孩会让一只小兔子把自己叫姐姐，但人们在玩弄花花草草的时候就不会这样想。

神农尝百草是一则著名的神话传说，是上述过程的神话记忆。神农氏本是三皇之一的炎帝，由于发明了农业，又称神农。上古时代，食物匮乏，人们靠将草籽、采野果、猎鸟兽勉强度日。有时吃了有毒的东西，轻则中毒，重则丧命。得了病，也没有药物。为了寻找食物和药物，神农誓言要尝遍所有草，最终因食用断肠草而身亡。这一神话故事反映了先民的生活状态。但神农不是一个人，而是一大批先民。在与自然互动了上百万年之后，他们获得了一些基因，那些有助于人类食用有营养的食物并避免中毒的基因在群体中蔓延开来。基因并不会导致具体行为，而是指导建立一套心理机制，引导先民获得了对某些物质的倾向性偏好，而对另一些物质则天生厌恶。例如，人们喜欢蜂蜜，而不喜欢"叶子麻"（西北地区的民间俗语，暗含"有毒"），因为蜂蜜营养丰富，而带有星星点点色素斑的麻叶子通常有毒。

人们普遍存在对糖和脂肪的食欲。在非洲大草原上，这种高能量食物十分稀缺。食用这类食物可以减轻营养不良甚至避免个体被饿死，从而使个体生存得更长久，同时有更多机会将自己的基因传递下去。为了获得脂肪，原始人开始狩猎，有时也从死亡的动物身上获取。为了得到糖，人们四处寻找成熟的水果和蜂蜜。食用糖和脂肪整体改善了先民的健康状况，使得喜食糖和脂肪的基因传承下来，如今成为了我们的心理偏好。超重和肥胖是由对高能量食物的欲望导致的，而欲望很难克服，因为它是默认设置，而非后天习得。实际上，肥胖是现代病，自然生态时代，人们没有条件每天摄入太多的糖分、盐分和油腻食物。现代工业饮食迎合着人类的欲望，随处可见的超市和快餐在满足人们食物偏好的同时，也带来了生活方式相关的疾病。遗传素质本来是让先民在一个与现在截然不同的环境里生存，环境的不对称性使得现代人类面临着新的适应性问题，这是许多健康问题的根源。

仅解决营养问题还不够，避免有毒食物同样重要。正如自然选择让人类拥有喜欢糖和脂肪的心理机制一样，它也赋予人类厌恶有毒食物的心理倾向。这种厌恶是通过恶心这一情绪反应实现的。恶心使人们无须尝试或仅浅尝就能停止继续食用。另一方面，人类普遍进化出了对粪便和其他身体排泄物的厌恶，因为排泄物中有大量毒素、病菌和寄生虫，对健康危害巨大。人类也厌恶伤口、传染病和肮脏，因为这些都是致命的。也许梵高不会厌恶肮脏，因为他的家一直脏乱不堪，但这并不意味着梵高没有进化出对肮脏的厌恶，只是精神失常损害了他的心智。

灵长类动物食用水果已有 5500 多万年的光景。熟透的水果富含糖和乙醇，散发出香甜气味，引诱动物食用它，以传播种子。由此，灵长类动物体内进化出了消化酒精的酶，以适应水果食谱。和其他灵长类动物一样，人类也喜欢饮酒，除非缺乏消化酒精的酶。缺乏这种酶的人，喝一小口酒便会醉倒。

但是，一旦填饱肚子，无聊便会油然而生。因智力过剩而内心充满鬼点子的智人便要找乐子度日，尝试那些禁忌的东西，有意制造一种非同寻常的感觉，其他有心智的动物也会这样。马食疯草让自己发疯，猿猴饮酒令自己癫狂，猫食猫薄荷（荆芥）疯走几步，人吸食大麻将自己弄痴。大麻是真正的麻叶子，一看便知有毒，但告诫也会变成对好奇心的挑逗。罂粟、大麻都有毒性，但很多人正是因此而去尝试，就像有人对河豚趋之若鹜一样。

建立同盟的模块　在考察心智进化问题时，除了物理环境，还要考虑社会环境。在动物界，有独居者，也有群居者。对群居动物而言，社会环境就是和它在一起生活的其他同类。珍妮·古道尔的黑猩猩研究表明，黑猩猩可以与其他个体结成联盟，围绕权力和性展开竞争。灵长类动物生活在紧密的社会群体中，有着复杂的等级和同盟关系。

建立同盟的好处之一是以群体生活躲避猛兽攻击。群体中有很多双眼睛监视着食肉动物的行踪，一旦它们出现，就会发出警报，引导同伴集体躲避。如果有同伴受到攻击，其他成员也能提供帮助。联盟的好处主要是相互之间提供支持，共同对抗群体中的其他成员。除了权力，同类物种有着相同的食性，而环境中的资源总是有限的，由此会产生竞争，而强大的同盟总是能获得更多资源。人类祖先与黑猩猩祖先从进化树上分叉后，人口数量急剧增加。群体规模的增大意味着相互之间不熟悉的个体增多，危险也随之上升，结成防御性、政治性和强取豪夺性联盟对于生存和繁衍愈加重要。结盟并非一个简单的任务，不结盟的个体将面临极大的危险。

不同物种要解决一些共同的问题，并且采用相似的解决方案。只有在广阔的物种背景和进化视角下，才能真正理解人类行为。荷兰著名心理学家、动物学家和生态学家弗朗斯·德瓦尔（Frans de Waal）的研究得出结论：黑猩猩的政治起源比人类更古老。在黑猩猩的社会里，政治斗争都是为了权力，因为权力可以带来巨大的好处。一旦群体首领统治力下降或出现权力真空，黑猩猩之间就会展开权力争斗，直到新的首领产生为止。争夺权力过程中，它们会使用诡计和威慑、武力和妥协、敌对和合作。为了取胜，它们会结成联盟，强大的联盟总会取胜。

狩猎的生活方式也促进了伙伴同盟的形成，这在人类社会中相当普遍。黑猩猩在获取资源时也会结成联盟，而且有更强的投机性。人类的大型狩猎活动需要个体间的精细配合，单靠个人力量很难捕获大型猎物，而且十分危险。狩猎形成的联盟通常是牢固的，可以维持很长时间，就像配合默契的现代工匠，一起工作能使工序顺畅效率高，完成高质量的工程。

读懂他人心理的模块　在众多心智织成的复杂关系中生存，一个重大问题就是如何理解他人，这个问题交给读懂他人心理的心智模块去解决。心理学对心灵感应并不感兴趣，不是它不存在，而是无法设计实验来证明，因为超自然实验是不可行的。这样一来，研究心灵感应的心理学家便会被排斥在主流之外。读懂他人心理是指根据他人的行为和语言去推断其想法。

从简单的觅食到大型狩猎活动的过渡，早期人类是进化的主要推动力，也是大型动物走向灭绝的原因。人类是肉类消耗量最高的灵长类动物，其肠道主要由分解吸收蛋白质的小肠构成，这一点区分于其他灵长类动物。猿类的肠道主要是结肠，被设计用来消化坚韧的植物纤维。肉类主要来自于狩猎活动。在群体狩猎中，领会他人意图，展开相互合作，发展语言交流成为必要，由此推动了心理进化，特别是读懂狩猎伙伴心理能力的进化。

群体规模增加可能是心智进化的结果和（或）原因。大约 600 万年前，当我们的祖先和黑猩猩很相似的时候，群体的规模大概是 50 个成员。到了 300 万年前的南方古猿时代，群体规模是 70 个成员。200 万年前的能人生活在 80 个成员的群体中，而 20 万年前的智人生活在大约 150 人的群体中。为了在不断增加的群体中生活，我们的祖先需要更大的记忆空间去保存众多的面孔，也要有更精细的神经连接以推断各种社会关系以及令人胆战心惊的背叛。对个体而言，要在群体中如鱼得水，游刃有余，最重要的就是成为一个成熟的"心理学家"。

读懂他人在心理学上被称为"心理理论"，这种能力是基于了解大脑如何运作的理论，即信念和动机理论，是认知心理学中的心理过程。实际上，信念和动机是人类心理的固有成分。人们并不会教给小孩信念和动机，但他们能轻而易举地学会通过行为和语言理解他人。这种自然发展出来的能力是基因早已设置好的心理程序。心理理论模块在人生的最初几年就开始运转，一般在 4 岁左右启动。这个年龄的孩子能顺利通过错误信念任务（false belief task）。孤独症（自闭症）发生的原因之一就是儿童没有发展出健全的心理理论能力。

人们常用尼可罗·马基亚维利（Niccolò Machiavelli）的智慧来形容政治家篡夺和维护政权的阴谋诡计。实际上，每个人都会使用这些伎俩，只不过政治家登峰造极而已。我们总是用心智战胜对手，而不是武力。在文明社会，成功归功于智取，惨败追责于野蛮的武力。

没有心理理论，一个人就很难生活在充满政治元素的社会中，也不会有谎言，而说谎是一项生存本领。说谎首先必须明确的一个前提是其他人可能和自己持有不同观念，而且这些观念可以是错误的。只有这样，个体才会尝试通过谎言去影响其他人，以让其获得错误观念。阴谋家总是在玩弄心理理论，掩盖真相，屏蔽信息，让人们产生错误信念，以便掌控他人思想。

语言模块　如果问什么功能是人类独有，那么除了语言获得机制，恐怕很难找到第二个。每一种人类语言都博大精深。婴儿之所以能以惊人的速度学会一门语言，是由于人类大脑的预设程序，这便是语言学习程序。动物学家认为，黑猩猩也拥有语言能力，但大多数语言学家并不认同这一观点。尽管一些耐心十足的动物学家尝试教黑猩猩学习语言，但是它们只能学会几个简单句子，因为其大脑中没有语言学习程序。而人类可以迅速学会几千个单词并掌握复杂的语法规则。在学会语言时，孩子们甚至还没有上学。没有人像教黑猩猩一样教幼儿学习词汇和语法，只要他们一生下来生活在人类群体中便足够了。让黑猩猩的幼崽和人类的孩子一起长大，也不会增加它们的语言天赋。

说到语言，就牵扯到名声。好名声是无价之宝。人们普遍喜欢慷慨大方的人，如果一个人曾经慷慨大方，他就会获得一个好名声。即使那些得到帮助的人从来没有回报过他，好名声也会吸引其他人愿意为其提供帮助。

择偶模块 从基因的利益来看，除了个体生存问题，还有更重要的事情，那便是繁衍后代，它能保证基因可以传递到下一代。但个体不能独自完成基因复制的任务。从基因的贪婪本性来看，个体生存只是达到其目的的一种手段而已。

有性生殖在约30亿年前出现，6亿～8亿年前的大冰期结束后突然爆发。性的创意是生命史上决定性的进步。绝大多数动物、植物和真菌采用有性生殖方式传递基因，以雌雄同体、雌雄异体和交配方式产生后代。与克隆性的无性生殖相比，性降低了灭绝风险，促进了物种多样化。异性相吸是自然本性，即使采取静态生活方式，也只有少数植物对性不屑一顾。性行为更是高级生物的生殖方式，地球上约3000万种动物尤其是约4300种哺乳动物采用有性繁殖，孤雌生殖的高等动物凤毛麟角。基因为了自身利益，赋予性以奖赏性，使性同时具备物种繁衍和消遣娱乐双重价值。

为了繁衍后代，有性生殖的物种首先得找到配偶，但这不是一项简单任务。除了降低灭绝风险等优点，有性生殖也有缺点，如择偶要花费时间和精力、争夺配偶存在风险，以及易受感染及雄性成本（是指雄性不能生育，会比孤雌生殖减少一半的后代数量）。更重要的是，选择配偶关系到后代的两项关键保障：基因和养育。后代的生存概率取决于这两项保障的质量。

选择配偶从根本上来说是在选择基因。父母会将各自 50% 的基因传给后代，如果选择了不好的基因，就会降低后代的生存和繁殖能力。我们的祖先是如何选择携带优秀基因的配偶的呢？很明显，他们没有基因测试系统，但有一些间接方法，如身体对称性和强健的体魄。美学具有生物学意义。人们将美学视为文化，但越来越多的研究表明美学标准具有进化意义。

影响后代生存的另一个关键因素是后代养育。并不是所有有性生殖物种都有养育后代的行为，后代出生后便任其自生自灭。即使在养育后代的物种中，这项任务也往往由雌性单独承担。与其他灵长类动物不同，人类父母共同养育后代。出生后的婴儿无法独立生活，必须养育。鉴于此，从后代养育的角度讲，择偶时除了基因，还要选择愿意花时间和精力养育后代的个体，而这一点在外表上是看不出来的。那么，有什么线索可以判断一个人是不是好父母呢？答案是人品。任何能说明一个人慷慨、友善、有耐心的品质，都可以作为判断标准，自然也成为择偶标准。好人品也是自然选择的结果。

择偶存在性别差异。男女性大脑的结构和功能基本相同，因为无论何种性别，我们祖先面临的生存问题是一样的，如躲避猛兽攻击、选择食物、建立联盟等。同样的进化问题塑造了同样的大脑。那么，在选择伴侣方面是否一样呢？基本问题仍然是相同的，大家都希望为后代提供好的基因和好的养育。但是，男女性择偶也有一些不一样的地方。由于怀孕生子的是女性，她们更倾向于选择能给予后代丰富资源的男性，而男性倾向于选择比自己年轻的女性，原因之一是女性成功生育后代的能力普遍受到重视，这就是所谓"雄性的资源是异性，异性的资源是领土"的原因。

互惠利他模块 进化的观点是，一个物种的行为特征是通过自然选择产生的，并且一定能够带来某种优势。利他行为是一种使其他个体受益的行为，在人类中普遍存在。在人类以外的其他物种中，除竭尽全力乃至冒着生命危险保护幼崽之外，非亲子关系中的利他行为并不多见。有一个例子是，狐獴群体中的某些成员会像哨兵一样直挺挺地站在岩石或土堆上放哨，如果发现危险，就发出警告，提醒别的狐獴，这显然是一种利他行为。

对利他行为的合理解释是互惠利他。这一观点认为，个体会帮助能回馈的个体。一项研究发现，人们很容易帮助那些曾经帮助过别人的人，也倾向于帮助他们看到的给他人提供帮助的人，所谓好名声、好人品带来好人缘。经济学家认为，利他是一种投资，互惠利他不仅有利于个体生存和繁衍，还会促进整个群体的生存和发展。一个群体中的利他主义者越多，这个群体就会越有前途。

亲缘选择模块　在所有物种中，父代养育子代是不求回报的。与其他物种相比，人类为后代提供的照料最为精心、最为费时。生物学家在研究不求回报的利他行为时，发现了一个在所有情形中普遍存在的共同点，即这种利他行为毫无例外只针对具有相同基因的亲缘个体。基因倾向于让其所属的个体去帮助近亲，最终实现自身复制。也就是说，利他行为是由基因自私的本性所促成的。舍命保护自己的孩子会让基因延续下去。基于同样的原因，利他行为也会指向其他亲属（如侄子）。在人类和非人类物种中，合作和利他行为在亲属中比在无关个体中更加普遍。当然，情况在人类中变得复杂，生物学的解释往往太过简化，有时会失之毫厘谬以千里。尽管如此，基因主义仍然是获得利他行为见解的科学观点。没有它，人们将陷入伦理观念和意识形态的泥淖中难以自拔。

心理模块还有很多，进化心理学的目的就是区分并明确这些模块的功能，了解它们之间类似于心肺关系的协同作用，只要这样才可能绘制出一幅心智图谱，就像解剖学家绘制的人体图谱一样一目了然。总有一天，进化心理学会做到这一点。既然自然选择可以进化出八大身体系统，也会以同样的选择机制进化出类似的心智系统，而破解这一难题只能寄希望于脑科学。

尽管进化心理学建立在进化生物学和认知心理学的基础之上，但仍然是一个新领域，有很多问题悬而未决。它也受到了不少心理学家的质疑，某些心理学家提出并非所有的生物遗传特征都是适应，有的只是副产品。例如，阅读能力只是视觉模块的副产品，我们的心智中并没有专门化的阅读模块，因为生活在非洲大草原上的人类祖先并不存在阅读压力，由此选择出阅读适应。另外，文字的历史只有约5000年，阅读是针对文字而言。在如此短暂的时间内，自然选择不可能设计出一个模块来。

从进化生物学的角度讲，形成一个新机制需要上百万年的自然选择过程。副产品假说给进化心理学家提了个醒，在绘制心智图谱时，不能认为某些心理能力是由一个心理模块驱动的，有的可能只是已有心理模块的副产品。人类文明的成就（科学和艺术）都没有心理模块。

适应器

1966 年，美国生物学家乔治·威廉姆斯（George C. Williams）在其被奉为经典的《适应与自然选择》一书中提出了"适应器"的概念。适应器可以被定义为通过进化形成的对某些特定问题的解决方法，因为成功地解决这些问题将对个体的繁殖行为带来直接或间接的好处，如汗腺和味觉属于适应器，汗腺调节体温，味觉选择有营养的食物。威廉姆斯还提出了确定适应器的三条标准：可靠性、有效性和经济性。某个物种的成员共同拥有的机制能在特定情境下稳定地表现出来，即可靠性。这一机制能够高效地解决特定的适应性问题，即有效性。经济性是指这种机制能够以"划算"的方式解决问题。与心理模块的概念一样，在使用适应器概念时，不仅要能够解释某种生物机制的用处，还要解释那些不可能的用处。从概念和特征来看，适应器实际上是心理模块。

根据美国进化心理学家戴维·巴斯（David M. Buss）的观点，进化过程中有三大产物，除了适应器，还有副产品和噪声。适应器由遗传获得，可以稳定地表达出来，发挥设计功能，如脐带。它和基因不是一对一的关系，大多数适应器并不能追溯到单个基因上，而是由许多基因生成一个适应器。在与进化环境相似的情境中，适应器能在所有成员身上可靠地发展起来。当然也存在例外，有些机制只出现在单一性别身上，如乳房。所谓发展起来，是指有的适应器出生很久才出现，如行走、语言、性征。适应器是特定设计，一种只能解决一个特定问题。它也不是一次性设计的结果。眼睛是在数亿年的选择压力下，经过几个地质年代进化出了视觉系统的各个部分。而直立行走则要快得多，从 400 多万年前到 200 多万年前，只持续了约 200 万年。

副产品不具备设计特征，不能解决适应性问题。之所以称为副产品，是因为它们与适应器在一起，如脐带和肚脐眼。肚脐眼在解决任何适应性问题上均无用武之地，而脐带负责为胎儿输送营养。因此，要确定一个副产品，就得首先确定其适应器。无论确定适应器还是副产品，都要遵循严格的科学标准，除了符合经验预测，还要通过实验检验。

进化的第三个产物便是噪声，是一种随机影响。巴斯举了特殊形状的肚脐眼。噪音和适应性特征是完全独立的，没有任何关联。它是由突变、突发环境变化和个体发展中的意外导致的，如感染导致了特殊形状的肚脐眼。

尽管心理学家对适应器、副产品、噪声到底有哪些难以达成共识，争论不休，但所有进化科学家还是在基本观点上达成了一致：适应器是自然选择塑造的主要产物。除了自然选择，没有任何一种机制可以解释自然是如何建立起众多的充满惊人设计特征的功能结构的。

就生物体的进化设计而言，所有人类工程师都望尘莫及。但它并非完美无缺，也并非最佳设计，问题就在于环境变迁。环境的每一次变迁都会带来新的选择压力，正是在这些递进演变的选择压力下，生物体才演化出了与环境对应的众多适应性机制。肉鳍鱼从海洋爬上陆地，支撑身体成为必要，便进化出四肢。陆地上天有不测风云，御寒成为必要，便进化出皮毛。大草原生活使得直立行走有了优势，两足行走便被选择出来。四肢、皮毛、两足行走是不同地史阶段所获得的适应器。实际上，现代人类的所有身心机制都是先前环境的设计产物。可以说，我们怀揣着石器时代的"工具包"生活在现代社会。当时的设计对于如今的环境来说并非最佳，但无论如何，正是不完美的适应性机制构成了人类的本性。

心理机制原理

进化生物学要对构成身体的所有部分进化分析，而进化心理学只关注心理层面。显然，由于不存在心理化石，进化心理学并不能像进化生物学一样能借助岩石记录进行研究，但可以采用实验、观察、古生物学和人类学方法将自己安放在科学的宝座上。

生物各有其本性。穿山甲有锋利坚硬的甲片，剑齿虎有一对长而尖利的牙齿，大象有象鼻，豪猪有刚毛，这些独特性亦是物种的本性。所有心理学理论都暗示人类本性的存在，弗洛伊德的人格结构理论是其中的代表。他的理论受到了达尔文进化论的影响。巴斯认为，从本质上讲，所有心理学理论都是进化式的理论。不以进化论，心理学只能描述现象，而不能就为什么如此的问题做出解释。尽管心理学家并没有探讨人性的进化过程，但也没有一个心理学家得出人性是由进化以外的其他过程产生的结论。自然选择是人性起源和本质的唯一自然原因。

进化形成的心理机制的一些共同特征构成了人类的本性。

为特定问题设计 每一个进化形成的心理机制都能解决进化历史中反复出现的与生存和繁衍相关的特定问题。自然选择像一个锁匠，为每一把锁匹配一把专门的钥匙。一种心理机制的设计也要与它要解决的适应性问题的特征相匹配。

加工特定信息 心理机制被设计为只加工一部分信息，如眼被设计用来接收和加工可见光。可见光只是电磁波中极小的一部分。我们既看不到紫外线，也看不到红外线和无线电波，因为紫外线的波长比肉眼可见的蓝色光的波长更短，而红外线和无线电的波长比红色光的波长更长。颜色实际上只是大脑对电磁波赋予的意识体验，电磁波本身并无颜色属性。花朵以其丰富的色彩让人感受到世界魅力无限，但人们看到的缤纷世界在昆虫眼里只有浓淡亮暗的区别，在松鼠眼里只是灰度的差异。在动物的世界里，并无客观之说，有的只是适应性的互动。人类曾经相信神是真实存在的，借以慰藉心灵。在蒙昧时代，信神也许有某种适应性价值。

预示适应性问题 当邂近一头老虎时，视觉输入信息会提醒你，你正面临一个攸关生死的适应性问题。在嗅到香喷喷的葱花饼或闻到腐败霉变食物的臭味时，嗅觉信息会提示你，你正面临一个食物选择的适应性问题。实际上，这些都是单纯问题。遇到老虎和腐败食物，视觉和嗅觉信息便足以启动躲避程序，并不需要深究老虎的性别、年龄和健康状况，也不需要弄清楚食物的成分、生熟和加工日期。

无意识启动 适应器或心理模块都是无意识的，只有进入无意识，才能以最快的速度激发，即无意识启动。当看到一个黑影从眼前闪过，你会无意识地迅速躲开。如果这件事交给意识去处理，结果可能是灾难性的。人们相信自己行事遵从理性指导，但实际上是模式识别，无意识早就为你做好了决定。只有不断丰富无意识内容，才能成为一个真正精明的人。丰富无意识的方法需要学习和经验积累，当达到精熟程度时，所学所思会进入无意识，构成强大心理素质的一部分，沉到意识层面之下。没有进入无意识的学识有些肤浅，有时不堪大用。

输出生理心理行为　当看到毒蛇时，你会马上释放应激素，加快心率，飙升血压，注入身心一剂力量，这是生理输出。同时，恐惧会填满你的心，吓得你像一尊雕塑一样僵在那里，此为心理输出。稍后，你会清醒过来，拔腿逃走，表现为行为输出。这一切都不是思想的产物，完全是适应器在发挥它的设计功能，你只有回味的余地。

解决特定问题　进化形成的心理机制的输出结果直接指向特定问题的解决方案。当与一头狮子狭路相逢时（这是进化历史上曾经反复遇到的重大挑战），我们的即刻反应模式是攻击以保护自己或逃走以躲避危险。所有哺乳动物都发展出了这样的策略，具备两个成熟的解决方案。动物总是和天敌若即若离，躲避天敌是很多物种都要面对的一个特定适应性问题，因而进化出了相似的心理机制，解决同样的危机。战或逃是通用方案，不是人类专属。进化不会为人类做特殊设计，特定的适应性问题总是产生相似的解决方案。

这种自动化方案是用来解决特定的适应性问题的。所谓特定，是指特定的一类情形，而不是单独事件的一一对应，并非针对老虎一套方案，针对蛇有另一套方案。因此，进化获得的解决方案并不意味着最佳设计或必然成功。只是在平均水平上，这种方案比其他策略更为高效。如果邂逅老虎后用理智去分析它的实力或判断它是不是刚吃过饭，往往会错失逃走的良机。进化机制以适用、快速为要素，不追求精准。

另一方面，解决适应性问题的机制不一定能够在现代环境下有效解决同样的问题。在非洲大草原上狩猎时，偏好糖和脂肪是适应性的，因为它们能够提供非常高的热量。但如今，高糖高脂食物早已不是稀缺资源，对它们的渴望使我们营养过剩，罹患肥胖、心脏病和糖尿病，表现为一种对当下环境的适应不良，有的学者将其称为进化不良。为了让动物对适应性强的事物产生爱好，以便不断重复，达到复制基因的目的，进化在动物心灵中置入了欲望。这种根植于内心的欲望，没有克服的力量。只要和欲望沾边，便都成为难题。动物对成瘾物质的欲望不是进食毒品原植物的适应器，而是成瘾物质碰巧启动了针对食物和性设计的适应性机制，是心理模块适应环境以外的用途，有人将其理解为心理机制进化设计的天然缺陷。

这样理解似乎有点极端，实际上，食物和药物之间没有明确的界限，只是高纯度化学药物比天然物质更高效地启动了奖赏系统。

人类的本性

相对于物理世界，生命有自己的本性。对于什么是生命，无论是哲学和神学，还是科学，至今都没有一个公认的定义。从进化角度来看，生命是可以通过自然选择实现繁殖和进化的东西。人类继承了生物的本质特征，也进化出了自身的独特本性。

人们内心那一系列解决问题的设置都是由"如果……那么……"这一句式组成的程序。例如，如果遇到一头猛兽，那么就赶紧逃命吧；如果涉足危险境地，那么就赶快离开吧。大多数规则包括多种可能的解决方案。这使得动物行为具有灵活性，而人类行为的灵活性更大，因为我们有双手。在攻击蛇时，可以用石块和土块，可以用木棍，还可以用随身携带的任何东西充当武器，手在将身边的任何东西充作武器方面甚是麻利。

生物的进化历程是不断增加新机制、获得新能力，且灵活性越来越大的过程。海洋鱼类已经拥有许多适应性机制，登上陆地后，又增加了四足，获得了行走能力，两栖类比鱼类更具灵活性。爬行类进化出了发达的肺和具有坚硬外壳的卵，成为真正的陆地动物，恐龙以其超凡的强健统治地球达 1.6 亿年之久。哺乳动物进化出了胎生、皮毛、恒温、大脑等特征，成为脊椎动物中身体结构最复杂、运动最敏捷、最聪明的动物。灵长类进化出了较其他哺乳动物发达的大脑，有立体彩色视觉，以其智慧和灵活性冠绝万灵，是动物界最有成就感的类群。人类进化出了直立行走、语言、折叠的大脑皮质等特征，成为万物之灵长。动物有本能，人类有文化，超群的智慧使人类获得了复杂多变而又不可预测的行为，极富灵活性和创造性，也极富危险性。

除领域特殊性机制外，部分进化心理学家认为人类还存在领域一般性机制，如一般智力。这实际上是一个上层机制，它似乎与大脑前额叶的功能相联系。前额叶并不执行具体任务（如视觉、听觉、运动），却是意识和思维的中心。

所有物种都有其本性，进化形成的心理机制构成了动物的本性，人类擅长的心理机制构成了人类的本性。

两性心理进化

在《物种起源》中，性选择实际上是雌性对雄性的选择，大多数动物的雄性性状和美学标准便是这一过程的产物，如孔雀尾羽。从心理层面讲，人类女性倾向于选择有性魅力、身体对称和健康的男性，因为这些特征暗示更好的基因。

雌性动物普遍存在对雄性的资源偏好，因为大多数动物都是由雌性抚养后代，这须花费比个体生存更多的资源。在灵长类中，人类对妻儿投入的精力之多是绝无仅有的。而其他灵长类雄性很少与雌性分享食物，雌性只能靠自身努力来获取食物，养育后代。女性有一些线索来确认男性的优势，比如上进心、稳定性、勤奋、运动能力、健康状况、社会声誉。女性还很看重男性的爱的承诺，以确定自己是否选择了一个愿意为其自身和后代提供资源的可靠伴侣。这种资源偏好是适应性的，它为后代的孕育和成长准备物质条件。

男性的择偶偏好与女性有类似之处，也存在差异。男性希望女性健康、年轻、聪慧、善良、美貌。远古男性面临着不同于女性的适应性择偶问题，这在他们的同性后代身上选择出了择偶偏好。

外貌传达了足够多的信息。美是由眼睛来欣赏的，眼睛背后的心理机制是历经数百万年获得的心智模块。光洁的皮肤、亮泽的头发、明亮的眼睛、洁白的牙齿、匀称的体型和充沛的精力，这些身体和行为线索所提供的信息，塑造了远古人类的审美取向。人类学研究证实了这些看法。

判断性魅力标准的传统观点认为，性魅力是由文化传承而习得的，心理学研究已否定了这一观念。实验证明，婴儿对更有性魅力的面孔注视得更久，对称的脸更加迷人。科学家研究了身体和面孔的不对称性，认为环境性损伤会导致不对称，比如伤病和体内寄生虫。雄燕总是喜欢两翼完全等长的雌燕，而避开两翼不对称的。

进化心理学已经运用脑科学技术来研究进化心理机制了。脑成像研究表明，男性观看迷人的女性时，大脑的伏隔核区域显得十分活跃，而伏隔核是产生奖赏的区域。这证明男性能够在欣赏女性美时获得心理上的愉悦。

物种存在明显的性别二态性，雌雄两性在大小、体型及其他身体特征上存在显著差异，有时甚至达到两性似两种的程度。雄性黑猩猩的体重是雌性的两倍，雄海象的体重是雌性的四倍，而雄孔雀和雌孔雀就像两个物种。在许多动物中，雄性通过竞争被雌性所选择。雌性喜欢大而夸张的雄性特征，尽管有些在生态学上是不利的，比如孔雀长而艳丽的尾羽。身体差异是心理差异的基础。心理活动是以身体形态结构及器官功能活动为基质的，特定的形体结构总是表现为某种心理倾向，不同器官的活动总是与特定的情感、情绪和认知相联系。这一点在医学和临床心理学上意义重大。

男性狩猎，女性采集，是经典的生活方式。有一种观点认为，采集活动才是人类进化的关键因素。这一假设强调，石器工具并不是用于狩猎的，而是用于采集植物、敲开坚果的。正是采集生活，使人类经历了从森林到热带丛林再到大草原的过渡。但这种观点并不盛行。如果女性专司采集而男性专司狩猎，那么，男性就应该在有助于狩猎活动的空间能力方面显示出优势，这一点得到了证实。精确定位猎物并进行长距离跟踪，在大草原环境中是必不可少的。空间能力有助于男性穿越陌生地域追赶猎物并原路返回，也有助于准确投掷石块将猎物打晕。自然选择肯定会倾向于那些走了很远的路又能找回家的狩猎者，而淘汰那些容易迷路、走不回来的人。这使得男性在辨别方向、解读地图、心理旋转方面能力更加突出。

心理学家欧文·西尔弗曼（Irwin Silverman）认为，寻找和采集浆果、坚果和块茎块根，则需要另一种空间技能。采集生活让女性进化出一种涉及空间方位的记忆以及物体排列的出色能力。在指明方位时，女性倾向于使用具体的标记物，比如一棵树。而男性倾向于使用抽象的方位概念，如那边。记住具体的实物比如一棵树，容易找到果实和籽实，而擅长辨别方向有利于追捕猎物。因为植物不会动，而猎物在移动中。标记物标明一个具体位置，方位指明一个方向。男女两性分别进化出了各具特色的空间适应机制，一个服务于采集，另一个服务于狩猎。

男性大脑和女性大脑也存在进化差异，这种差异甚至超乎想象。男性拥有更大的脑，而女性大脑的胼胝体（连接两个大脑半球的巨大神经束）更厚实，这是大脑存在性别差异的神经解剖学证据。女性的额叶神经元密度高于男性；男性的杏仁核更大，而女性的海马更大；女性的皮质，尤其是额叶和顶叶皮质表面的沟裂更多更深。另一方面，人们却常常高估了脑的性别差异。实际上，女性拥有与男性同样的皮质表面积和神经元数量，这一点解释了两性在智力测试中毫无差异的原因。人们经常谈论的性别差异，更多的是由文化导向和兴趣爱好方面的原因造成的，而不是智力或能力。

由于有所不同的生存和繁殖压力，两性大脑作为进化产物保留了一些特色。远古时代，男人和女人在社会生活中有着各自的分工。更优越的辨别方位的能力使男性成为更好的猎手，而更高的移情能力造就了女性细腻地感知婴儿需求的天赋。母亲能靠直觉感知婴儿的需求，这是很重要的能力。实验研究证实，母亲确实比父亲更细心、更敏感。"爸爸带娃"是粗心大意的代名词。很明显，正是选择压力塑造了母亲高度的移情能力。

女性需要更多资源，语言能力就成为一个要素。研究表明女性与语言相关的布罗卡区和韦尼克区明显更大，从而为语言能力的优越提供了一种脑科学的解释。脑成像研究发现，女性韦尼克区的体积比男性大18%，而布罗卡区则大20%之多。

朴素知识体系

朴素物理观　人类生活在宇宙演化和地球进化形成的物理环境中，而物理定律是宇宙运行的法则。人类是宇宙演化的产物，处在由自然法则主导的物理世界中，对物理规律有一种天生的直觉认识，这便是朴素物理观。

婴儿对世界的理解体现物理规律。如果看到一个小球从坡顶滚落下来，他们不会感到吃惊，而一旦小球从坡底滚上去，会令他们惊讶不已。18个月大的幼儿已经掌握了一些物理知识，如两个互不接触的物体彼此不受影响、两个物体不能同时占据同一空间、看不见的物体仍然存在、去除外力后物体还会持续运动一段时间、重力指向地心等。这些是天生的观念和知识，是进化过程中作为适应性元素保留下来的。不理解运动规律，就无法本能地避开迫近的危险。

朴素物理观不一定准确，但它提供了一个基本框架，帮助人们应对物理世界，与物理环境互动。它植根于内心，具有顽固性，即使我们学习了准确的物理学知识，仍会倾向于用朴素物理观解决问题，因为它是一个程式化过程，曾经让我们的祖先成功地逃避捕食者的攻击、捕获猎物、避免坠崖、提高生存和繁衍的概率。

朴素生物观 最早的人类南方古猿出现于 500 万年前的上新世，那时四季分明，北方除冻土带以外被松柏林覆盖，除南极外所有大陆上都有草原扩张，森林减少，沙漠出现。动物已经相当现代化了，草食动物和一些肉食动物变大，陆地动物显得蠢萌可爱，有些原始。

环境进化早于人类起源，人类一出现便身处现代化的动植物环境中。动物和植物是陆地动物生存的两大自然资源。人类以动植物为衣食，辨识生命和非生命、植物和动物是与生俱来的心智本领，我们天生就有一套动植物生态系统的朴素知识体系，拥有一种朴素生物观。我们以物种为单位认识动物和植物，而以个体为单位认识自身。例如，人们总是以群体的共同特征来认识麻雀，而不是认出其中的每一只，所有麻雀的外观看起来几乎一样。就本物种而言，心理模块用以辨认社群中的其他个体，面孔识别便是其中的一个。

人类婴幼儿即拥有一套认识生物系统的默认知识系统，他们认为小鸡长大是由于其自身的原因。不同文化环境中的人们，尽管很多观念不同，但都有关于每个物种各有一个内在本质的认识，正是这个本质使物种表现出独特的外形和习性。尽管生物从发育、成长、繁殖到衰老的不同阶段有不同形态，但人们还是把它看作同一种生物，因为物种的本质没变，正如人们自然而然地把蝌蚪和青蛙看作同一个物种，而不是两个生物。

婴儿对运动的东西更感兴趣，能区分自发运动和非生物运动，对动物活动尤其着迷。他们的目光会追随松鼠的活动轨迹，但对风吹草动却不感兴趣。婴儿认为人类不属于动物，他们会以人类为中心理解其他生物。

朴素心理观 在群居生活中，人类产生了对自身心理和他人心理的直觉认识，这便是朴素心理观。这一系统观念与群体生活密切相关。人类的群体规模在不断增大，随着成员增多，心智环境变得越发复杂，应对复杂心智环境的进化压力选择出了更大的脑，产生了生物界极具复杂性的人类心智。社交需要相互理解，最强大脑的首要设计功能是处理人际关系。人类的身体是柔弱的，集体狩猎比单独狩猎更安全，且能猎取更大的猎物，但同时伴随着的是个体之间的分工合作、作弊、食物分配等一连串的适应性问题。即使是高度复杂的人类大脑，在处理这类问题时仍显得力不从心。

信念、愿望和意图是朴素心理观的三个基本类别。婴儿很早就表现出理解他人意图的能力。很小的婴儿就喜欢注视他人的眼睛，并循着视线看别人正在看的物体。这种目光追随既能实现沟通，也是一个学习过程。例如，母亲看着一朵花并说出它的名字，婴儿跟着母亲的目光看，就能学会识别这种花。较大的婴儿能够根据他人的情感反应来判断事物是有益的还是有害的，这被称为社会参照。当看到一个新异事物时，如果母亲的反应是害怕，婴儿就会躲避，如果母亲的反应是愉悦，婴儿就会放心地接近它。

两岁的幼儿喜欢用愿望来解释他人行为，看到妈妈找杯子，就认为妈妈想要喝水。幼儿能根据他人的神情来推知他人愿望，如一个人对一种食物表现出喜欢的神态，幼儿就会认为这个人喜欢这种食物，而厌恶的神情便是不喜欢。幼儿能够根据对他人愿望的判断来分配食物，而不是像婴儿那样，以为自己想要的就是别人想要的。儿童到一定年龄时便能理解他人信念。

进化过程中，能够推理他人心理状态的个体可以更好地适应群体生活。黑猩猩能部分理解其他个体的意图，但只停留在肉眼可见的层面上，而人类不仅能理解他人意图，还能意识到他人使用了错误的方式因而没达到目的，并据此给予帮助。这一能力使人类能更好地发展人际互动，根据他人真实意图提供适宜的物品和帮助，建立友谊和形成联盟。

心理理论 群体生活衍生了理解其他个体心智的要求。大人们从未教给孩子从信念和动机角度去理解他人，孩子会本能地发展这种能力。心理理论模块在人生的最初几年开始启动。

有一个经典的错误信念测验。试验中，主试先给被试儿童介绍两个分别叫作赛利和安的人偶，然后，儿童看到赛利把一些糖果放到枕头下面离开了房间。赛利离开后，安把糖果从枕头底下拿出来，装进自己口袋。当赛利再次回到房间的时候，主试向被试儿童提问：赛利认为糖果现在在哪里？4岁半以前的儿童通常会回答：在安的口袋里。他们还没有完全形成心理理论，不能理解其他人持有的观念和自己是不一样的，认为所有人的想法和自己的想法一样。

黑猩猩也有一定的心理理论能力。这进一步证明在人类出现之前，心理理论作为一种适应性的心理模块，在灵长类社会性动物中进化出来了。

进化获得的风景偏好

为了寻找食物，生活在非洲大草原上的原始人类一直过着流浪生活。清晨一觉醒来，空气清新，周围的一切都美极了。清澈的溪流、盛开的野花，碧草如茵、百鸟争鸣，远处还有野兽的吼声。但这些流浪汉饥肠辘辘，必须要出发寻找可以果腹的东西了。这种生活不是现在人们想象的野外旅行，只有几天或几个星期，而是一辈子。中午时分到了，乘着长着长毛的猛兽躲在树荫下睡觉的功夫，先民们头顶炎炎烈日出行，去找食物和下一个宿营地。人们倾向于那些资源丰富、环境安全的地域用于觅食和居住。

人类起源地非洲大草原有丰富的植物和大量的动物，与热带雨林相比，大草原哺乳动物更加多样，其开阔的景色和丰饶的资源塑造了人类跨文化的风景偏好。自然环境总是比人造环境更受欢迎，但毫无遮掩的开放环境和封闭的森林，由于没有安全依托和妨碍视野，却不受青睐。一项由进化心理学家、行为学家和生态学家合作完成的研究表明，自然风景比城市景观或农业景观更美，更吸引人。人们对草木稀疏的热带草原的喜爱，远远超过热带雨林或者沙漠。热带雨林因草木密集而无法穿行，沙漠资源匮乏难以生存。对树木和岩石点缀其间、蜿蜒曲折的小河穿行而过的起伏不平的草原情有独钟。对水、密度较稀的植被、高低适中的丘谷、高大且有许多枝丫垂下而遮蔽一大片地面的大树评价特别正面。按照研究者的看法，这种风景偏好根植于我们的基因之中。之所以觉得热带草原风景迷人，是因为这种景色引起一种与种族历史有关的印象。人科动物是在非洲热带大草原上变成人类的，非洲是我们的老家。人们偏爱这个地方的景色，既是功能性的，也是适应性的。

人们喜欢蜿蜒的小路，因为它一路曲折渐渐消失在视野中，很可能那一头有引人入胜的风物，说不定是一片资源丰饶的处女地，或者是一片波光潋滟的水源。人们还喜欢山，因为依山而居可以居高临下，监视猛兽的踪迹。猛兽也很少爬到高处发起攻击，这样做是危险的，它们也较少有人类一样的武器和战术。

人类喜欢绿色、红色和蓝色。春天的翠绿，初夏的嫩绿，预示着丰饶季节的到来。花朵的红色是颜色体系中最动人的色泽，预示着累累果实；红色也是成熟水果的颜色，可以给人以滋养。蓝色是天空的颜色，给予天下生灵以神秘的慰藉。人们喜欢征兆，绿草茵茵，绿树掩映，灌木葱茏，花红果绿，都是一种美好生活的象征。而草枯叶黄，枝叶稀少，会产生心理压力。花儿和果实受到普遍喜爱。以鲜花赠送他人，带着鲜花探望病人，具有重要的心理意义。

我们生活居住的现代环境，与非洲大草原相去甚远，但这并不妨碍人们对以往生活的向往。楼宇空地，别墅小院，主人设法在狭小的空间再现大草原风光。山石流水，树木花草，营造绿树掩映的狩猎营地意境。室内风景画，无论是山林瀑布，还是落日如金，都在模仿祖先的视野。这些都是园林艺术或装修艺术的主题。旅游的主要目的是观赏自然，它一直是广受喜爱的生活方式。关于热带大草原与人类心智的研究，已经揭示出一些心理进化的源泉，将会有更多的研究帮助我们理解心智的本来面目。

情绪进化

人类是唯一有情感的动物吗？动物学家珍妮·古道尔对黑猩猩的研究表明，黑猩猩也有欢乐、悲伤、恐惧、嫉妒、仇恨、情爱等复杂情感，还会以理毛的方式联络感情。古道尔的黑猩猩研究曾受到剑桥大学一位教授的蔑视，这位教授认为不能谈动物感情，黑猩猩不会疼痛。实际上，哺乳动物特别是灵长类动物都有情感，与人类的差异在于程度而非界限。人类和黑猩猩的 DNA 有 98.5% 是相同的。

情绪是进化获得的自动反应的指令体系，在心理中发挥着核心作用。当直面重大挑战时，危机无法交由理智单独处理，智人仍需依靠情绪的力量。尽管情绪反应是不精确的，但人们不惜犯错也要避开进化历史上的危险。情绪风暴是最快的反应模式，它能提高反应速度，为保命赢得宝贵的瞬息时间。当情绪占据支配地位时，智力毫无意义。战斗由愤怒引发，逃跑由恐惧引发，愤怒和恐惧都是应激情绪，所有哺乳动物都发展出了这一快速反应机制。

恐惧可引起多种反应：僵住、逃走、战斗、投降和妥协。僵住通常能躲过捕食者的注意，逃走是远离危险的最佳选择，攻击是在迫不得已的情况下以攻为守，投降和妥协可以在群体内部的争斗中息事宁人。这些防御策略并非人类独有，很多哺乳动物都会表现出类似的模式。

负性情绪在进化中占绝对优势。与恐惧的价值相比，快乐无关大旨。

因为恐惧能保全性命，快乐可繁衍后代，而只有生存下来才能繁衍。哺乳动物倾向于受恐惧、焦虑的控制，失败、错误的记忆更加深刻、生动、长久。牢记伤害而不是牢记快乐更有利于生存。由于负性情绪的进化意义，负性思维便成为模式化思维。人类和其他动物拥有相似的情绪模式，如果碰到曾在远古环境中激活了心理机制的事件，石器时代的心理机制也能在现代社会运转良好。

人类害怕的对象是进化历史中反复出现的造成过无数次致命伤害的危险事物，如蛇、蜘蛛、猛兽、高处等。当面对远古环境中的危险时，人们会表现出本能的害怕，而在面对现代环境中的新危险时，却并不如此。尽管现代生活远离自然，但人们仍然对大多数野生动物心有余悸，而对更具危险性的汽车、电线、插座、枪支、香烟视若玩物，甚至还把枪支做成儿童玩具。这是因为从进化途径获得一种心理机制需要上百万年，而伴随着人类文明出现的新危险事物仅有百余年，我们远未形成对这些近现代事物的恐惧机制。

还有一种恐惧是分离焦虑，这在婴幼儿中尤为明显。人类后代主要由母亲养育，与母亲分离意味着失去保护。在脱离监护的情形下，婴幼儿容易遭遇掉落、绊倒、卡住、烫伤、溺水及动物伤害等危险，无论在进化环境还是现代环境中都是如此。

恐惧还反映在感知模式上。例如，向实验对象提供两组图片，一组中有蛇和蜘蛛，另一组中有花和蘑菇，然后让他们从两组图片中分别找出蛇和蜘蛛、花和蘑菇的图片。结果发现。人们搜索蛇和蜘蛛的速度比中性事物要快得多。无论如何混乱地排列，也不管干扰因素的多寡，人们都能更快地找到恐怖图片，好像恐怖事物总能从杂乱无章中凸显出来一般。生存的重要性迫使人们在遇到危险时过度小心，宁可看错，也不能忽视，这是一种适应性错觉。快速发现危险的能力是自然选择的产物，因为具有这种特质的祖先活了下来，留下了具有同样特质的后代，他们便是我们。

20世纪80年代，美国心理学家伊萨克·马克斯（Isaac Marks）系统阐述了害怕的进化功能。他认为，害怕是一种非常重要的进化遗产，它促使有机体避开危险，具有明显的生存价值。如果一个哺乳动物不知道害怕，那它就不能活到"寿终正寝"。适度的害怕是正常情绪，它让我们过上正常生活，遵守法律、小心驾驶、关心健康。

实际上，身体是心理战争的战场，身心在应激状态下协同行动，而情绪对生理反应进行诠释。进化以心身匹配的方案赋予动物一整套恐惧的生物反应系统——自主神经系统，它包含交感神经系统和副交感神经系统两大部分。当危险降临时，自主神经系统可通过两种途径调动身体资源，投入战或逃反应。第一种途径是交感神经系统直接促进肾上腺髓质分泌肾上腺素和去甲肾上腺素，并分布到全身，从而加快心率、升高血压，为肌肉和大脑供血供氧；调整能量供应模式，减少胃肠道血液流量；加快呼吸，补充氧气消耗，呼出二氧化碳；出汗降低体温，保持大脑清醒。第二种途径是调动下丘脑-垂体-肾上腺轴（HPA轴），其靶器官是肾上腺皮质，激活分泌糖皮质激素，调动体内的能量资源，提升血糖含量为细胞供能。皮质激素还具有抗炎作用，可以缓解躯体在应战或逃跑过程中因受伤所造成的炎症和疼痛。概括来说，交感神经系统调动机体潜力，让其紧张起来，而副交感神经系统正好相反，放松身体，储存能量。两者自主地发挥进化设计功能，一张一弛，发起和平息应激状态下的自动反应。由于自主神经系统的活动是无意识的，交感神经系统和副交感神经系统的活动都在意识层面之下，因而大大提高了反应速度。尽管不精确，但却十分高效。

作为情绪中枢，边缘系统的作用是不依赖刺激做出反应。杏仁核是情绪中心，越社会化的物种，杏仁核的体积越大。它学习恐惧反应，为战或逃做准备。实际上，大脑并不是用来思考的，它是一个预测器官。人类大脑的进化是为了思考这种观点，是人们对于心智的根深蒂固的误解的源泉。就反应能力而言，预测比判断更重要。面对捕食者，提前做好应对准备比临阵决断更有利于动物生存。多数情况下，大脑的预测是准确的，但有时也会犯非致命性错误，促使我们吸取教训，提高预测能力。显然，预测并非有意识的、权衡利弊的决策行为，而是针对某种特定情形的默认反应模式。大脑几乎可以预测每一个行为。除了我们熟知的功能，大脑还管理着600多块肌肉的运动，平衡着数十种激素，调控消化食物、排泄废物，眼观六路，耳听八方。如果交由思考去解决问题，心智将不堪重负。

左侧杏仁核负责有意识的情绪学习，而右侧杏仁核控制无意识的情绪学习。杏仁核损伤会出现情绪平静、情绪低落、无法识别攻击性。海马位于杏仁核旁，是大脑记忆的归档和检索中枢。记忆是打包存储的，最易归档检索的是附带强烈情感的记忆。

情绪左右着个体一生的发展。情绪智力是运用其他心理能力成败与否的决定性因素，智商不能预测成功，它对成功的贡献不超过 20%。情绪世界超出了语言和认知所能到达的范围，它处在无意识中，受到强大的心理能量的涵养。

表情进化

哺乳动物进化出了边缘系统，因此情绪并非人类优势。表情是动物传达情绪的身体语言，也不是人类的特征。少数动物有面部表情，如灵长类动物和马。许多动物拥有人类的六大基本情绪（愤怒、恐惧、厌恶、高兴、悲伤和惊讶），甚至表现出相当复杂的模式。在群居动物中，表情作为沟通的途径，具有不可替代的适应性意义。当一条狗露出牙齿，上唇后卷抽动，瞪眼，喉咙发出低沉的嘶吼时，那是发起攻击的前兆。牙齿通常是动物最强大的武器，露出牙齿是发出警告，是一种程式化行为。除了露出牙齿，动物面对威胁时还会竖起毛发、降低身体重心，向对手展示强大和威慑，虚张声势。

人脑是在动物大脑基础上演化而来，正因为有相似的结构，才有相似的情绪表达。达尔文认为，人类和其他动物的心情都由面部表情来表达，愤怒会导致眼肌收缩、牙齿暴露，这种表情与进化有关。人和大鼠痛苦时都会眯眼，狗在高兴时也会发出开心的喘气声，类似于人发笑。动物也可以识别人类表情，狗很会识别主人的情绪，马也会识别人类的开心和生气。

灵长类动物的面部表情具有相似的意义和作用，而产生面部表情的结构基础是表情肌。研究表明，人类和灵长类动物的表情肌在演化、功能、结构以及神经支配方面有着比其他任何动物类群更高的相似性。表达情感时，面部表情是除语言之外的默认方式，这种适应性在缺乏发达语言系统的灵长类动物中更为突出。也就是说，人类更多地依赖语言，而灵长类动物更依赖表情。与其他哺乳动物相比，灵长类动物的表情肌更加发达和灵活，而且不像其他哺乳动物那样面部覆盖着毛，使表情失去用武之地。

灵长类动物在表达感情中拥有同样的面部机制和功能，而且几乎是固定模式。恒河猴在恐惧、痛苦时，其表情与人类如出一辙。兴奋时，灵长类动物会启开嘴唇、张大嘴巴、露出牙齿，与人类的微笑和大笑具有相似意义。人类生气时眼裂增大、表情肌紧张的表情和猴子生气时的表情相似。当然，灵长类动物和人类的表情不尽相同，如人类可以通过"眉飞色舞"来表达情绪，而灵长类动物的眉毛缺乏这类表达方式。

达尔文认为，面部表情是天生的，无论人还是动物，都以同样的模式表达和识别情绪。人类的表情和姿态是祖先表情动作的遗迹，如愤怒时咬牙切齿、鼻孔张大的表情是与猛兽搏斗中的适应性动作。表情显然不是文化产物，如若不然，人们就看不懂外国人的情绪。表达和识别面部表情具有适应性意义，婴儿生来就具有表达和识别各种面部表情的能力。表情的社会功能是显而易见的，识别他人表情是社交的必备素质，而熟练地表达自己的情绪有利于他人做出相应的反馈。表情对于生存意义重大。

面部是内心的透镜，林肯曾说，40 岁的人要对自己的长相负责，这句话可以被科学诠释。长期的心理状态会随着面部肌肉的持久活动而塑造人的相貌。

知觉进化

一些心理学家对人类行为的进化起源持质疑态度，但在知觉领域却较少有争议。进化心理学家在展示进化奇迹时喜欢采用知觉例证，其中最具经典意义的就是视崖试验，是为了搞清楚深度知觉究竟是与生俱来还是后天习得这个问题而设计。

视崖试验由两位美国心理学家设计。作为一种装置，视崖试验用于观察处在视崖上的婴儿或小动物会不会躲避悬崖。它实际上是一张桌子，上面铺着一块透明的厚玻璃，玻璃下方的一半用红白格子布构成"浅滩"，另一半以同样图案铺在地板上形成"深渊"，类似于悬崖，浅滩和深渊之间有 1.2 m 的高度差。由于玻璃贯穿覆盖着整个图案，即使爬过悬崖也不会掉下去。试验开始时，主试将 6 ～ 14 个月大的婴儿放在桌子一端的浅滩上，母亲则在另一端呼唤并鼓励婴儿爬过悬崖。结果显示，参与试验的 30 名婴儿中有 27 名不愿爬过玻璃。这表明，看到很深的落差时，即使有母亲的呼唤和鼓励，婴儿仍然不敢爬过悬崖。显然，躲避悬崖的能力不是习得的。此外，小鸡和小羊也有同样的表现。由此可以推断，动物拥有一些经由自然选择进化而来的借以防止坠崖的心理机制。

　　2个月大的婴儿已经具有物体恒常性的知识。他们知道物体的形状、大小与放置的距离、位置无关，尽管位置和距离不同时，物体在视网膜上成像的大小不同。选择压力早在婴儿对距离有所知觉时就开始发挥作用了。知觉恒常性是先天禀赋，而非后天习得。它保证个体能够辨认并追踪用一个物体或对象，而这一点对生存意义非凡。如果一只老虎因离得远而被看作一只猫，这种知觉的失常将会产生致命的后果。视知觉最为重要，尽管动物的第一个感觉是化学性的。

　　面孔识别是一种自动化知觉机制。我们可以记住成千上万张人脸，但却不能仅凭面部特征辨认一群小鸡中的个体。不仅如此，人们还可以凭一个人的面部特征获取关于性别、年龄、情绪、身体状况以及性格等方面的初步信息。之所以拥有这种识人能力，是因为进化环境施予祖先以进化压力。必须认出亲人、朋友、敌人、合作者和骗子，以决定亲近还是远离，合作还是回避，共处还是防御，这一切都关乎生存。人类婴儿只能在照料下成长，能否辨认照料者对其生存有决定性作用。因此，生存压力迫使婴儿迅速认出可以提供保护和食物的人。相对于辨认其他动物和物体，婴儿对面孔表现出独特的敏感性。这强有力地证明面孔识别是一种模块化的心理机制。

　　比起陌生面孔，新生儿更喜欢母亲的脸。初生的婴儿对于母亲的面相、血缘关系及母亲对其存活的意义都处于茫然无知的状态。因此，这种偏好显然是与生俱来的，它能使婴儿一出生就对唯一有利于生存的人亲近，而这个人通常是母亲。这种偏好类似于小鸡的印刻现象，而印刻来自于进化是公认的观点。

　　婴儿善于模仿成人的面部表情，说明其天生易于辨认、追踪和模仿人脸动作。这种无意识行为能够迅速建立起与照料者之间的感情联系，使照料者不由自主地陷入爱中，这一点奠定了生存的情感基础。辨别表情的能力使父母和其他照料者花更多时间与婴儿进行面对面交流。这种交流起初类似于相互问候，后来就像简单对话，其中包涵着难以言表的迷人元素。

　　婴儿擅长注视，对眼睛非常敏感。他们很喜欢看他人的眼睛或追踪视线，顺着视线，能发现感知觉的对象，抓住共同的注视点。灵长类动物也有类似的目光注视能力。研究显示，幼年黑猩猩更喜欢看睁着眼睛的脸，而不喜欢看闭着眼睛的脸；更喜欢看注视着它们的脸，而不喜欢眼睛朝向其他方向的脸。这说明幼年黑猩猩具备注视能力。婴儿和幼年黑猩猩的注视可以引起照料者的注意，从而获得更多的关怀和照顾。另一方面，婴儿可以从他人目光中获得信息，适应物理环境和心理环境，学会一些生存技巧，如了解有食物的地方、危险的地方以及安全之处。有研究者认为，大脑中存在一种视觉定向觉察器（eye direction detector），灵长类动物、哺乳动物和鸟类都拥有这种机制，甚至爬行动物也是如此。它能让动物幼崽很早就学会注意同类目光，获得生存优势。

心智进化

认知能力是通用的、领域一般性的，还是模块化的、领域特殊性的呢？这是认知心理学家争论的焦点。认知的领域特殊性这一观点由来已久，但直到近年来才在进化意义上变得清晰起来。不以进化的观点，将无以从生命乃至宇宙演化的宏大视角去领悟地球生物的心理现象，而是只能在本学科的狭隘领域中围绕人转圈圈，拿有限的概念变戏法。

心智包括很多方面。进化心理学的核心观点是：心理由领域特殊性的模块构成。这种观点实际上来自进化生物学。感官、脏器、骨骼、肌肉均是进化成就。眼和心脏各自独立地运行，是领域特殊性的模块，不能一般性地解决跨领域问题。眼不能推动血液循环，心脏也不能用于视物。进化心理学所说的心理模块是具有特定心智功能的专门化机制，用以解决进化历史上反复出现的特定适应性问题。众多功能模块组合在一起，用以解决所有问题。但无论怎样，对心智所做的描述至今未对大脑多加考虑，因为无法想象一种大脑机制能产生心智。

心理模块的形成有神经科学基础。连接主义理论认为，大脑功能高度依赖于神经元之间的连接，神经元序列会组成一条神经通路用于通信。知觉一个刺激时，特定群体中的神经元同时兴奋。当兴奋达到一定次数后，就将表征一个专一信息。低等级单元可以整合成高等级单元，形成具有领域特殊性的心理模块，用来处理特定问题的一些基本成分，如一朵花的形状、颜色和气味。高等级单元表征整个花朵，如玫瑰。

表征单一信息的神经通路之间又可以形成复杂的连接。当激活一个单元时，与该单元构成连接的其他单元也会被激活。这些总被同时激活的单元会以特定方式形成一个整体，专门用于处理特定问题。整体以全或无的方式运行，要么启动，要么静息。这种封闭性的结构一旦建立，之前那些小单元的激活对整体将不会产生太大影响。花儿广受欢迎，这一爱好是一个整体机制，它既包括对玫瑰、茶花、丁香花的喜爱，也包括对花萼、花瓣、花蕊、心皮的喜爱，还有对花的形状、颜色、花香的喜爱。

关于智力，进化心理学家认为人类和其他动物拥有大量专门化的认知模块，称为专门智力，与一般智力（又称即兴智力）相对应。专门智力用来解决进化历史中反复重现的适应性问题，通常被看作本能，但在现代社会有时会表现为适应不良，如被一只小虫子吓得惊魂不定、尖叫逃离。

眼的探测能力被看作一种专门智力。哺乳动物能通过其他个体的视线发现周围环境中的运动物体。眼对运动物体极为敏感，一旦有运动的东西出现，会首先被捕捉到。这种能力保证了动物对周边环境的监控，因为危险大都来自于运动的东西。理解因果关系的能力也是一种专门智力。婴儿和许多动物都能自然而然地理解因果关系，能分辨在外力作用下运动的物体和自主运动的生物。他们明白，无生命的物体只能靠外部力量运动，而生物运动靠的是内部力量或生命力。看到鸟儿在空中飞行不会让他们感到惊讶，但看到石头像鸟儿一样飞行会令他们大惊失色。这些专门智力是由地球环境和物理定律塑造出来的。"天才"地理解自然规律的个体可以在地球环境中生存下来，而缺乏这种素质的个体很容易被吃掉或遭受撞击，难以长期生存，而被自然选择所淘汰。

与专门智力相对应的一般智力指的是对新异情境的理性应对，而非对常见情境的即刻反应，它不是用来解决常见的适应性问题。实际上，它与生存适应的关系不是直接的。既然如此，它又是如何进化的呢？部分进化心理学家认为，一般智力是专门智力的集合体，而专门智力是自然选择的产物。这个集合体能够解决新异而非重复出现的问题。专门智力的灵动组合可以产生无数的应对办法。一般智力需要花费脑力，这种主观努力用于抑制模块化的简单反应。人类有能力抑制程式化反应。例如，一个坐在显著位置出席重要活动的人，可以抑制打哈欠。实际上，解决新异问题的首要任务是避免自动的心理、行为和情绪，给恰当行为的生成创造条件。

自控这一重要心智能力的进化始于对性行为和攻击性的控制，并扩展到其他方面，如语言文明及政治正确。神经心理学将抑制的脑解剖基础定位于前额叶，这个区域在灵长类动物中异常发达。前额叶损伤会造成自控能力下降，表现为性亢进和有攻击性。人类在完成阅读和书写等一般智力任务时，前额叶可以抑制分心，而注意力集中水平较高的人会更有效地利用时间，达到更高的认知层次。

模块化的专门智力可处理常见问题，就像硬件，而一般智力就像软件，需要意识力量和自主控制，因为它处理的问题发生频率较低或出现较晚。阅读和书写只有几千年的历史，是出现最晚的认知压力。现代物理环境和社会环境都与进化历史上不同，差异更大的是物理环境。我们仍然可以采用祖先的方式解决识人、结盟等问题。但应对远古物理环境的一些机制已不适用，我们依然害怕黑暗，因为远古的黑暗中很可能隐藏着危险的动物，但这种情况如今已十分罕见。

语言进化

语言能力在人类区别于其他动物的诸多特征中，一直高居榜首。语言和文化把人类和其他动物区分开来。文化依赖于语言，没有语言，文化就不会存在，因为文化以语言形式呈现和传播，语言是文化构成的核心。尽管如此，语言和文化仍然是两个不同的体系，说话要有合适的咽喉结构，而人体结构与文化并不相干。

动物习性学家一直在提醒我们，语言和文化都不是人类独有的。动物的一些习性与人类语言有一定的相似性，鸟鸣就是一个例子。现存的 8500 余种鸟类中，约一半是鸣禽。鸟鸣不像我们通常认为的那样是在歌唱，它有很多实际用途，如吸引配偶、指示位置或保卫领地。同种鸟类的鸟鸣相似，但也存在"方言"，不同地域的鸟鸣不尽相同。鸟鸣和人类语言一般多样，某些鹪鹩有多达 150 种鸣叫。动物语言的音节数量也不同，从金丝雀的约 30 个音节到棕色打杂鸟的约 2000 个音节。这类似于人类不同语言中语音（音素）的多样性，从约 15 个音素到超过 140 个。

鸟鸣的习得过程让我们再一次看到了与语言习得的相似之处。幼鸟从父母那里学习鸣叫，并表现出对同种系鸟鸣的强烈偏好。但如果只接触其他种系的鸟鸣，它们也能学会。如果幼鸟适当地接触其他种系的鸟鸣，鸣叫声就会比其他同类更复杂多变。鸟鸣习得也存在关键期，如果小鸟在出生 3～4 个月之前没有听到过任何鸟鸣，就永远不会正常鸣叫了。

鸟类的前脑有控制和学习鸣叫的特定区域，而人类有语言区。

要说与人类语言关系更近的，便不得不提到黑猩猩。虽然黑猩猩可以学会简单的词汇，说简单的句子，但永远学不会语法，无法本能地造出新句子，其大脑内也不存在布罗卡区和韦尼克区。一点差异就足以产生惊人的结果，使人类大脑拥有其他动物大脑所不具备的能力。20 世纪 60 年代，特里克茜·加德纳（Trixie Gardner）和艾伦（Alan）夫妇开始研究一只年轻的雌性黑猩猩，教她学习手语，因为黑猩猩不具备说话的喉部解剖结构。这只聪明的黑猩猩学会了 100 多个手语，但却很少能用超过两个手语比划出"句子"。1971 年，美国大猩猩基金会教会了一只名叫可可的雌性大猩猩约 1000 个手语单词。以人类的智商标准来衡量，它的智商达到了 70～95，而人类的平均智商是 100。黑猩猩和大猩猩掌握手语并不难，难的是用单词构建包含主谓宾的语言。类人猿的手语是类似于"香蕉，吃""香蕉，给"之类的两个词语的组合，接近 2 岁幼儿的水平，但无法说出含 3 个以上词汇的句子。

有心理学家认为，早期人类的手势和面部表情的作用比声音大得多。在用手势和表情交流的漫长传承中，词语逐渐被加入手势语言中。时至今日，人们在说话时仍然情不自禁地比划着手势。还有一个证据，手势语和说出来的词语的意义完全一样。

有学者研究了原始人颅腔内壁上的痕迹，认为其脑中并不存在语言中枢，证明其没有语言能力。但是，这种痕迹相当模糊难辨，容易陷入颅相学的窠臼。有人认为，语言能力是大脑进化的副产品，相反的观点则认为智力是语言发展的副产品。语言真正的重大变化及其丰富的象征意义很可能是人类和黑猩猩分离之后才开始演化的，而为何演化，又如何演化，至今是一个谜，因为语言没有化石可以证明，但一定是走出非洲的 10 万年之前。如果语言在走出非洲之后才进化出来，就意味着一个心理模块在不同的人类群体中分别进化了多次，这是不可思议的。古生物学研究表明，人类使用语言的能力是在距今二三十万年前进化出来的。也就是说，所有的人类语言都有一个共同的起源。在这段时间里，喉进化至如今的解剖学位置，这个位置比其他灵长类动物要低得多。喉位置下降才能发出音域宽广的声音，但也会带来消极影响（低气管易出现窒息）。这一点也从反方向证明了语言的优势。如果优势不是很突出，那么仅窒息的缺点就会被自然选择所淘汰，而不会被选择并保留下来。生存下来比说话更重要，除非说话可获得更多的生存机会，或会说话的人能生育更多的后代。

为什么我们的祖先进化出了一套语言系统呢？一种观点认为，语言可以用来交换物理和生态环境中的信息，为原始人类的狩猎采集生活提供便利。但后来有人否定了这种观点，认为语言是用来交换社会环境中的人际信息的。人类的高度社会化使得社会环境的重要性逐渐超越了自然环境。我们渐渐远离自然，越来越多地陷入人际关系之网。在人际关系中，什么最重要呢？当然是个体与其他心智之间的深层关系。英国人类学家罗宾·邓巴（Robin Dunbar）认为，语言的第一功能是传播流言蜚语。如果一个人不能通过这些"小道消息"掌握群体成员之间的微妙关系，有时是十分危险的。

尽管不同语言看起来互不相通，但基本特征是相通的，这就是语法。语法是一个重要的人类特征。婴儿可以把任何一种语言当作母语来学习，而且学得一样快，似乎不存在难度的差异，这是因为所有语言都有相似的语法。人和其他动物声音交流的真正区别来自于语法，语法是智力的主要标志。我们能够按照语法组词造句，这些句子所获得的意义较单词简单相加产生的语词串高级得多，只有人脑才能以这种方式传递信息。人类以外的其他动物受制于一些生理的约束，确实不适合像人一样说话，动物演员除外。

自然状态下，黑猩猩能以不同声音交流信息，其方式和其他非人灵长类动物相似。这表明人类和黑猩猩的共同祖先所采用的交流方式是典型的非人灵长类动物的特征。长尾猴对陆地猎食者（如猎豹）发出一种叫声，对空中猎食者（如鹰）发出另一种叫声，而对蛇又发出别的叫声。一些鸟类能发出50余种不同的叫声，表示50多种意义，但这些不能称为句子。语言学家在这种信号代码和人类语言之间没有找到任何中间形式，非此即彼，要么有语法，要么没有语法。

语法的价值可以通过移民得到验证。第一代移民往往说着蹩脚的洋泾浜语，这是一种独特的新语言。到了第二代移民，则变成了洋泾浜语和当地语言的混合语。因此，语言看来真是人脑的特征，只要有词汇，大脑就能赋予人类以语言。

　　语言和音乐有许多相似之处，它们在人类社会同时出现。音乐与语言同步进化，无论演化进程怎样，在发展出语言的同时，也发展出了音乐。音乐作品效仿语言的节奏，唱歌就像是说话，都是通过音长和音量来表达情绪。受过音乐训练的人在学习第二语言时比普通人学得更好。演奏和谱曲需要使用语言区，当管弦乐演奏家表演时，布罗卡区会活跃起来。我们更喜欢节奏和音调类似于母语的音乐，英语两个重音之间相隔 0.5 ～ 0.7 s，说英语的人更喜欢节拍间隔 0.5 ～ 0.7 s 的音乐。

　　黑猩猩是以理毛的方式维持社会群体的团结。理毛能使大脑释放内啡肽，达到轻微的兴奋和愉悦状态，并对梳理毛发者产生信任感和亲近感。这种身体的接触对人类也有同样效果。猴子和猿类理毛花费的时间长短与群体规模相关。越是庞大的群体，每个个体花费在理毛上的时间就会更长。当然，时间存在一个上限，也正是这个上限限制了群体的规模。如果群体太大，其间的个体就不能实现充分凝聚，而出现解体。理毛占白天时间的 1/5，猿猴还要花费更多的时间觅食来填饱肚子，这使得群体规模最多不会超过 70 ～ 80 只。然而，人类群体的数量一般在 150 人左右，翻了一倍。人类是如何实现群体凝聚的呢？答案是语言。如果按照猿猴的方式进行理毛，我们将花费白天时间的 1/2 来进行人际沟通，显然这需要放弃一些狩猎采集工作，就得饿肚子，这不是适应性行为。实际上，我们也是花费了 1/5 的时间用于社交。语言高效地承担起了新颖交流媒介的角色，它至少可以通过 3 种截然不同的方式让我们更有效地利用有限的社会交往时间。一是个体对多名聆听者说话，而理毛是一对一的，要在一个个体身上花费大量的时间。二是使我们能够海阔天空地漫谈，允许交换社会网络中不在场的其他个体的信息，了解生活地域以外的其他社会的见闻，而猿猴只能知晓目光所及范围的事物。三是语言允许对其他个体施加超越此时此地的跨时空影响。

文化进化

　　人类学家使用文化这个术语来表述超过 140 种现象。因此，根本不可能给文化做出一个明晰的界定，这让那些喜欢在概念当中打转转的学者无所适从。文化通常包含三个方面：行为规则、人造物品和文学艺术。行为规则通常指社会行为规范，如社交礼仪、问候方式、餐桌仪礼等。人造物品是考古学家所说的物质文化。文学艺术包括文学、绘画、音乐、摄影和其他艺术形式。

动物习性学家强调的文化现象是指行为本身，这样一来，文化就不只是人类行为了。他们认为，当习得其他个体的行为模式时，会很自然地导致邻近群体行为模式的分化。因此，文化更多地关注群体之间的习性或行为方式的差异，如鸟类或鲸的相邻群体之间有着不同的歌唱方式。非洲不同区域的黑猩猩群体使用不同的工具敲开棕榈果坚硬的外壳，或者使用不同的技巧从蚁穴中吊取白蚁，有的用草茎，有的用嫩枝。很显然，这些行为方式是所处环境造就的，习性学家很乐意将其称为文化。除了文化，确实没有更恰当的词汇来表述。从进化视角看，很多行为有过渡性，有的只是程度差异，由程度差异引起本质变化。进化赋予我们更好地理解他人和理解文化的能力。

人类文化在过去数千年里飞速发展，以至于只适应于狩猎采集生活的人类大脑适应不良。这是社会生物学和进化心理学的一致观点。

文化进化是一个让人着迷的主题，鼓舞大批研究者投入这一领域。在这些研究中，最有潜力的是双重继承理论。这一理论把基因和文化看作继承的两种不同形式，有时存在交互作用。它不仅能解释适应性行为的继承问题，还能解释为什么人类会做出那些损害自身适应性的行为，如药物滥用。虽然基因才是时间长河中维持和提供生物体连续性的唯一实体，但在1万年间，人类的基因库几乎没有什么变化，其实人类是不需要基因发生变化就可以对自身行为做出重大调整的物种。文化进化超越生物进化，成为人类社会的标志性特征。

文化用来满足自身需要、适应环境，而生物进化没有目的。文化进化和生物进化有交互作用，但前者通常独立进行。饮食口味就是一个好例证。进化观点认为，饮食口味受身体营养需求的影响，如低血糖时喜欢甜食。但是对辛辣食物的喜好很大程度上取决于个体年轻时的饮食经历。中国的饮食传统十里不同俗，百里不同味，南甜北咸东辣西酸，这是一种文化传承，与营养没有关系。除饮食外的很多文化现象（如服饰、方言、戏曲、风俗和建筑）都具有独立于生物进化的特征。尽管如此，人类的天性是一致的，所有民族和时代中的人都具有巨大的相似性，如快乐、恐惧、愤怒的情绪和面部表情在任何人类中都如出一辙，这是进化决定文化的例证。

基因呈代际传递，而文化可以平行传递。由于一种文化观念可在同辈间平行传递，这使得观念拥有者的存活和繁殖对于文化观念的传递并不重要，因为文化观念的存留不依赖于观念拥有者的后代。鉴于此，非适应性行为的流行有时会越来越严重，如酗酒和药物滥用。双向继承理论的重点在文化传递，该机制决定了基因和文化相互作用和协同进化的实际水平。

文化受一种心理现象——从众心理的强烈影响，我们倾向于去做他人所做的事情。20世纪60年代，约翰·达利（John Darley）和比布·拉塔内（Bibb Latané）进行的一系列经典研究表明，人们的从众需求非常强烈，甚至宁愿面对死亡也不愿从人群中站出来表达自己的想法。

成本如此之高，从众心理是如何在自然选择中保留下来的呢？双向继承模型认为，从众是一种有效的学习方式。一个人的经历极为有限，采纳大多数人的行为可能是获得经过尝试、反复证明的成功行为的明智之举。如果一个人想在群体中生活，是否遵守道德传统是攸关生死荣辱的重大问题。人们对道德总是极度敏感，它有利于社会生活。从众行为虽然在人类行为中占有主导地位，但也会有新行为出现，使社会得以向前发展。

生物进化和文化进化有协同作用。进化生物学家所说的协同进化是一个物种的进化改变能影响另一个物种发生相应变化，如捕食者和被捕食者之间的"进化军备竞赛"。但此处的协同进化是文化和基因之间的交互作用，而不是两个物种之间的进化关系。游牧民族中的乳糖耐受性是基因和文化协同进化的典型例子。部分人类婴儿的乳糖酶活性会在出生后数月降低，可出现乳糖不耐受，而牧区居民乳糖酶水平及活性持续较高，这可能是其祖先的乳糖酶基因发生了突变。人类学家认为，这种基因的适应性曾经受到行为适应性的强化，当人们只能靠牛奶生活时，食用牛奶本身就是一种强化。营养需求产生的饮用牛奶行为提供了一种选择压力。在这种情况下，具有乳糖酶的个体能更好地适应环境。伴随着自然选择的牧区饮食风俗及与此相关的文化形态也会自然而然地形成。

文化进化一旦停滞，可能带来基因消亡的后果。格陵兰维京人的灭亡就能说明这一点。维京人曾经在格陵兰的南部建立了为数众多的自给自足的聚居农庄，在那里生活了约400年，他们甚至有自己的主教和国会，但在15世纪初却走向了灭亡。考古证据表明，由于像小冰期那样的饥荒的出现，坟墓里维京人的骨骼提示营养不良给他们造成了越来越大的生存压力。维京人无法放弃他们的农耕习俗，不愿采纳因纽特人的捕猎生活，导致走到灭亡的境地。虽然他们的农耕习俗在恶劣的气候条件下无以为继，但他们依然排斥因纽特人，认为因纽特人是异教徒。基于这个理由，因纽特人的一切都是不可接受的。尽管维京人很清楚，因纽特人的生活方式确实非常成功。这种文化排斥造成维京人不能从因纽特人那里学习适应性行为，使其文化不能进化而失去了生命力。

美是一种文化，人类是为美疯狂的动物。我们花掉可支配时光中的很大一部分用于梳妆打扮、选购服饰、化妆品和艺术品，听音乐、读诗、观看演出，进行创作，还要前往遥远的地方观赏自然风光，参观异域建筑，欣赏民俗文化。美陶醉心灵，左右着人们的生活。

进化心理学认为，人和动物都有与生俱来的对一定感官刺激的偏好，因为这些偏好会带来好处，便被写进基因里。一些事物会在动物体内引起激素释放，产生愉悦或厌恶的情绪反应，使动物趋向或远离它们。因此，动物都是天生的审美家。我们会面对夕阳久久伫立，很多动物也会在夕阳西照下静穆如斯。大自然的美是不依赖人而存在的，它对所有生物都一视同仁，尽管不同生物感受自然的方式各有千秋。正如一句英语谚语所说，美在观看者的眼中。

鸟类以爱美著称。雄鸟在雌鸟面前展示自己羽毛的艳丽色彩，显然，雌鸟具备欣赏这种美丽的特质。看到雄鸟的羽毛和它们为取悦雌鸟而搭建的色彩斑斓的巢穴，雌鸟一定会产生喜悦的情绪。达尔文认为，雄鸟在谈情说爱的时节里所制造出来的刺激肯定会受到雌鸟的赞赏……假如雌鸟没有赏识这些色彩、装饰和鸣唱的能力，那雄鸟的努力就白费了。

2

探究大脑

心脑之争

初识大脑

古埃及人因擅长制作木乃伊而闻名于世。他们认为人的身体在死后还可以继续使用，因此便制成木乃伊保存下来。他们还认为，心脏保存了一生中所有的行为记录。因此，便将心脏保存在木乃伊中，肺、肝、胃被摘除出来保存在密封的坛子里，而把脑髓通过鼻腔掏出丢弃，因为他们认为大脑并不重要。

古代希腊人有一套灵魂心理学，他们认为意识存在于心脏之中。思考在脑，激情在心，欲望在肝，心理的不同方面归属于不同的器官。柏拉图（Plato）认为，不同社会阶层的人们受不同灵魂的支配，哲学家受智慧支配，军人受心灵支配，农民由肝支配。古代华夏人也将心智归属于不同脏器，心藏神，肝藏魂，脾藏意，肺藏魄，肾藏志。

亚里士多德将大脑视为心脏的散热器，认为大脑可以将心脏激情产生的热量散发到空气中去。他在动物解剖中发现温血动物有大脑，因此认为大脑是用来降温的。亚里士多德创造了"动物精神"的概念，即赋予动物生命的灵气从心脏泵入大脑，转换为能够产生人类意识的动物精神。

在4000年前的美索不达米亚，人们认为智力源于心脏，感知出自肝，悲悯之情来自子宫（女性更富有同情心），而机智则由胃产生。在古巴比伦和古印度，心脏被认为是"主宰者"。

肺借气道通往外界，肾借输尿管与膀胱尿道连通而通往体外，胃经食管和肠道与外界上下相通，心脏连着运送血液的血管。凭借这些特征，人们便能大致了解五脏六腑的功能，而脑则不然。显然，脑没有管道通往外界或其他器官，人们很难仅凭观察猜测其功能。

整体观察不行，解剖为了解大脑提供了途径。

亚里士多德擅长解剖动物，而希腊名医盖伦（Galen）是亚里士多德理论的信仰者。公元 2 世纪，知识和文化中心由希腊转向罗马，盖伦成为涌入罗马谋求新机遇的希腊医生之一。他相信实证产生理论知识，便利用猴子、猪、羊、狗、猫和兔子进行解剖实验，加上给角斗士担任营地医生及观察受伤人体的经历，他获得了丰富的理论知识，发表了名为《关于大脑》的论文。在这篇文章中，他摒弃了大脑是一个降温器的观点。理由是既然大脑作为心脏的降温器，就应该位于心脏附近，而不是远离心脏，和眼、耳等感觉器官相连。盖伦把理性和灵魂归属于整个脑。此外，他还发现了神经。这些神经有的从感觉器官传入大脑，有的从大脑传出到达肌肉。他演示了切断猪的喉神经后其可以自由呼吸，心脏跳动自如，但不能发出嚎叫声。这一神经即后来命名的喉返神经，也被称为盖伦神经。

脑室理论

盖伦认为，大脑凭借动物精神来运转。动物精神源自生命灵气，从心脏随血液流入大脑，产生的废物——痰经鼻排出。他的思想为此后 1300 年的脑研究奠定了基础。

基于粗浅观察和哲学思考，希腊基督教哲学家尼梅修斯（Nemesius）在公元前 390 年提出了脑室定位学说。该学说的观点是，脑的主要部分是三个脑巢。它让人联想到了那个蕴含着灵动之机的地方——鸟巢。

三个脑巢即大脑前部的知觉脑巢，中间的逻辑脑巢，后部的记忆脑巢。心智能力被划归大脑深部由前到后分布的三个巢穴，对应大脑深部由前到后分布的四个脑室。第一脑巢（前部第一、第二脑室）产生知觉，第二脑巢（中部第三脑室）产生逻辑，第三脑巢（后部第四脑室）存储记忆。之所以将知觉交由第一脑巢负责，是由于它与主要的感觉器官眼相毗邻；将逻辑智慧交由大脑中央处理顺理成章；记忆犹如事后记录，放在最后合情合理。这样一来，精神信息流就从大脑前部的知觉开始，经过中间的认知过程，流向大脑后部储存为记忆。逻辑产生美，三巢理论具备清晰的逻辑美感。

盖伦认为，感知由脑的前部接收，运动由脑的后部发出。这种"前觉后动"的理论与神经解剖学的"前动后觉"的结论（运动在额叶、感觉在顶叶）正好相反。

脑的三巢理论将灵魂安放在了由体液主导的、具有空灵性质的脑室系统之中。就灵魂在大脑中的定位而言，哲学比医学描述得更为精确，因为它并不以解剖学为基础，只要自圆其说就可以了。近现代科学建立在实验基础之上，以逻辑思维为基石的哲学体系逐渐让位于自然哲学。

灵魂是灵动的、充满灵气且富于变化的，而脑是一个固体结构。人们很难接受将无形的灵魂与有形的肉体关联起来的思想，更何况是要将灵魂定位于大脑皱皱巴巴的固体外形中。但脑室空间充满脑脊液，使大脑悬浮在液体环境里。流动的液体具有灵动特质，适合灵魂栖身。于是乎，脑室成为有形身体与无形灵魂最合适的交汇之处。

这种灵魂归位学说在被提出后的 1000 年中没有受到任何挑战，足见逻辑清晰的见解多么受欢迎，足见认识大脑的步伐有多么缓慢。

心身两分

哺乳动物会做梦，灵长类动物的梦境重演着生活经历，而人类的梦异彩纷呈，既有生活，也有意象。至少在 300 万年前，人类祖先就能分辨梦境与现实。20 万年前，人类能清晰地意识到，做梦时灵魂可以四处活动，但睡梦中的身体却呆在原地，表明灵魂和肉体可以分离。古希腊的柏拉图认为灵魂是永恒的，人死后灵魂依然存在。灵魂与肉体可以分离这一事实产生了灵肉二元论的雏形。

庄周梦蝶是一个著名的故事。有一天，庄周在草地上睡觉时做了一个梦。梦中，他变成一只蝴蝶，翩翩飞舞，快乐得忘记了自己是由庄周变来的。遽然醒来，梦境真实清新，庄周一时迷惘，到底是庄周变成了蝴蝶，还是蝴蝶变成了庄周？显然，这一疑问涉及肉体和灵魂的关系。无论是梦境还是现实，肉体只有一个，而且在梦中原地未动，并没有变成蝴蝶的样子飞起来。灵魂也只有一个，并没有分裂成两个，一个附体，另一个变成蝴蝶飞舞。毫无疑问，灵魂是自由的。

某日清晨，勒内·笛卡尔（René Descartes）从梦中醒来，感觉自己仍在梦中，便开始思考人是如何区分现实和梦境的。他怀疑以前的生活是不是一场梦。但他确信，只有存在的东西才可以思考，只有思考的东西才会质疑自己的存在。因此，我思故我在！他提出"心物二元论"，认为世界存在两个实体，即物质实体和精神实体。二者性质迥异，各自独立，谁也不影响谁，谁也不支配谁。

精神和肉体不能分开太久，精神总要有一个可以依托的地方。许多早期文明将精神意识与身体器官联系起来，当时没有证据可以将其仅归位于大脑。生活经验告诉人们，心情激动时，面红耳赤；怒火中烧时，胸胁作痛。精神和身体器官的联系似乎理所当然。

二元论、一元论和居间中庸的观点长期存在于人类的心智之中，不同经验产生不同的看法。二元论促进了神经科学的发展。

心脑对立

早在公元前 5 世纪，聪明的人类对脑的功能已经有了正确认识。古希腊哲学家阿尔克迈翁（Alcmaeon）赋予脑以智慧之源的地位，把脑描述为知觉和思维中心，他被认为是为了揭示人体功能而实施人体解剖的第一人。希波克拉底也有类似观点，他认为脑是思维使者，协调管控着眼、耳、舌、足，这是对脑感觉和运动主责的正确认识。

古希腊有很多学派，学术繁荣。因此，阿尔克迈翁和希波克拉底的观点并非唯一，也不是主流，未能产生广泛影响而黯然沉沦，被淹没在历史沉积物中，被后人像寻找化石一样挖掘了出来。德谟克利特将意识和思维归于大脑，情感归于心脏，性欲和食欲归于肝。这一观点被柏拉图称为"三部灵魂理论"。

学术界一直是由名人主导的。在古希腊，更有影响力的思想家是亚里士多德，他认为心脏才是人体的主宰，掌管着感知、运动和心理活动，脑只是一个冷却装置而已。他对脑的地位提出了一系列质疑：心脏通过血管连着全身器官和部位，而脑并没有和其他器官和部位相连（他没有发现脑连接全身的神经）；并非所有动物都有脑；对于生命而言，心脏必不可少，而脑却不是。由于亚里士多德的持久影响力，"心为主宰"的观点长期居于主流地位。

2000 多年前的华夏民族认为"心主神明""心藏神"。心神、心智、心理等描述精神活动的词汇都是心为主宰在汉语言文化中的反映。

哲学时代，人类对通过观察和实验了解自然奥秘并不感兴趣。当时还没有生物学方面的基础知识，关于脑的认识都是从哲学层面推断而来。亚里士多德创立的三段论，即根据大前提和小前提推导出结论，是论述工具中最强有力的武器。例如：

大前提：所有重物都会落向宇宙中心。

小前提：地球是重物，但它并没有向哪儿掉落。

结论：地球就是宇宙的中心。

心脑之争影响深远，即使是在脑科学研究已成为多国国家战略的今天，"心智是脑的功能""心理学实际上是大脑的生理学"之类的说法在不少人看来仍然颇为怪异，在学术界也是一样。人们仍然愿意将心脏放在心理学中的必要位置，津津乐道于有关心脏移植手术后患者性情发生莫名变化的报道。例如，美国姑娘西尔维娅·克雷尔原本是个素食主义者，滴酒不沾，可接受心脏移植之后，她突然想吃汉堡，想喝啤酒。原来为她提供心脏的人是爱吃汉堡、爱喝啤酒的 18 岁摇滚歌手吉姆，他因车祸亡故。美国底特律西奈–格蕾丝医院的生理学家波尔·皮尔索尔写了一本名为《心脏代码》的书，讲述了许多类似的故事。

由此可见，心脑之争还将持续下去，不会轻易结束。思想史上任何自圆其说的主流观点，即使被科学证伪也不会轻易消失，仍然会不时被搬出来当作论据。科学上的倒退有时就像不期而至的泥石流，发生得自然而然。

大脑解剖研究

整个中世纪的大脑研究乏善可陈，心脏占统治地位 1000 年之久。

14 世纪，肆虐欧亚大陆的黑死病使世界上 1/5 的人口丧生，出于寻找病因的理由，实行了上千年的人体解剖禁令被废除，为大脑解剖研究打开了方便之门。16 世纪中叶，意大利解剖学家安德列亚斯·维萨留斯（Andreas Vesalius）绘制了人类历史上第一幅大脑解剖图。他解剖了猪、马等动物的大脑，发现它们的脑室结构与人类并没有多大区别。如果智慧储存于脑室之中，那么这些动物也应该有智慧。这一重要发现挑战了盖伦的灵魂心理学理论。

托马斯·威利斯（Thomas Willis）被称为神经病学之父，他出版了著名的《大脑的解剖》一书，并认为大脑是身体的"国王"。威利斯比较了人类和动物的大脑，发现人类大脑的顶部（前脑）远大于其他动物，认为正是这部分大脑赋予了人类智慧。与顶部相比，大脑底部的区域体积小，调控基本的生命活动。威利斯将大脑分为灰质和白质，灰质是皮质，白质是从脑内投射到全身各处的神经纤维束，动物精神在这些纤维中流动。

脑主宰运动

早期的解剖学研究已经提示了神经和运动的关系。盖伦曾切断猪的喉神经，证明大脑可控制猪的叫声，但质疑者认为这并不能证明人的大脑控制人的语言。质疑总是有必要的。一种新观点只有经过竞争性观点的打磨才能确立。

整个中世纪，亚里士多德和盖伦的心为主宰的观点一直统治着人们的思想。直到1664年，荷兰生物学家简·施旺麦丹（Jan Swammerdam）做了一个青蛙实验，无可争辩地证明脑才是身体运动的掌控者。他切下一只青蛙的心脏，然后把青蛙放在水里，发现它仍然能游一会儿。但当移除青蛙的脑之后，它就不能再游泳了。这是当时关于脑（而非心脏）控制身体运动最有说服力的证据。

运动是一回事，心智是另一回事。施旺麦丹只解决了一个疑问（大脑还是心脏控制运动），但并没有解决心脑关系这一千古之谜。

运动主宰者本来是大脑的初始设计功能。脑计划随意运动，并将执行指令发送到脊髓以下的神经元，完成一个运动。而无脑运动称为反射，只需要反射弧完整就能够完成，无须脑参与。

灵魂何处安放

婴儿能够区分生物和非生物，识别真娃娃和洋娃娃的不同。在婴儿没有形成理性之前，这是怎么做到的呢？生物体内有一种被称为"灵魂"的东西，这是非生物所不具备的。灵魂虽然说不清道不明，但万物有灵，有灵识有灵，则轻而易举。

肉体区别于灵魂被称为二元论。灵魂是非物质的，它虽然产生于生物系统，但不能交给生物学家，因为他们是物理学的门徒。物理世界可以通过物理定律弄清楚，而生物世界则是另一回事。

英国教士和学者威廉·佩利（Willian Paley）在他1802年出版的《自然神学》中论证道，假如你在田野上踢到一块石头，你不会去关心它是怎么来到这个地方的或是如何产生的。而当你在同样的地方发现一块怀表，那就不一样了。因为怀表的存在必然有一个前提，即要有人将它制造出来，要有一个设计者。所有自然界的生物也是如此，其设计特征更是要复杂千万倍，不可能靠一连串物理定律组装起来生成。显然，在达尔文之前，没有人能反驳佩利。

如果大脑和精神有关，那么，意识如何而来？将何处安放？直到16世纪，人们仍在寻找意识和灵魂的居所。笛卡尔认为，松果体是精神的居所，灵魂的栖息地，因为它位于两个大脑半球中间，最有可能整合来自两个半球的信息，汇集成一个，呈现为意识、思想或灵魂。这看上去合情合理。

物质主义哲学在研究大脑方面也没有什么特长，甚至无计可施。物质的大脑与精神的意识之间找不到任何物理连接，找不到任何可能的生成步骤，因而存在一个巨大的无法逾越的认知鸿沟。关于灵魂作用于肉体的方式，盖伦早就创造了动物精神一词加以解决。动物精神从生命中提炼出来，存放于脑中，传递到感觉器官和肌肉，引起器官活动和肌肉运动。这个解释只有逻辑之美，而无科学价值。很多古代观点都有类似的性质。在探究灵魂方面，至今跳不出传统的窠臼，没有人超越古代圣贤。虽然科学已今非昔比，但心智并没有提升，而灵魂恰巧位于科学范畴之外。

大脑均质论的没落

大脑看起来像果冻一般均质，恰如磁共振成像所描述的——大脑实质信号均匀，而心脏看上去却有不同结构。大脑作为一个单一模块发挥整体功能的观点由来已久。但是到了16世纪，情况发生了变化，人们认识到大脑也有内部结构。在脑的不同区域定位不同的脑功能是脑研究的早期尝试。当初，这只是一种臆想。17世纪，脑功能定位开始摆脱哲学和神学，建立在脑解剖的基础之上。

17～19世纪，脑研究产生了以下重大发现。

- 一侧大脑控制对侧躯体。1710年，法国军医弗朗索瓦·波弗·杜·佩蒂特发现一位脑脓肿患者身体的另一侧瘫痪，由此发现大脑的一侧控制另一侧的运动，并接收另一侧的感觉信息。
- 大脑皮质的作用。伊曼纽尔·斯韦登伯格（Emanuel Swedenborg）发现皮质是接收感觉信息、发起运动的中心，而他研究大脑的目的是为了发现灵魂。但由于他是从神学和哲学角度研究大脑，并没有引起广泛注意。

- 胼胝体的作用。斯韦登伯格发现，胼胝体允许大脑的两个半球之间相互交流。

- 神经纤维的发现。第一个用显微镜观察大脑皮质的意大利生物学家马塞罗·马尔比基（Marcello Malpighi）发现，皮质上附着纤维，它们能穿过皮质抵达脑白质。

- 呼吸中心的定位。1806 年，塞萨尔·莱格劳伊斯做兔脑实验，他采用逐片切除的方法，发现了呼吸中心所在的位置。随后，皮埃尔·佛罗伦斯精确定位了呼吸中心。

尽管有了上述发现，但由于传统认识根深蒂固，加之发现者知名度不高，有的还要经历二次发现。

回到整体模块之争的主题。大脑究竟是作为一个整体还是分为不同的模块各司其职？数百年的研究得出的结论是：两者兼而有之。那么，成瘾对大脑的影响是模块性的还是整体性的？由于其不仅启动脑内奖赏系统，还会存储记忆，仅就二者而言，脑变化既是模块性的也是整体性的。

心理学界依然存在大脑均质论的观点，心理学还需要神经科学革命性观点的打磨。

实芯的神经

神经可将信息传向大脑或传出大脑。发现神经，是从小心翼翼的身体解剖中观察到神经纤维开始的。

公元前 3 世纪，古希腊外科医生希罗菲卢斯（Herophilus）认定存在周围神经。他生活在托勒密王朝的亚历山大里亚，这为其研究提供了宽松的环境，而当时的托勒密王朝也打破了希腊禁忌。希腊文化中有人体解剖的禁忌（一种道德禁忌），研究者可以解剖动物，但不能解剖人。亚里士多德做了很多动物解剖实验，但从来没有解剖过人体。希罗菲卢斯将古代解剖学推向了一个高峰，但同时因人类活体解剖而声名狼藉。在国王的准许下，他当众解剖死囚。这些活体解剖在埃及亚历山大港的一所医学院中进行，引来了世界各地的参观者，也招致了"与人类为敌的屠夫"的骂名。

希罗菲卢斯确实残忍至极，但也有不少发现。他第一次解剖了人类大脑，并进行了接近事实的描述。例如，他第一次区分了脑室，首次观察到了神经，使得神经的存在不再是一种空想。

公元 2 世纪，盖伦对感觉神经和运动神经进行了区分，但他错误地认为神经是中空的，因为只有这样，才能把动物精神从大脑传递到身体各处。他认为脑就像心脏一样，是一个泵，收缩时将动物精神沿前后连贯的三个脑室从前部推向后部，再输送到连接肌肉的运动神经。这可以解释飞快的神经传导速度。这一认识虽然是荒谬的，但仍然所向披靡 1500 多年，在中世纪的欧洲几乎没有变化。

1543 年，解剖学家安德烈·维萨里（Andreas Vesalius）质疑了盖伦的观点。他说："我从未见过这个'通道'"，否定了盖伦空芯神经的说法。尽管有这样的发现，但空芯神经的设想仍然占据着大众和科学界的思想。原因可能是在当时没有方法发现神经传导方式的前提下，盖伦虚无缥缈的动物精神在空芯神经中传导的理解是最为合乎逻辑的。哲学爱逻辑，就像逻辑爱哲学。

1662 年，简·施旺麦丹在解剖一只狗时，发现用解剖刀碰触狗的神经会引起肌肉收缩，而这块肌肉并没有与大脑相连，所以无法直接从大脑那里获得动物精神的鼓舞。施旺麦丹还通过实验证明，肌肉收缩时，其体积并没有增加。他切下青蛙的大腿肌肉和神经并将其置入注射器，神经从一个洞中伸出来。他用金属刺激神经，引起肌肉收缩。但由于肌肉收缩时体积并不会改变，因此注射器中的气泡没有明显移动的迹象。这一实验否定了笛卡尔认为中空神经通过在其中流动的液体（亚里士多德所说的动物精神类似于气体）推动肌肉运动的思想。此外，施旺麦丹是将"刺激"一词运用到神经科学中的第一人。

随着显微技术的进步，神经的真相逐渐被人们了解。安东尼·范·列文虎克（Antonie Philips van Leeuwenhoek）通过显微镜观察，将神经描述为"细丝或细线"，并很快得到了其他研究者的证实。1732 年，亚历山大·蒙罗（Alexander Gazsi Munro）的研究证实神经纤维是平行的细线，但他又错误地相信神经是空芯的容器。蒙罗的儿子小亚历山大在 1783 年测量了神经纤维的直径，发现约为 3 μm，并指出神经纤维看起来是实芯的。

新旧知识的更替总是缓慢的。早该被抛弃的空芯神经的观点，直到 1842 年，仍旧出现在教科书中。

大脑是世界存在的地方

乔治·贝克莱（George Berkeley）是一位心理学家，也是 18 世纪最著名的哲学家。他的观点是，大脑是世界存在的唯一地方。存在的唯一标准是我们能感知它，我们对外部世界的内心反映都是通过知觉（属于大脑）产生的，除此之外别无他途。所谓客观世界，无非是人类将自身经验投射到外界事物上，我们心中的世界并不是这个世界本来的样子。

作为心理学家，贝克莱十分重视感觉经验，认为我们所有的知识无不来源于此。在对世界产生感知之前，凭什么断定存在一个不以我们意志为转移的客观世界？凭什么认定存在我们尚未认识的物质实体？就视觉而言，他认为视觉不是客观的，只是光和色的结合，而光和色是主观体验。物理学告诉我们，光是一种电磁波，是宇宙的一种能量形式，本无色彩属性。

事实上，人类一直试图经由哲学和科学两条途径揭开心智的秘密，但在实验被奉为科学信条以前，哲学观点更加引人入胜，因为它自带逻辑光环。过去 50 年的科学研究表明，我们对现实的理解并非事实。

最初的神经电生理实验

18 世纪以前，有各种关于神经如何传导的假说。例如，英国哲学家大卫·哈特莱（David Hartley）认为，感觉由神经中的微小粒子振动引起，这些粒子被传送到大脑。由于那时神经中空的概念已被否定，而电流才刚刚被发现，一些生理学家对电流产生了兴趣，认为神经传递到肌肉可能与电流有关。

1780 年，意大利医生和物理学家路易吉·伽伐尼（Luigi Galvani）的青蛙实验证实了上述想法。伽伐尼在解剖青蛙时，两只手中的金属器械无意间同时接触到青蛙的大腿，其肌肉立刻抽搐了一下，仿佛受到电流的刺激，而只用一只手中的金属器械去触碰蛙腿时，则不产生反应。随后，伽伐尼进行了其最具说服力的实验，他在雷雨中竖起蛙腿，将其神经和一根金属线连在一起，然后固定另一端，以便金属线在雷雨中指向天空。他观察到每一道闪电都能使蛙腿抽搐，并认为出现这种现象的原因是动物体内产生的一种电，他将其称为"动物电"，并于 1791 年发表了实验结果。

德国生理学家杜布瓦·雷蒙（Du Bois-Reymond）最著名的实验是利用自己的身体做的。他把电流计的导线接在自己手上，然后双手放在盐水中，等待电流计的指针平息后伸直一只手臂，此时电流计指针出现大幅摆动。这一简单现象证明了一个惊人的事实，当神经触发肌肉运动时，身体产生了电流。1848年，雷蒙发现了神经上的"动作电位"。

贝尔-马根迪定律（Bell-Magendie law）

18世纪末，人们已经知道神经以进入或离开脊髓的方式与身体其他部分进行交流。但当时人们普遍认为，脊髓神经是一种混合型神经，同时携带着感觉信息和运动信息，并向两个方向传导脉冲。也就是说，感觉神经和运动神经是同一根神经，这听上去就有些令人费解。

1807年，苏格兰神经学家查尔斯·贝尔（Charles Bell）发现感觉神经和运动神经属于不同类型，分布在大脑的不同部位。4年后，他发现暴露脊髓神经的根部后，分别切断前神经和后神经会出现不同的身体状态。但他却将这一重大发现写在给弟弟的信中，没有公开发表。因此，当法国生理学家弗朗索瓦·马根迪（François Magendie）发现感觉神经和运动神经分离的事实之后，在两人之间引起了一场关于署名优先权的争论。马根迪在狗身上做实验，发现脊髓神经的前根和后根有不同的功能，前根与运动有关，后根与感觉有关。

概括来说，运动神经位于脊髓腹侧，靠近腹部；感觉神经位于脊髓背侧，靠近背部。尽管对于究竟是谁发现了这一规律尚存争议，但人们仍将上述发现称为贝尔-马根迪定律。它的含义是：有一类神经只包含运动纤维，而另一类神经只包含感觉纤维，神经冲动沿着神经单向传导。

无脑运动的启示

在一次实验中，英国生理学家霍尔·马歇尔（Hall Marshall）分离了蝾螈的头部，发现在有充分刺激的情形下，即使其头部被移除，运动仍会发生。

反射弧的刺激与反应均在外周神经中发生，而不依赖于脑的存在。霍尔的观点包括：脊髓由一系列单元组成，每个单元都作为一个独立的反射弧工作；每个反射弧的功能来自感觉神经和运动神经的活动以及产生这些神经的脊髓节段；这些反射弧相互连接、相互作用，与大脑产生协调运动。

马歇尔把依赖于大脑的有意识运动与依赖于脊髓的无意识运动进行了清晰的区分，与当代心理学的发现相关联。简单的反射运动可由伊万·彼德罗维奇·巴甫洛夫（Ivan Petrovich Pavlov）的方法来确定，而复杂的协调运动被认为是操作性条件作用，由伯尔赫斯·弗雷德里克·斯金纳（Burrhus Frederic Skinner）的操作性行为来确定。

东方有无头鬼，西方有无头骑士。无头鬼是"生当作人杰，死亦为鬼雄"的煞神，无头骑士是爱尔兰民间神话传说中的勇猛骑士。这些传说表明，人们很可能早就发现过动物的无头运动。

外物改变心神

19 世纪之前，任何手术都是令人毛骨悚然的。中世纪的医生用湿毛巾堵住患者的口鼻做手术，其作用可能是造成缺氧让患者昏过去。18 世纪末，研究气体成为科学的前沿。除了空气成分，其他来源的气体也依次被发现。

英格兰的一家气体研究所专门研究气体的性质，特别是吸入性药用气体。1799 年，年轻科学家汉弗莱·戴维（Humphry Dsvy）发现吸入一氧化二氮（N_2O）可以让人失去知觉，快乐起来，忍不住发笑。随后，这种气体被称为"笑气"。此后，时任研究所所长托马斯·贝多斯（Thomas Beddoes）和戴维经常利用笑气举行宴会，邀请好友和社会名流参加。这些人中还包括著名的浪漫主义诗人塞缪尔·泰勒·柯勒律治（Samuel Taylor Coleridge）。两位科学家因笑气宴会博得荣誉，跻身伦敦上流社会，成为知名科学家。戴维认为笑气有医学价值，但当时并未引起重视。直到 19 世纪 40 年代，一名美国牙医在为患者拔牙时使用了笑气麻醉，自此笑气才开始作为轻麻醉剂被广泛使用。当时，乙醚也已经被发现，如笑气一样风靡一时。1842 年，苏格兰外科医生罗伯特·利斯顿（Robert Liston）用乙醚进行麻醉为一名患者实施了截肢手术。手术在 3 min 内完成，整个过程患者毫无感觉。随后，氯仿被发现，它的麻醉效果与乙醚类似。

药物可以关闭痛觉、左右知觉、重塑意识，将大脑带入一种麻醉状态。凭借外物改变大脑，人们在认识大脑的心智功能方面有了诱人的发现。

颅相学

颅骨外形与人的性格之间存在联系的观点由来已久。史上最诡异的观相识人的例子出自三国时期。诸葛亮认为魏延脑后长有反骨，日后必反。这个反骨实际上是脑后枕骨。虽然是欲加之罪的无稽之谈，但这一看法却被相士奉为经典。

首次将脑功能定位与颅骨外形联系起来的是奥地利医生和解剖学家弗朗兹·约瑟夫·加尔（Franz Joseph Gall），他曾因颅相学研究而闻名遐迩。孩提时，加尔就善于观察人的外貌。读书时，他发现自己的朋友在背诵诗歌方面轻松自如，而这位朋友的额头前部有一对小突起。在他看来，这一证据足以证明人类的记忆和语言中心位于前额，具有这种面相的人在背诵和记忆方面都很优秀。正是加尔的努力，才使得大脑功能可以定位的想法为人们所熟知，他催生了大脑功能定位的观念。

颅相学研究大脑皮质的功能定位。它的核心观点是：大脑由一系列具有独立性的"器官"组成，以分门别类地执行一系列特殊任务。这些"器官"在儿童时代发育，从而会影响颅骨生长。皮质发育增加的区域，其对应位置的颅骨也会生长，形成特征性的颅相。

皮质分布在不同的区域，具备不同的功能，如果某个区域的皮质生长异速，就会顶起颅骨，在外面形成一个隆起。颅相学家认为，大脑不同区域的形状和大小决定了人的性格，可以通过识别和测量这些隆起研究人的性格。

加尔的观点并非没有根据。为了对颅骨进行分区，他研究了众多思想家、艺术家和各个领域杰出人物的颅骨形状，并与他们出众的特殊能力联系起来，从而定位精英人物的功能脑区。同时，加尔还研究了精神病患者、罪犯和动物的头骨。之所以研究动物，是因为动物与人类拥有某些共同的特性。加尔在人类颅骨上定位了 27 个功能区，其中 19 个是与动物共有的（图 2.1）。

经过仔细研究，加尔将控制破坏欲的区域定位在耳部上方，因为食肉动物相应区域的颅骨非常明显。而作家总是喜欢按揉额头两侧，于是他便将这个部位的功能标注为"思想"。如此这般，不一而足。

18 世纪 90 年代，加尔在维也纳医学院发表演讲，由于受到教会干扰，不得不于 1802 年移居巴黎。在那里，他的颅相学大行其道，热度持续了

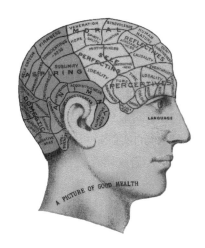

图 2.1 颅相学的脑功能分区

约 10 年。

加尔的学说貌似科学，影响深远。19 世纪，颅相学广泛流行，人们用颅相标准选拔人才，以颅相学家的身份做生意。虽然颅相学毫无科学依据，但正是对它的批判和驳斥，帮助脑科学家找到了正确方向。

颅相学虽然已经被证伪，但其基本思想的两个核心观点即一些能力定位于脑中特定区域、重复使用可以使脑的某些部分更加发达，对后来的脑科学研究产生了深远影响。从神经解剖学到脑成像，脑功能定位的思想重放光彩。

运动控制皮质的发现

涉及脑的心理属性的研究以往是神学和哲学的研究范畴，而非自然科学。研究大脑的可行路径依然是运动控制。

1870 年，德国精神病学家爱德华·希齐格（Eduard Hitzig）和解剖学家古斯塔夫·弗里奇（Gustav Fritsch）将电流通到狗大脑皮质的不同部位，发现刺激皮质上的一些区域，可以使狗的前爪、后爪及身体其他部位发生非自主活动，而且刺激一侧大脑会引起对侧身体运动。这一运动中心位于大脑前部。他们还发现，只有部分皮质区域与运动相关，其他大脑区域与运动无关。

19 世纪 70 年代，苏格兰精神病学家和神经科学家大卫·费瑞尔

（David Ferrier）通过猴脑交流电刺激实验，绘制了运动皮质分析图。1886年，费瑞尔在全世界顶尖神经科学家的面前展示了一只偏瘫的猴子，这只猴子的运动皮质被切除，使它失去了对侧肢体的运动能力。费瑞尔还在鱼类、两栖动物、鸟类中做了类似实验，但未发现相应的运动皮质。事实上，只有哺乳动物才进化出了明显的大脑皮质，费瑞尔未能在非哺乳动物大脑中找到运动皮质，说明他的实验是可靠的，但当时他自己并不明白。

运动皮质的发现证明了大脑皮质存在功能分区。但由于受到颅相学污名化的影响，大脑存在功能分区与大脑是一个均质整体这两种观点一直南辕北辙，脑功能分区的观念在医学领域长期不受待见。

发现大脑语言区

法国医生保罗·布罗卡（Paul Broca）曾担任巴黎医学院外科生理学教授，他于1860年开始从事大脑功能及定位研究。由于他研究的是人类才有的语言能力，因此在科学界引起了轰动。

颅相学家加尔将语言能力定位于双眼上方，布罗卡的研究否定了这一结论。

1861年，一位重患者被送入布罗卡的病房。这位患者已在巴黎比赛特尔医院住院21年，当时已经完全瘫痪，无休止的癫痫抽搐折磨着他。入院前21年，他失去了连贯说话的能力，同时患有癫痫。他只能说出单个音节"Tan"，因此人们便用"Tan"来称呼他。布罗卡发现Tan完全能够听懂他人说话，而且听力极佳，只是无法说出除Tan以外的其他音节。他仔细检查了患者，但就治疗而言无计可施，患者于6天后去世。布罗卡解剖了Tan的大脑，发现了一处位于左侧额叶的损伤。几个月后，又一名脑梗死患者住进了布罗卡的病房。他只能说几个词。患者去世后，布罗卡发现他的大脑损伤部位与Tan相同。这使他得出结论，这一大脑区域与语言发生有关。1864年，布罗卡发表了他的发现，那时他已经有25个病例，可以基本确定研究结论的可靠性。

与许多重要的科学发现一样，布罗卡的论文得到了广泛重视，尽管褒贬不一。但有一点是确定无疑的，他的工作引起了人们对失语症及其解剖学基础的广泛兴趣。在此之后的50年里，语言障碍的研究一直是临床神经科学的中心议题之一。

由于带有颅相学意味的大脑研究被医学界排斥，布罗卡之前的有关语言功能可能位于大脑前部的各种假设都被忽视了。布罗卡提供的证据驱散了人们心中的疑惑，促使脑功能分区变成了主流观点。脑中负责运动语言功能的区域被命名为布罗卡区（Broca's area）。

1874 年，年轻的德国神经科学家卡尔·韦尼克（Carl Wernicke）发现左脑布罗卡区的后方颞叶还有一个重要的语言区域，负责控制语言理解，后来被称为韦尼克区（Wernicke's area）。该区域内有听觉性语言中枢和视觉性语言中枢，损伤该区域会产生感觉性失语，表现为语言理解力缺失。患者能够听见语音，但无法理解语义；能组织语法正确的句子，但不能通过句子表达任何意义。例如，一位患者被问及为什么送他来医院时，给出了如下回答："孩子，我在出汗，我非常紧张，你知道，有一次我被抓了起来，我不能提及那个 tarripoi，1 个月以前，只有一点点，我很好地完成了很多事情，我强加了很多，然而，在另一方面，你知道我的意思，我不得不逃来逃去，仔细检查，trebbin 和其他类似的材料。"

布罗卡区和韦尼克区的发现催生了神经语言学的诞生，该学科主要研究语言的神经机制。

功能磁共振成像（fMRI）扫描发现，韦尼克区的位置仍然不确定，不仅是韦尼克定位的地方。尽管语言中心在左脑，但人们观察到，左脑损伤引起失语症的患者仍然可以流利地、下意识地咒骂，这说明右脑启动了下意识的语言功能。似乎骂人并不需要什么智慧，下意识就能完成。

脑损伤反映脑功能

19 世纪，人们将身体和大脑功能障碍与脑损伤的解剖定位联系起来，来推断大脑不同区域的功能状态与身体和大脑功能的关系，这种方法为脑功能定位提供了实证依据。20 世纪，脑成像技术取代了这种基于经验的大脑病理研究方法，把医生和神经科学家从伦理困境中解救了出来。

1848 年，在佛蒙特州铁路建筑工地上，突然发生了一起意外事故。铁路工人菲尼尔斯·盖奇（Phineas Gage）是拉兰特和惠灵顿铁路段的工人领班，正值 25 岁的青年时期。施工过程中，他在岩石孔洞中塞满黑色火药，放入引信，填上沙子。用铁棍夯实时，激起的火花引爆了洞中的火药，铁棍瞬间穿过他的左侧脸颊，洞穿颅脑后从头顶飞出。爆炸冲击力将他的身体抛在近 30 m 之外。但他并没有当场死去，当医生赶到现场时，他甚至对医生说："这下可有您忙的了。"

在经历了 2 周反复的躁狂之后，盖奇的肢体力量有了显著恢复，不到 1 个月就能下地行走了。大难不死，盖奇成了知名人物，并在全美进行了一段时期的巡演。随着时间的推移，人们注意到了他的变化。他经常忘记一些社会禁忌，行为举止异常。他曾经乐于合作而友善，现在却变得专横、傲慢、优柔寡断、顽固、对旁人漠不关心，最终成为孤家寡人。巡演结束后，他定居下来，成为了马车夫。1860 年，他开始出现癫痫抽搐症状，这使得他无法继续工作，几个月后便去世了。去世时，并没有人对他进行尸检，直到 6 年后，才有人研究了他的颅骨，显示前额叶遭受了严重损伤。

盖奇事件后，有很多触目惊心的脑损伤案例被报道出来。这些案例表明了一致的观点：前额叶皮质与呼吸、心跳、体温调节等基本生存能力及感觉或运动无关，但却与个性相关。也就是说，它不负责基本生存，而是高级心智的中心，前额叶皮质受损意味着心智受损。盖奇损失了前额叶，发生了人格改变，同时也证明了大脑在遭受损伤后有惊人的恢复能力。

荒谬的大脑研究

19 世纪欧洲的人类学研究是一个全新的领域，这是一门欧洲人研究欧洲以外原始人、野人、简单人的学问。航海开阔了视野，人类学为殖民者、传教士、旅游者服务，遵循根深蒂固的殖民主义规则，认为人类是演化的最高成就，西欧人是人类演化的顶峰。欧洲人对欧洲以外的非洲人、印第安人及其他人类群体存有深深的种族歧视，这也体现在脑科学研究中。

由于那个时代的科学尚处于启蒙时期，很多假设都充满了偏差和谬误。卡尔·冯·林奈（Carl von Linné）因创立生物分类系统而闻名于世。在他的著作中，科学和种族主义水乳交融。他将人类划分为 4 个人种：欧罗巴人种、美洲人种、亚洲人种和非洲人种。

当时的生物人类学家带着卡尺测量人类颅骨的尺寸，为此常从坟墓中偷出尸体的头颅。在当时的欧洲，非洲人十分罕见。有些研究者只测量了 1 名非洲男孩和 1 名 20 岁非洲男性的头颅就得出结论：非洲人的头颅比同等年龄的欧洲人小，其外形与黑猩猩相似。

1868年，乔西亚·诺特（Josiah Nott）和乔治·格里登（George Gliddon）发表了一项研究，他们故意歪曲事实，绘制了一系列不真实的黑人头颅解剖图，把黑人的头颅描绘得更像黑猩猩。很多人相信，头颅的体积与受教育程度有关，欧洲人理应拥有更大的头颅。当时的所有研究者都优化了欧洲人的数据，并得出了一个错误结论：欧洲人的头颅比黑人更大，意味着比黑人更聪明。然而，严谨的科学研究一直没有证明大脑的体积与智力高低相关。多祖论者声称，各个大洲的人种由不同祖先演化而来。其中明显暗示欧洲人在进化上更优越。如今，人类学已发生了很大的变化，但仍然是一门危机四伏的学科。

细胞学说和神经元学说

根据化石记录，原核细胞生物在30亿～35亿年前即已出现。生物个体由细胞构成的观点于19世纪30年代才被提出。虽然罗伯特·胡克（Robert Hooke）于1653年绘制了软木塞的细胞结构，但他并不知道这是所有生物的结构基础。

细胞是动植物结构和生命活动的基本单位，这一重大发现最早是由德国植物学家马蒂亚斯·雅各布·施莱登（Matthias Jakob Schleiden）和动物学家西奥多·施旺（Theodor Schwann）在1838至1839年间提出的。1858年，德国科学家鲁道夫·魏尔肖（Rudolf Virchow）发现细胞可通过分裂产生新细胞。细胞学说论证了整个生物界在结构上的统一性以及在进化上的共同起源。施莱登在1838年提出了细胞学说的主要论点"所有植物都是由细胞组成的"，翌年施旺提出"所有动物也是由细胞组成的"，魏尔肖发现所有细胞均来自已经存在的活细胞。至此，建立在3位科学家研究的基础之上，融合其他科学家的发现，细胞学说诞生了。它的基本内容是：任何一个生物体至少含有一个细胞，每一个细胞都由另一个细胞分裂而来。

细胞水平的发现成为探索大脑运行机制的关键。但是，神经组织很难处理，且细胞非常小，即使显微镜能够显示其他组织细胞，也不能显示神经细胞。在外形上，它与其他类型的细胞相去甚远。似乎神经系统是生物细胞构成规则的一个例外，被排除在细胞学说之外。这种状况令人困惑，但也预示着改变神经科学面貌的重大发现即将到来。

人体内任何一种细胞都远小于软木细胞，特别是神经细胞，它们密密麻麻地排列在大脑皮质上，远小于人眼的分辨极限，而且彼此界限不清。在显微镜技术取得重大突破之后，人们才看到了大脑中较大的细胞。神经元的发现不是一次实现的，而是经过3位科学家的独立研究，从而分辨出神经细胞的形态，证明细胞学说也适用于神经系统。

1836年，德国生理学家加布里埃尔·瓦伦丁（Gabriel Wallentin）是第一个描绘神经元的人，但他只看到了细胞核和核仁，表明脑也有细胞结构，不仅是一团白质和灰质。1837年，杨·伊万杰利斯塔·浦肯野（Jan Evangelista Purkinje）在研究小脑时发现了一种巨型细胞，其在显微镜下呈一簇水滴状，现在被称为浦肯野细胞。它存在于小脑中，是最大的神经元，也最容易被观察到。浦肯野绘制的细胞图完美地呈现了这一非凡发现，他画的细胞就像尾巴卷曲分叉的蝌蚪。

浦肯野没有看到树突，因为它太小了，尚看不见。神经元的清晰形态及相互连接沟通的结构成为继神经元发现以来最令人迷惑的问题。科学家们试图研发新的技术，以便在大脑组织模糊不清的背景中将单个神经细胞显示出来。他们展开了激烈竞争，捷足先登者将会闻名于世。

一项重大突破发生在1873年。意大利解剖学家卡米洛·高尔基（Camillo Golgi）发明了选择性显示神经细胞的银染法（现被称为高尔基法）。1872年，高尔基在米兰的一家医院担任住院医师。闲暇时，他总是往医院的厨房跑，不是为了吃东西，而是要加热染料，研发染色技术。当时，人们常用铬银来固定大脑标本，而他用铬银的一种盐——铬酸盐来固定。然后在标本中加入硝酸盐，出现的结果有如神助。他意外发现废液缸中的一块鸟脑组织出现了不一样的颜色，而且一些神经细胞完整地显影了。其原理实际上是一个简单的化学反应，即铬酸盐与硝酸银反应生成黑色的铬酸银沉淀，神经元因其嗜银性而沉积其中。

出于至今仍不清楚的原因，高尔基法只能使标本中5%的细胞染色，剩下的细胞无法呈现。那些着色的细胞相互分开，在黄色背景下显示为黑色。由于只有小部分神经元能够被上色现身，因此才能清晰地显示它的结构，还可以观察到细胞内部的微小细胞器结构，其中一种以高尔基的名字命名，即高尔基体。

在高尔基提出其伟大发现的25年后，细胞之间的连接方式也被发现。

如果仅把高尔基作为一种染色技术的创始人看待，而忽视他在神经科学进步方面的巨大贡献，那是不公正的。

了解神经元的结构并没有帮助高尔基理解它的功能。他认为树突的作用是提供营养。他观察到灰质中有一个非常复杂的轴突网络便得出结论：轴突缠绕成连续的网状结构。出于网络的连通性，他不支持脑功能定位的观点。当一个感觉信号传入大脑，就会进入一个区域（即一个网络中），而不是一点。那里所有的信号均互相连通，因此精细的定位似乎不大可能。于是，树突和轴突的网状结构似乎成了大脑的标准模型。但是，科学进步依赖于批判精神。一些研究动物的生理学家发现了与融合网状结构不一样的结果，他们发现神经元和其他细胞一样是独立的细胞，联网并非连体。独立神经元的概念支持了脑功能定位的设想。

在神经元如何工作的问题上，真正的突破来自于西班牙解剖学家圣地亚哥·拉蒙·卡哈尔（Santiago Ramón y Cajal）。从19世纪80年代开始，他对神经系统的结构进行了详细的观察和描述。他在神经组织的退化、再生、可塑性方面的观点为我们理解大脑的结构和功能提供了学术框架，因而被誉为神经科学之父。卡哈尔进行了大量系统的观察，并于1904年出版了《人和脊椎动物神经系统组织学》，确认了神经结构不是一团胞质互相连通的神经元合胞体，而是由许多互相分开且边界明确的细胞组成。

在小脑研究中，卡哈尔发现了蓝细胞轴突和浦肯野细胞体之间的间隙，为神经元是单个细胞找到了很好的证据。如果一个神经元被切断，则变性不会扩散到这个神经元以外，而如果神经元是融合在一起的合胞体，变性则会扩散。

神经元学说的发展是基于卡哈尔的研究。其主要内容是：神经系统由独立的神经细胞组成，神经元由胞体、树突和轴突组成，是神经系统基本的信息处理单位。这一著名论述成为神经元学说的第一原则。

卡哈尔为神经网的整体说画上了句号，同时让人们从现代意义上认识了神经元。他采用高尔基染色法以显微镜研究大脑，研究了鸟类的小脑，其神经元特别巨大，便于观察。卡哈尔确定，神经信号总是沿着一个固定方向在神经细胞之间传递，而且感觉神经的轴突总是朝向大脑，运动神经轴突总是远离大脑。即感觉神经将感觉信息传向大脑，而运动神经将大脑的指令传向身体各处。由此得出结论：神经细胞依靠轴突传递信息，神经信号的传递是单向性的。这一观点否定了信号可以在神经网中朝各个方向任意流动的假设。

高尔基偏爱网状脑模型的一个原因是，他的染色对有髓神经无效，这使得追踪单个神经元变得不可能，而卡哈尔改进了高尔基的染色技术。此外，高尔基只研究人体，而卡哈尔除人体外还研究不同的动物，并发现鸟类脑中有更多的无髓细胞。

我们通常要么借助比喻、要么借助机制理解事物。卡哈尔就将神经元比喻为一个自治州，而高尔基的比喻是各个小国应该形成一个联邦国家。高尔基的看法有情感因素的成分。因为意大利在19世纪70年代才实现统一，此前经历了数十年的分裂，这对他的内心影响巨大。卡哈尔认为文明应该独立而各具特色，这与他神经元自治州的比喻如出一辙。

卡哈尔与高尔基生活在同一个时代。尽管高尔基和卡哈尔于1906年共同分享了诺贝尔生理学或医学奖，但他们的观点是对立的。高尔基坚信他看到的不是分离的神经细胞，并坚信树突的作用就是补给营养。他强烈反对卡哈尔的观点，还对卡哈尔利用自己发现的染色方法获得荣誉深感不满。

发现神经胶质细胞

神经元的发现对理解大脑具有划时代的意义。1858年，一类新的神经细胞——神经胶质细胞被发现。鲁道夫·魏尔肖最初认为胶质细胞是"黏合剂"，有固定神经元的作用。这种观点一直延续了150年之久。

19世纪30年代，细胞生物学的奠基人西奥多·施旺在总结新发现的各种细胞时观察到，不同动物的神经细胞是相同的。神经轴突周围环绕着数量众多的少突胶质细胞，它们在轴突上形成脂质包绕，帮助神经信号在轴突上传导。这种脂质外膜被称为髓鞘。

胶质细胞也有突起，但无树突和轴突之分，不产生动作电位，广泛分布于中枢和周围神经系统。它们通过化学物质相互交流，这一点与依靠电信号交流的神经元不同。神经元与胶质细胞之间如何协调工作是当前神经科学的热点。

目前认为，胶质细胞具有以下作用：①通过缝隙连接形成三维网状结构，支持神经元和神经纤维。②清除神经损伤碎片、填充缺损而形成胶质瘢痕，发挥修复再生的作用。③星形胶质细胞可利用其突起连接毛细血管和神经元，运输营养物质，排出代谢产物。④星形胶质细胞可分泌营养因子，维持神经元的生长发育和分化。⑤参与神经递质的代谢和跨膜信号传导，调节神经元活动。

大多数研究估计，神经元与胶质细胞的总数相当，但在大脑皮质中，胶质细胞的数量约是神经元的 3 倍。

突触的命名

英国神经科学家查尔斯·斯科特·谢灵顿（Charles Scott Sherrington）首次提出突触的概念，他也因此与高尔基、卡哈尔共同分享了 1906 年的诺贝尔生理学或医学奖。1897 年，谢灵顿爵士曾写过这样一段著名的话：

> 如果神经元之间的传导元素是液态形式的，如果神经元之间的连接处并不存在一个细胞传导部分与另一个细胞传导部分直接融合……那么在细胞连接处一定会有一个分离面。尽管在显微镜下，我们甚至连一层膜性结构都未能观察到，但单凭细胞之间没有融合这一事实就暗示了细胞之间存在着分离（引自 Tom Jackson. Neuroscience：An Illustrated History of the Brain. Shelter Harbor Press，2020）。

谢灵顿将两个神经细胞之间的间隙连接命名为突触。直到 20 世纪 30 年代有了更为先进的显微镜，这一间隙才显现出来。但神经元之间的化学机制仍旧是一个谜，科学家们随后又花费了 25 年的心血才终于探明了它的玄机。

心理疾病患者拥有健康大脑

19 世纪末，大脑探索有了新发展。人们认识到，有心理疾病的人也拥有健康的大脑，至少从神经解剖学的角度来看是这样。

奥地利精神病学家西格蒙德·弗洛伊德（Sigmund Freud）是人类历史上第一位精神分析学家，他的理论改变了西方思想体系。意识层次理论堪称理论经典，至今仍然是理解意识现象的基准和框架。

弗洛伊德认为，心理疾病的根源是欲望和记忆。由于这些欲望和记忆太令人烦恼，患者就将它们禁锢在潜意识里。但它们力量强大，总会找到突破口从藏身之处溜出来，引起心理症状。因此，他的治疗方法是通过谈话实现精神宣泄，净化心灵。

根据这一理论，心理疾病是潜意识的释放，而不是大脑的器质性变化。也就是说，大脑看上去是健康的。其实，这里所说的"健康"是在解剖学层面上考虑的。从微观或分子层面来看，或者从连接组的角度来看，心理疾病应该伴随着大脑的变化。明确精神疾病的大脑结构异常似乎为时尚早，一个原因是受到技术限制，另一个原因是每个大脑中都存在错误连接，有没有标准大脑作为参照系？

神经电的化学性质

19 世纪末，神经系统的研究确立了两个原则，一是神经携带某种形式的电脉冲；二是中枢神经系统存在大量神经元，而神经元与机体感觉器官和运动器官之间的连接密度不高。

关于神经细胞之间的信息传递，大体上有两种看法。一种赞成机械模型，认为可以通过观察神经细胞之间的细微间隙，发现神经冲动是如何从一个神经元传递到另一个神经元的。另一种赞成精神模型，认为神经中存在精神或灵魂，倾向于接受电在其中扮演重要角色。在那个时代，电还无法经由物理学解释，是像"气"一样的神秘存在。机械模型的支持者试图寻找一种化学传递方式来解释神经传导的奥秘。

对这种化学传递方式的了解开始于箭毒。箭毒是一种涂抹在箭矢或标枪、飞镖上的有毒物质，其毒性迅猛，常被土著人用于狩猎。南美土著通常从防己科植物软骨树（Chondrodendron）中提取狩猎用的箭毒。被带毒的箭射伤的动物会出现瘫痪，然后死于窒息。1844 年，法国生理学家克劳德·伯纳德（Claude Bernard）指出，箭毒可阻碍运动神经传导。他的学生进一步证明，箭毒在神经肌肉的连接处起作用。这一机制提示存在神经冲动跨过间隙传递的化学过程。

箭毒并不是影响神经肌肉的常见化学物质。1901 年，英国生理学家约翰·兰利（John Langley）发现，电刺激交感神经与注射肾上腺素（一种由肾上腺分泌的普通化学物质）的作用相同。1905 年，英国生理学家托马斯·莱顿·埃利奥特（Thomas Renton Elliott）发现，刺激交感神经会导致其末端释放肾上腺素，并在交感神经与血管平滑肌的间隙发挥作用，造成血管平滑肌收缩、血压升高。显然，这是一种电冲动转化为化学物质，再由化学物质传递信息的方式。这种认识是全新的、革命性的。

探测大脑之谜的脑电图

1875 年，英国医生理查德·卡顿（Richard Caton）是第一个测量脑电波以窥探脑活动的人。他的老师大卫·费瑞尔曾用电刺激狗和兔的运动皮质，发现机体会产生特定部位的运动，而破坏皮质会造成机体相应部位瘫痪。卡顿另出一端，在动物运动时，测量其脑部电活动。

卡顿将活体兔或猴的颅骨打开，并检测到其大脑表面微弱的电场。他还将电极固定在兔脑中负责移动眼睑的部位，向兔眼照射一束强光，随之记录到了大脑自发产生的电波。这是一项革命性的发现。随后，他又将电线与动物大脑相连，同步检测它们走路、喝水、进食时的脑电波，以便找出哪些脑区参与了特定活动。他发表了自己的研究成果，但却遭到科学界的忽视。这种情况很常见，特别是当研究结果是通过残忍的方式获得时。

1890 年，波兰人阿道夫·贝克（Adolf Beck）在动物大脑内植入电极，并以不同的方式刺激动物，观察到身体刺激可以引起大脑的电信号改变。经过反复记录，他识别出一种具有某种固定节律的电波动，这是第一种被确认的脑电波。

1903 年，心电图仪被发明。1929 年，德国精神病学家汉斯·伯杰（Hans Berger）取得了一项重大成就，他效仿心电图发明了脑电图，并描记了大量的 α 波。

伯杰的成就与 19 世纪的伟大科学发现以及一场事故有关。

从 19 世纪 60 年代起，能量守恒定律成为自然科学的基石。将这一原理应用到神经科学中是自然而然的。德国神经心理学家西奥多·迈耶特认为，灵魂也是一种能量，并相信躯体与灵魂之间也存在能量守恒。就思想而言，当大脑的某一区域开始思考时，这一区域的能量增加，而其他区域则要损失能量，否则将违背能量守恒定律。脑血流分布的事实支持了这一观点。迈耶特等认为，当大脑工作时，能量表现为热、电、精神能量三种形式。

一场事故改变了伯杰的一生。大学期间，他退学入伍。在一次演习中，他从马背上摔下来，差点被一辆炮车碾死，但很幸运，炮车停了下来。他的家人对此一无所知，但在当天晚上，他收到了父亲询问安全的电报。原来，伯杰的姐姐在事故发生的那一刻感到无比恐慌，坚持要父亲写信给伯杰，确认他是否安全。这件事给伯杰留下了深刻印象，他确信当时他和姐姐之间产生了心灵感应。受此影响，他开始从事精神病学工作，后来偶然发现了迈耶特的研究，便选择探索大脑密码，以便揭开心灵感应的奥秘。

在此后的30年中，伯杰执着于脑能量守恒的实验，这看上去似乎毫无希望。他从流向脑的血液入手，研究脑代谢能量转化为热、电、精神能量的过程。他收集了一些做过开颅手术的病例。其中一位年轻人为了从颅内取出一颗子弹而进行了两次手术，在颅骨上留下了一个大洞。伯杰做了一个装满水的橡胶帽子，把它戴在该病例头上并固定好，再连接到一个压强变化测量仪器上，同时测量其手臂血压。随后，给予研究对象愉快和不愉快的精神冲击，比较脑血流量和手臂血流量的变化。发现脑血流随着愉快感的增加而增加，随着不愉快感的减少而减少。这证实了迈耶特的论点，也是一个有趣的开始，但并未触及问题的核心。伯杰独自做了大量实验，没有人知道他在干什么。他记录了数百次正常大脑和受损大脑的电波，识别出了脑功能活动的波形与皮质代谢活动时产生的小波，但并未命名。

脑电图至今仍是临床及科研工作中不可或缺的工具。α 波每秒起伏20次，是人处于放松状态、闭上双眼休息时的脑电波；开始思考时，会产生 β 波，其比 α 波更不规则，形态较尖锐；长而慢的 δ 波与睡眠相关；γ 波在意识觉醒时出现。医学上主要通过记录皮质细胞群的电活动来识别癫痫的异常放电模式。当抽搐发作时，脑电图上大脑的电活动会变得一团糟。

尽管脑成像技术更加进步，但就癫痫而言，脑电图十分对路，就像心电图之于心律失常一样。自20世纪30年代以来，脑电图彻底改变了神经科学。

绘制大脑地图

细胞分化形成了形态、结构、功能不同的细胞群，人们将形态相似、结构和功能相同的细胞群归为一类组织。因此，对机体各种组织、器官、系统的划分，根本上还是来源于细胞的生理功能。大脑虽然看起来没有明显的内部构造，除脑室外，实质似乎是均匀的。但20世纪初期发展起来的细胞构筑学发现，大脑皮质的功能区在结构上存在差异。

细胞构筑学的兴起产生了一批颇有声名的解剖学家。他们采用染色法显示覆盖在大脑表面的皮质，包括深陷在脑沟中的皮质层，并依据神经细胞的排列、形态及构成比例，找出了皮质（面积相当于一张展开的报纸）上分布的不同功能区及其清晰的边界。

每个研究者都有各自遵循的标准，他们所绘制的大脑图谱各有千秋，有人在大脑皮质上划分出了200多个区域。迄今为止，神经科学家们普遍接受的是德国神经科医生科比尼安·布罗德曼（Korbinian Brodmann）于1909年绘制的脑功能分区图。他的分区系统包括左右半球各52个区域（图2.2），其中一些区域后来已被细分。

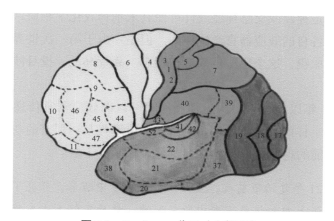

图2.2 Brodmann分区（左侧面）

Brodmann分区是一个根据神经细胞结构将大脑皮质划分为一系列解剖区域的系统。神经解剖学中的神经细胞结构是指在染色的脑组织中观察到的神经元的组织方式，即其形态、排列和分布方式。

Brodmann脑功能分区不断得到实验的验证，这些实验技术包括损毁法、皮质电刺激和脑成像技术。Brodmann分区对不同脑区进行编号有助于科学家之间的交流，如17区是指初级视觉皮质，41～42为听觉区，44～45区为布罗卡区，39～40为韦尼克区，如此等等。

从物种差异来讲，同一编号的脑区在不同物种间并不一定代表相似的区域。哺乳动物有大脑皮质，但其发达和完善程度远远不及人类。

蛙心实验和神经递质

德国科学家奥托·洛维（Otto Loewi）进行了著名的蛙心实验，发现了神经递质，并因此与亨利·哈利特·戴尔（Henry Hallett Dale）分享了1936年的诺贝尔生理学或医学奖。

尽管谢灵顿的突触概念受到广泛认同，但神经信号如何跨过两个神经元之间的间隙一直是一个谜，洛维的蛙心实验回答了这一至关重要的问题。

1902年是洛维一生中关键的一年。他在伦敦大学学院的Ernest Starling实验室度过了几个月。在那里结识了戴尔，并遇到了托马斯·伦顿·艾略特（Thomas Renton Elliott），他是发现刺激交感神经的作用与注射肾上腺素相似的年轻生理学家。艾略特的研究让洛维深受启发，他联想到：刺激迷走神经或交感神经或许可使其末梢释放化学物质，以传递神经冲动，并对各自的效应器官产生作用。但是，由于第一次世界大战，洛维当时在军中服役，这个想法也渐渐被淡忘。兵荒马乱，投身沙场，就不会考虑太多。

在1921年以前，人们认为神经冲动可以向效应器官传递信息，而冲动的性质是一样的，这难以理解刺激神经可增强某一器官的功能，却降低另一器官功能的现象。1921年3月，洛维做了一个梦。

> 1921年复活节前夜，星期六，我从梦中醒来，开亮了灯，在一小片纸上匆匆记录下梦中所想到的，然后又躺下进入梦乡。第二天早晨6点钟起床后，我想起夜间曾写下一些很重要的东西，但由于字迹太潦草，无法辨认。我感到十分沮丧。但是，第三天凌晨3点钟，这个想法又出现在梦中。这是一个实验设计，目的是验证我在17年前所设想的那个化学传递假说是否正确。醒后，我立即起床，直奔实验室，按照梦中的设计用蛙心完成了这个简单实验。

蛙心实验的要点是将两个蛙心分离出来，第一个连着神经，第二个切断神经。刺激第一个蛙心的迷走神经，直至心脏停止跳动；随即将心脏周围的液体转移到第二个蛙心中，后者的跳动也慢了下来，就像刺激了迷走神经一样。

这一结果无可置疑地表明，神经并不直接支配心脏，而是通过神经末梢释放化学物质的方式调节心脏功能。此后，经过戴尔和洛维的深入研究，终于揭示了迷走神经释放的物质是乙酰胆碱（Ach）。所有神经和肌肉之间形成的突触都能释放乙酰胆碱。

阿尔弗雷德·贝恩哈德·诺贝尔（Alfred Bernhard Nobel）曾说，运气通常照顾深思熟虑者。洛维的成功既是深思熟虑的结果，也离不开运气。他正确地选择了有抑制性迷走神经和兴奋性交感神经的青蛙作为实验对象。同时，他在迷走神经占主导地位的冬季进行实验。他的实验室温度很低，分解乙酰胆碱的酶起效缓慢，这使得实验进程中仍有足量的未被分解的乙酰胆碱可以作用于第二颗蛙心。如果是在温度较高的季节做同样的实验，也许就不会成功。神经递质就这样从化学物质中现形了。

神经冲动本质的发现

在生物细胞中，一类有冲动性，另一类无冲动性。可冲动细胞是可以自主产生动作电位或把化学信号转化为动作电位的细胞，包括动物的神经元、肌细胞，以及植物中的丽藻属、含羞草和部分食虫植物的叶细胞等。

细胞产生的电与物理学的电流不同。细胞电位的产生依赖于正离子和负离子。神经信号源于离子通过神经元细胞膜上的离子通道。离子实际上是带正电荷或负电荷的分子，而不是电线中的电子。当神经元静息时，细胞膜内外的正离子和负离子数量存在差异，膜外钠离子（Na^+）浓度高于膜内，造成膜内外电位差，Na^+ 有向膜内扩散的趋势。静息态神经元总体带负电荷，细胞外液体带正电荷，因此细胞被极化。这种状态被称为静息电位。医学将"平衡"视为健康的标志，而实际上，"不平衡"才是生命的本质。

离子跨膜运动由细胞膜上有空间结构的蛋白质调控，这些蛋白质被称为"离子通道""泵"或"门"。离子只能通过这些点位穿越细胞膜。一旦离子流动，膜的极性就会改变，动作电位才能产生。

电流沿轴突移动的想法是由路易吉·加尔瓦尼（Luigi Galvani）在 18 世纪提出的。生理学家托马斯·亨利·赫胥黎（Thomas Henry Huxley）和艾伦·劳埃德·霍奇金（Alan Lloyd Hodgkin）利用乌贼的巨大神经轴突进行了开创性的研究。大西洋枪乌贼的神经轴突直径约 1 mm，称得上巨大，用肉眼都可以轻松分辨，如果从一端沿着长轴方向插入一根直径为 100 μm 的电极，对这种轴突的正常功能几乎没有影响。1939 年，霍奇金在枪乌贼的神经轴突上测量了静息电位。他通过一个细胞内电极与另一个置于细胞外的电极，精确地测出了跨膜电位。霍奇金和赫胥黎不仅测量了静息电位，也明确了动作电位的发生过程。

如果对轴突一端施加一个小的电刺激，那么细胞膜两侧的电位差会出现小的波动，但很快便恢复正常，就像没发生过一样。如果施加一个足够大的电刺激，使膜电位差从 -70 mV 上升到 -55 mV，这时钠离子通道会突然门洞大开，细胞外的 Na^+ 涌入细胞内，造成膜两侧的电位差从 -70 mV 一跃而升到 $+20$ mV。经过一个小的延迟，细胞膜上的钾离子通道开放，细胞内高浓度的 K^+ 涌向浓度很低的细胞外，使电位差一落千丈，不仅达到 -70 mV，甚至继续下降到 -90 mV。由于电压下降，钠离子通道关闭，钾离子通道随之关闭，膜电位恢复到 -70 mV。一个电脉冲即动作电位完成了（图 2.3）。这一过程不能自行维持，需要能量消耗。

霍奇金和赫胥黎对神经传导的研究开创了神经生理学研究的新领域，他们在 1963 年分享了诺贝尔生理学或医学奖。到 20 世纪末，人们已经对神经传导机制有了基本的了解。信息以神经冲动的形式沿着神经元传递，

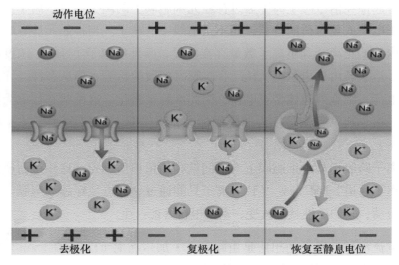

图 2.3 动作电位粒子流。箭头显示 Na^+ 流入，K^+ 流出，钠钾泵启动

带电离子产生电；神经递质跨过突触间隙传递信息，在下一个神经元转回电脉冲。虽然神经冲动是以电的形式，但并不是以光速传递，它在轴突上的最快传导速度为 120 m/s。

额叶切除术突显额叶功能

20 世纪中期，有一种闻名全球的脑外科手术，曾因残害了成千上万人而臭名昭著，它就是额叶切除术。这种手术通过破坏额叶和大脑其他部分的联系来治疗精神病。手术的创始人是葡萄牙神经科学家安东尼奥·埃加斯·莫尼兹（António Egas Moniz）。他不是一名外科医生，而且他的手因痛风而残疾，因此手术由其助手佩德罗·阿尔梅达·利马（Pedro Almeida Lima）来操作。莫尼兹因这项工作获得 1949 年的诺贝尔奖，成为诺贝尔奖授奖史上的重大污点。

1923 年，美国医生沃尔特·丹迪（Walter E. Dandy）创立了大脑半球切除术来治疗癫痫。实际上，破坏大脑皮质的手术在 19 世纪 80 年代就已经开始了。欧洲医生戈特利布·伯克哈特（Gottlieb Burckhardt）做了最早的一批神经外科手术。伯克哈特的手术因过于野蛮而遭到同行耻笑。尽管如此，额叶可以从大脑分割出去的观念还是让莫尼兹感到鼓舞。他相信，这种方法能使当时尚无治疗手段的精神分裂患者摆脱苦难。他在狗身上做实验，切断其连接额叶的神经，发现这能让狗变得安静。

1935 年，美国神经学家约翰·富尔顿（John Fulton）展示了两只黑猩猩。这两个家伙此前极具挑战性，但在全脑叶切除术后变得平静下来，似乎也更加快乐了。莫尼兹大受启发，于是决定在患者身上尝试这种手术。他的神经学假设是：精神病患者的大脑形成了固定但不健康的神经通路，导致了强迫性想法，只有破坏脑中的连接才能打破这种状况。他认为脑会重新适应，建立新的连接，变得更加健康。

1935 年，第一例手术在里斯本的一家医院进行。首位手术对象是一名精神病女性。他们在患者头颅上钻了两个洞，并向她的额叶皮质泵入酒精，以破坏额叶与其他脑区的连接纤维。在 8 次手术后，疗效有限，他们为此感到沮丧。于是决定改进手术方法。改进后的方法是向颅洞中插入一根 8 cm 长的针头，并不停地搅动，以破坏神经。空芯针头还可以掏空额叶的几个区域，同时吸走某些部分以达到切断神经的目的。这些操作都是不可见的，也就是说，并不清楚他们究竟破坏了哪些区域。他们只是在颅骨上钻孔然后估计哪里该掏、哪里该切。

莫尼兹发现，被切除了部分额叶的精神病患者如同实施了类似手术的黑猩猩一样，变得温驯、听话，失去了攻击性。他发表了自己的研究成果，宣称那些曾经造成严重家庭负担的、暴力的或有自杀倾向的患者，在接受手术后都明显安静了下来。他还强调："这是一切其他治疗手段都不奏效之后的最终手段。"

在 1937 年的论文中，莫尼兹提到一个案例，一位里斯本妇女跟随丈夫到刚果，她很不开心，变得"难以操持家务"，所以她的丈夫不顾她的反对强行送她独自回里斯本。慢慢地，她变得很难过，总是"预料恐怖的事情"以及"相信人们会杀害她"。在接受额叶切除术后，她被治愈了，"虽然可能变得有点沉默"。在莫尼兹的推动下，额叶切除术成为 20 世纪 40—50 年代精神病院的标准疗法。

1936 年，沃尔特·弗里曼（Walter Freeman）将这项技术引进美国。弗里曼的理解是：精神病是由超负荷情绪引起的，只要切断神经，减轻情绪负担，就可以让患者平静下来。他热情高涨而又行动高效，操作还带有表演性质。

弗里曼改良了莫尼兹的手术方法，发明了冰锥疗法，不需要在头上钻孔。而使用全身麻醉或电击使患者失去知觉，然后将一根像冰锥一样的冰针插入眼球上方的眼窝，用木槌打入大脑。他小心地掌握好角度和深度，然后移动尖锋，破坏额叶连接。接着在另一只眼睛上实施同样的操作。有时，为了表演，他会同时在两只眼睛上做手术。1967 年，一名女性患者在第 3 次接受这种手术时发生脑出血死亡，弗里曼的手术因此被禁止。他实施了约 2500 例手术，有时一天做 25 次，每次只需 10 min。

20 世纪 40—50 年代，美国、欧洲接受额叶切除术的患者约有 7 万人，包括精神分裂症和抑郁症等各类精神疾病患者，有时会用于治疗被贴上"困难"标签的儿童，甚至被用来治疗慢性疼痛。阿根廷总统胡安·庇隆（Juan Perón）的妻子为了控制癌症疼痛而被切除了额叶。

弗里曼声名鹊起，美国总统约翰·肯尼迪（John F. Kennedy）就曾要求他为自己患有认知障碍的姐姐玛丽进行治疗。她于 1941 年接受了手术，结果导致彻底失去了行动能力和语言能力，生活完全不能自理。在弗里曼做过的 2500 多例手术中，死亡率竟高达 14%。也有成功的案例，如他的第 1 位患者艾伦，患有严重的抑郁症，并有自残倾向，经过额叶切除手术，他的自残倾向和抑郁倾向均消失了，变得十分温顺、平静且听话。

弗里曼的炙手可热引起了一些医生与患者的抗议。他们认为手术只不过是将患者变成"完美的"植物人，比其他精神病患者更容易照看。可是，真的应该因为患有精神病就去扼杀他们思考与自主生存的权利吗？额叶切除术会导致患者失去思维能力和自主能力，不能决定任何事情，几乎变成一具行尸走肉。但精神病患者对于一个家庭来说是极大的负担，即使明知这项技术风险很高，依然有很多家庭趋之若鹜。

人们熟知，大脑半球中额叶所占的体积最大（接近 1/3）。除了后部的运动皮质，额叶本身并不具有专门功能，但负责接收和整合由大脑各部的传入信息和来自机体内外的各类信息，分析信息的意义，进行创造性的逻辑思维，形成新信息。这些新信息再转化为具体行为、理解、记忆和情绪。但那时人们对额叶的具体功能认知不足，根本不知道它的不同区域有哪些功能。

额叶切除术在 20 世纪 50 年代开始失宠，当时已经有了精神药物。但很多患者因手术而永久失去了接受药物治疗的机会。由于其严重的伦理问题，在当时精神病患者遭受虐待的美国和欧洲掀起了巨大风波，最终伦理获胜。政府通过了限制精神病院权利的法律，使精神病患者的生活境遇得以改善。

电休克治疗反应脑认知缺陷

1929 年脑电图问世，人们认识到癫痫其实是由大脑局部异常放电所致，即某处神经元异常发电并向整个大脑扩布。这让人意识到大脑电治疗的合理性，电刺激有大脑的自然生理作为基础。20 世纪 30 年代，出现了电休克治疗（ECT），即电击大脑故意造成癫痫发作，以重启大脑，从而治疗各种精神疾病，尤其是重性抑郁症。

希波克拉底第一个注意到抽搐似乎可以治愈精神病。他观察到疟疾患者的精神状况有所改善，因其主要症状是抽搐。很多个世纪以来，其他人也注意到了同样的情况，人们普遍认为癫痫不可能疯。然而，癫痫患者却被关进精神病院。

从 1917 年起，医师们便试图用制造抽搐来治疗精神疾病。第一个病例是给患者输血感染疟疾，这就是当时流行的"达尔文医学"。1927年，波兰神经生理学家曼弗雷德·萨克（Manfred Suker）发现，给患者注射胰岛素可以治愈精神病。后来，ECT和胰岛素休克治疗便成为精神疾病的常规疗法。

1937年，乌戈·切莱蒂（Ugo Cerletti）和卢乔·比尼（Lucio Bini）将ECT引入临床，此后该方法被广泛应用于精神科，成为治疗精神分裂症的主要手段。20世纪50年代中期，由于抗精神病药和抗抑郁药的广泛应用，ECT的应用大大减少。20世纪60年代，出现了一种新的ECT技术，即改良电休克治疗（无抽搐电休克治疗；MECT），其特点是在治疗前先使用静脉麻醉和肌肉松弛药，再施加电流。这样可以使电流刺激所致的癫痫样电发放只发生在脑内，而不产生全身肌肉抽搐，其疗效与常规ECT相仿，但不会造成骨折、脱位和心脏方面的意外。这使得MECT的适用范围扩大。目前MECT已取代了常规ECT。

ECT曾被滥用，精神病院利用ECT来征服或控制患者，而不是治疗他们。这种虐待在1962年出版的《飞越疯人院》一书中有所提及，引起人们厌恶，一度使ECT声名不佳。

胰岛素休克治疗系通过注射胰岛素造成低血糖性昏迷以治疗精神疾病。这种疗法曾在20世纪30年代中期至50年代初期盛极一时，但是操作复杂、治疗时间长、护理工作量大、医疗费用昂贵，且有可能引起严重并发症。自出现各种抗精神病药以来，其临床应用越来越少，已趋淘汰。

无论是ECT还是胰岛素休克治疗，其机制都不明确，只是一种经验性治疗。我们对大脑的运作机制仍然知之甚少。《科学》杂志在创刊125周年之际发布了125个推动基础研究的科学难题。其中，"精神障碍能否有效诊断和治疗？"仍然是人类面对的重大科学问题。只有了解大脑的运作方式，才有可能攻克精神疾病。

割裂脑研究

大脑自然分成由横向神经纤维胼胝体相连的两个半球，它们是不是互为镜像，没有什么不同呢？这是一本2000多年的糊涂账，可能是因为胼胝体掩盖了大脑半球差异。

在布罗卡之前，人们认为大脑的两个半球各自独立而对等地工作，就像左右眼一样，互为镜像，功能一致，左脑是对右脑的复制，反之亦然。

19 世纪，人们认为精神疾病由大脑两个半球失去平衡所致。当时有一种疗法便是敲击大脑，以恢复两侧半球的平衡状态。这就像是两个连通器中装着光滑的小米粒，敲击可以使米粒在两个连通器之间分布均衡。失衡致病理论在中西方广受欢迎，中医一直认为精神疾病系由阴阳失调、心神惑乱引起。

布罗卡的发现让人们意识到左右脑在功能上存在分工。与布罗卡同一时期，英国神经科学家约翰·休灵斯·杰克逊（John Hughlings Jackson）发现，当右脑损伤后，患者的空间感知会出问题，而左脑相应部位损伤并不会出现类似现象。他还发现，布罗卡失语症患者虽不能正常说话，但仍然可以说出乏味和骂人的言语，这说明情绪性、自发性语言由右脑主导。

19 世纪中叶，法国生理学家皮埃尔·格莱托（Pierre Gretel）和弗朗索瓦·格莱特（François Gullette）主张左脑优先发育，占主导地位，并用大多数人是右利手来申明自己的主张。这一观点在后来得到了强化，以至于人们普遍认为，左脑占优势是"文明和有教养"的标志，而右脑更大是"野蛮和白痴"的特征。左脑是"智慧的、道德的"；而右脑是"愚蠢的、不道德的"，潜藏着人的本能。19 世纪的神经科学家研究了罪犯的头颅，想弄明白这些人道德败坏是否与其右脑异常增大有关。

一想便知，他们一无所获。

美国心理学家罗杰·斯佩里（Roger Sperry）教授通过割裂脑研究证实了大脑不对称性的左右脑分工理论，并因此荣获 1981 年诺贝尔生理学或医学奖。他获奖的消息传来的当天，加州理工学院校长给他的贺词是"斯佩里，谨向阁下大脑的左右两半球一并致贺！"当人们弄清楚了斯佩里获奖的缘由，无不钦佩校长的诙谐和中肯。原来，诺贝尔奖评选委员会宣布斯佩里获奖的主要原因是"发现了大脑左右两半球在功能上的特化，使我们对大脑结构机能有了崭新的认识。"

从另一方面来说，大脑又是对称的，任意两个由胼胝体相连的神经元必须具有相应的功能。按照斯佩里的理论，人的左脑支配右侧躯体的神经和器官，是理解语言的中枢，主要完成语言、分析、逻辑、数学思考、认识和行为。也就是说，左脑进行条理化思维，即逻辑思维。与之不同，右脑支配左侧躯体的神经和器官，是一个没有语言中枢的"哑脑"，但它具有接受音乐的中枢，负责可视的、综合的、几何的、绘画的思考。观赏绘画、欣赏音乐、凭直觉观察事物、总览全局是右脑的优势。左脑更关注细节，右脑多把握整体。

研究还发现，人脑的绝大部分信息储存在右脑中，并在右脑中正确地加以记忆。思考的过程是左脑一边观察提取右脑所描绘的图像，一边将其符号化、语言化。换言之，右脑储存的形象信息经左脑进行逻辑处理，变成语言的、数字的信息。左脑的记忆回路是低速记忆，而右脑是高速记忆，过目不忘，让人惊叹。

胼胝体是脑内最大的纤维系统，由2亿根神经纤维组成。20世纪60年代初，加州医学院的两位科学家从接受斯佩里分裂脑手术的猴子迅速复原的现象中得到启发，对一些严重癫痫患者试行了切断大脑胼胝体的手术。手术取得了意想不到的效果，癫痫发作时神经的随机电触发不能再从一个半球传到另一个半球，患者的主要心智能力，如语言表达、计算、记忆及性格等竟然令人惊异的完好。于是有人发问：经过亿万年进化而来的胼胝体，难道就没有什么重要的功能吗？

斯佩里的研究开始于20世纪50年代。他利用切断了胼胝体的割裂脑患者进行了一系列心理测试，揭示了大脑两个半球高度特化的功能。例如，让割裂脑患者只用左眼看一个图像，他不能说出看到的东西是什么，因为右侧的视觉中枢和左侧的语言中枢无法进行沟通。

斯佩里的发现解决了长期悬而未决的科学之谜，突破了许多传统的理论，解释了大脑功能的高度专门化，其研究的意义体现在以下三个方面。

第一，发现了右脑的优势功能，纠正了右脑劣势的观点。他的研究表明，大脑左半球擅长语言和计算，右半球虽不擅说写，但对语言和字义仍有相当的理解。在空间记忆、音乐、艺术、情绪感知诸方面，右脑优于左脑。两种不同心智能力的分工合作，构成完整心智。大脑许多高级功能分布在右脑的新发现使盛行了100多年的左脑优势观念不再成立。

第二，证明胼胝体有功能，纠正了胼胝体无用说。斯佩里的比较实验揭示，大脑左右半球各有独立的知觉、学习和记忆，胼胝体在两半球之间传递信息，而不是像以往认为的那样，只是脑的支持物。

第三，提出意识的分离和统一，否定右半球无意识。斯佩里发现分离的两个半球各具认知能力，似乎每一侧都有自己的意识状态，每一侧与另一侧的意识经验既是断开的，又能形成统一意识。

意识本质是脑科学的边界

意识不仅是一个难题，实际上是一个千古谜团，至今没有任何解开的迹象。它是一种经验，没有哪一种科学知识可以描述其主观方面。作为万物之灵长，人类的智慧何其优雅，才能何其博大，探索何其广阔，怎能放过自然的蛛丝马迹，而让意识一直是一个谜题呢？

著名的心脑关系问题困扰了人类几千年，最广为人知的观点无疑是二元论。该观点认为身体和心理是独立的存在，当一个人的灵魂四处游荡时，他的身体却躺在床上睡觉。身体和灵魂分开的最远距离与文化有关，如中国人认为是十万八千里。法国哲学家勒内·笛卡尔（René Descartes）是最著名的二元论者，为了让灵魂和肉体有一个碰面的地方，他找到了松果体这个位于大脑中轴线上的单一结构。经验使我们自然而然地认为脑和心理是不同的，但是，几乎所有哲学家和神经科学家都反对二元论。反对意见集中在一点上，即二元论违背了物质和能量守恒定律。大爆炸以来，宇宙中只有物质和能量，能量可以转化为物质，物质可以转化为能量。灵魂不是能量，它不能引发任何事情，也不能推动任何运动，更不能转化为物质。代替二元论的是一元论，其有各种形式。一种是唯物主义，它的观点是所有存在都以物质的形式呈现，以精神为基础的大众心理学在根本上是错误的。另一种是唯心主义，它认为心理才是真正存在的东西，如果没有心理去感知，物质世界将无所谓有无。还有一种同一性观点，它认为一种心理过程对应一种大脑活动模式，所有的心理经验都对应一种大脑活动，但心理学和脑科学的术语体系不同，表述方式各异，类似于一事各表。例如，心理学家一提到模仿，脑科学家就会想到镜像神经元，两者的表述听起来大相径庭，但他们并没有南辕北辙，而是在交流同一现象。

我们把一元论作为一种最合理的假设对待。您将发现本书中始终是一种经验和一种大脑活动共同出现，任何大脑区域的刺激都会引发经验，任何经验都会伴随着大脑活动，没有大脑活动就没有心理活动。大脑的电活动一旦停止，心理活动就只能交由灵魂负责，交给神学处理。如果想使用"心理"这个词，就必须是一个一元论者，不能是灵魂心理学的信徒。如果用"心理"指代既不是物质也不是能量的东西，心理学家和哲学家将会联合起来发难。看起来是这样一种局面：一元论坐讲堂，二元论坐教堂。

由于实验无法证明意识存在，便不能确定其他人有意识，唯我主义者认为只有"我"有意识。幸亏唯我主义者坚信其他人都是机器人，认为任何人都是错误的，这使得他们无法抱成团体，否则非得闹个天翻地覆不可，因为很难找到科学证据去反驳他们，且很多唯我主义者位处科学界。既然不能通过科学解答其他个体是否有意识这个疑问，为什么大多数人不是唯我主义者呢？因为人们通过类比来解决问题，这是认识事物的原始方法。从长相、一举一动到言语神色，其他人跟"我"十分相似，可以将心比心，了解他们的意识状态，即通过类比解决"他心问题"。

意识研究至今被认为是非科学的行径是由于科学方法的局限。鉴于此，美国脑计划将重点放在研发新技术上，即发展新工具，如电子探针、光学探针、光遗传学、功能化纳米粒子、合成生物学等技术。虽然我们早已从"感官理解自然，解释全靠神灵"的时代走了出来，但现代科学深度依赖实验方法，人们利用感官及其延伸设备（显微镜、望远镜）观察物理世界，回避心智世界，对物理定律之外的现象较少投以关注的目光。人类虽然在大脑进化上无比成功，但在智识上仍然没有达到理解自身的水平。弗朗西斯·培根（Francis Bacon）曾经否定了仅靠逻辑思维了解自然的思想体系，倡导实验，推动了自然科学的巨大进步。但实验方法的局限性限制了脑科学研究，我们期待全新的自然探索系统的创生。

尽管如此，意识研究已成为全部宇宙议题中一个魅力四射的领域。科学家再也不用担心一提及"意识"就让自己瞬间消失在科学视野之外，这全然仰仗于量子力学的加持。

量子力学于19世纪的最后几年不期而至。当时，似乎所有的问题都可以交由经典物理学解释，但有些问题仍然相当诡异，一派"我行我素、不肯屈服于牛顿爵士"的架势。例如，太阳和篝火都被认为是火，但太阳能晒黑皮肤，而篝火即使再热也不会如此。为何会这样呢？直到1920年，亚瑟·斯坦利·爱丁顿（Arthur Stanley Eddington）才解释了核聚变是太阳光的真正来源，它可以产生紫外线让皮肤变黑，而篝火却不能。这一问题的真正答案与电子有关。

一提到电子，人们总会想象它像行星围绕太阳运行一样，绕着原子核在旋转。这似乎是天经地义的事。但事实却是这样的：马克斯·普朗克（Max Karl Ernst Ludwig Planck）设想，电子可以吸收能量，然后以光子的形式辐射出去，其中包含一些紫外线。行星在特定轨道上围绕太阳运行，而电子只能在离散的位置上绕原子运动。因此，电子只能吸收或辐射特定的能量，这种能量被称为量子，也就是把一个电子移动到特定轨道所需的精确能量值。如果电子未能获得足够多的能量，就不能从基态跳跃到激发态能级。当从激发态回落时，就能释放一个光量子。不久之后，普朗克的设想被尼尔斯·亨利克·戴维·玻尔（Niels Henrik David Bohr）证实。

电子的行为非常诡异。当它从可能存在的能量更高的轨道向下回落到一个更接近原子核的轨道时，原子才会发出包含一定能量的光量子，否则不会发光。这是光产生的唯一方式。电子不会出现在精确的、被允许存在的轨道之外的任何中间位置。当它改变位置时，必然会从一个特定的轨道移动到另一个特定的轨道，永远不会出现在两个轨道之间。也就是说，电子变轨时，不会通过两个轨道之间的空间。这正是它的诡异之处。

量子的行为彻底震撼了经典物理学界，没有几个物理学家心甘情愿地接受它。普朗克试图说服那些顽固的怀疑者，但最终放弃了。他很有远见地说道：真理的对手最终会死亡，而习惯它的新一代也终究会成长起来。

不仅如此，光量子的诡异之处还在于它既是粒子，也是波。它是如何存在的，取决于谁在探寻这个问题，其观察方法决定了它以何种形式出现。更让人吃惊的是，这些实体可以存在于两个及两个以上的地方。一系列观察显示，电子和光子按照概率法则行事。一会儿在这儿，一会儿又出现在不太可能的地方。这意味着，它们不喜欢作为一个实际的物体存在于一个真实的空间，并产生真正的运动。它们在被观察到之前并不存在！而这个观察者正是我们的意识，是意识创生了它们。

20世纪的前几十年，经典物理学和常识性定域法则惨遭侵蚀。毕竟，在物体移动过程中，没有通过任何空间，也没有花费哪怕一丁点儿时间。客观这个词也变得让人怀疑，仅仅观察者的意识就可以物化幽灵般的东西。时至今日，物理一元论受到广泛关注，人类世界观正在经历着天翻地覆的变革。

很难从生物学角度理解思想，因此意识在生物学中不是一个很有用的概念，但如果真无用，世界将退回爬虫时代。一些非人物种似乎也有意识，因为它们的行为太过复杂，若假设它们没有意识便无法进行解释。确实，如果你看到猎豹的伏击行为，看到黑猩猩误导其他个体偏离藏有食物地点的正确方向，你就不得不考虑给意识一席之地，除非意识这个词对人和其他动物采取双重标准。而这一点即使在科学界也司空见惯，很多科学家持有双重标准。

脑是脊椎动物的特征，昆虫没有脑结构，是否也会对某些刺激物"意识到"点什么呢？以色列巴伊兰大学的肖哈特·俄斐（Galit Shohat-Ophir）联合加州大学旧金山分校的研究团队以果蝇为对象，做了一项很有趣的研究。结果表明，无论是果蝇还是哺乳动物，奖励机制都是高度保守的，在演化过程中没有发生变化。

他们将雄性果蝇分成两组。一组以1:5的比例与未交配过的雌性果蝇放在一起，每只雄性果蝇都有多次机会与多个雌性果蝇进行交配。另一组将12只未交配过的雄性果蝇与已经交配过的雌性果蝇放在一起。由于已经交配过，雌性果蝇对雄性果蝇的求爱熟视无睹，雄性果蝇遭遇了求爱被拒。随后，两组雄性果蝇被移入新的容器，其中分别放有添加了酒精和不含酒精的糊状食物，果蝇可以自由选择，同时记录进食量。研究结果显示，两组果蝇的进食量差异十分显著，遭拒果蝇对酒精食物的摄入量是另一组的4倍。很显然，被拒绝的雄性果蝇"借酒浇愁"，以"酗酒"的方式弥补挫折带来的不快。

昆虫迷恋酒精，并不是因为脑的缘故，而是神经系统的功能。不具备意识的简单神经系统就足以让动物对某些事物产生迷恋，可见意识只是将嗜好提升到了一个高度，并不是形成瘾癖的先决条件。成瘾并不完全是意识到了什么。

美国科学家罗伯特·兰札（Robert Lanza）认为，生命和意识才是我们理解宇宙的基础。要理解宇宙，就得首先了解大脑意识的发源地。

神经科学家认为意识的神经机制可能存在于神经元的连接模式中。神经模式的激活可以使我们产生视觉、听到声音、出现一个想法或呈现一段记忆。但很多大脑活动并不需要意识参与，如呼吸和眨眼。即便有意识的大脑活动对应于一簇神经元的活动，在物理机制与非物理意识之间仍然存在着无法逾越的鸿沟，我们仍然不能理解意识的本质。通常认为，心智"做选择"而脑"行动"，意味着意识和物质脑不是一回事。大脑可以通过神经科学的方法加以研究，而意识研究仍然是哲学和神学的用武之地。有一种物理主义观点，就像《魔鬼辞典》（*The Devil's Dictionary*）的著者安布罗斯·格威内特·比尔斯（Ambrose Gwinnett Bierce）所说：思想是脑分泌的一种特殊物质。这一观点给了实验科学赤膊上阵的机会。将思想转化成一种电化学语言容易，但我们发现，反向转化似乎不可能。

20 世纪 80 年代，神经科学家们对意识进行了可测量的研究，测量对象是神经元的准备电位。在有意识地采取某一动作之前的几微秒，大脑已经准备好了要做这一动作的电位。因此，大脑似乎在做出行为之前就已经做出了决策。英国神经科学家汤姆·杰克逊（Tom Jackson）认为这有三种可能的含义。第一，意识有时间延迟。在行为发生几微秒之后，我们才能意识到自己在想什么，意识构成一个完整认知过程的一部分。第二，意识是一种错觉。它只是动作的感觉，对动作本身不会施加丝毫影响。也就是说，我们是由无意识控制着的，根本就没有自由意志这回事。第三，行为由无意识启动，意识只是决定要不要进行该行为。无论怎样，我们只能凭借意识才能与这个世界打照面，所有的感觉信息都属于意识性信息。

意识和脑活动是否相互生成？从脑科学的角度来看，意识是大脑的功能，依赖于神经元活动的数量，具有全或无现象。它存在阈限，只有足够多的神经元同步活动，才能扩散到多个脑区，产生意识。如果一个刺激没能达到激活足够多神经元的水平，则该刺激就会消退，不会被意识到。但是，无意识的脑活动以某种微妙的方式影响行为。一种观点认为，意识不过是知觉到了运动。

大脑连接的微观改变也会带来完全不同的现实。鹰的视力范围约 36 km，即使在几千米的高空，也能发现地面上的猎物；狗的嗅觉超出人类 100 万倍；老鼠的听觉也比人类强很多。动物各有天赋的感知觉让它们享有不同的现实。通过感官认识世界只能是管中窥豹。

尽管没有哪种生物体验到了真实的客观，但每一种生物都认为自己的现实片段就是整个世界。大脑靠着自身的官能照亮这个梦幻般的世界，并将这个世界的片段作为栖身之所。科学旨在研究现状，因为现状是揭秘过去的钥匙，也是把握未来的手柄。说到现状，就要涉及对时间的把握，这对大脑是一个真正的挑战。神经的传导速度最快为 120 m/s，我们不可能实时把握任何事物。意识的觉知滞后于物理世界。闪电需要经历一点时间才能被大脑感知。天文望远镜所观测的宇宙实际上是它过去的样子。宇宙诞生于 138 亿年前的一次奇点大爆炸，随着它的加速膨胀，我们所能看到的最远星系已经超过了 130 亿光年。当那一丝星光进入天文望远镜时，它已经在茫茫宇宙中穿越了 130 多亿年，也就是说，这是它 130 亿年前的样子。即使是近在银河系的一些恒星，我们所看到的也是它们过去的模样，甚至有些已经不复存在了。就连我们在镜中看到的自己，也是 3 纳秒以前的样子。

哲学家把感知当作是客观的，而精神病学家将其视为在正常和反常之间变化的不可靠的东西。似乎没有明确的界限来划分学科和大脑区域的关系，但有关枕叶和顶叶的问题应该去找神经科学家，额叶的问题应该去找精神病学家，而额叶的意识功能应该去找哲学家。

成瘾物质更善于塑造虚幻的感知觉体验，让人陶醉、令人欣快，让大脑更大限度地偏离现实。大脑因此深陷其中，满足于万能接线所创造的非凡意境中，以此逃避生活。寻求意识状态的改变似乎是哺乳动物的天性。虽然每一种由使用成瘾物质所产生的意识状态也能够通过其他方式获得，但药物是达到这种状态的最快捷方式，这对人来说极具吸引力。成瘾引燃欲望，欲望触动贪婪，贪婪一旦上身就不会消失。脑成像研究表明，愉快情绪和左侧前额叶活动增加之间有着相当紧密的关系。可见，所谓享乐不过是开发自身资源而已，外来事物所起的作用就像是启动大脑这个精密机器运行的开关。快乐解救抑郁，但快乐和抑郁总是如影随形，没有抑郁不黏人，没有人永远抑郁。

脑研究方法

直到 20 世纪，脑科学的研究方法仍然是脑功能定位，主要有两种，一种观察大脑受损区域并将其与受损的脑功能相对应，另一种是将大脑暴露，并在它上面戳来戳去、切割，甚至大块损毁，然后观察效果。脑成像技术改变了这一切，把脑科学研究从残忍中拯救了出来。现在，我们可以通过脑成像技术看到脑内部的实时工作状态，看到不同脑区因主体行为或思考而"发光"，且不会造成任何损害。为了获得一个整体印象，下文我们将探讨脑科学研究方法的进步。

科学研究的一般方法

早期文字表明，人类对通过观察和推理了解自然奥秘并不感兴趣，甲骨文记载的都是卜辞。柏拉图主张"感官理解自然，解释全靠神灵"，认为神是全知全能的科学家。中西方文化中，自然各有人格化的主管者。自然问题都有哲学解，但没有科学解。

科学往往是反常识的，而常识经常让我们误入歧途。因此，经验是危险的。逻辑学是最重要的学问之一，是实验科学出现之前人们认识自然的主要方法。演绎推理是由前提产生结论，这被认为是通向真理的最佳道路。直到培根的出现，他认为逻辑弊大于利，科学很少按照逻辑行事。认为演绎推理是一条死路，而归纳推理，即由证据得出结论，才是通向真理的捷径。爱因斯坦曾说，单纯的思考足以了解世界。尽管存在弊端，但逻辑让思维变得清晰，归纳推理在科学上地位崇高。

培根倡导实验法，他认为，实验直接观察自然，而不是与逻辑较劲。实验法的三段式是：假说→实验→结论。即先提出假设，再做实验，然后得出结论。实验是受控的实践，目的是建立变量间的因果关系，是对假设的验证。试验法是实验法的变种。科学研究的现代方法就是实验和试验。

脑损伤研究

20 世纪中叶以前，科学家们以脑损伤方法来研究大脑区域的功能。

神经科学领域的先驱们从脑损伤中获取大脑工作原理的信息。损伤的方式包括 3 种。第一种是用活体动物做实验，切除其大脑的某一部分，观察出现什么反应。一个基本的假设是，所有动物的神经系统具有相同的生物机制。第二种是通过尸检寻找研究对象生前症状的原因，就如布罗卡所做的工作一样。第三种是观察不幸遭受非致命性脑损伤的患者，检查他们出现的功能损害。非致命性脑损伤也包括自然脑损伤，如卒中、脑肿瘤和脑外科手术。

可以看出，人脑研究的传统方法是尸检、脑外伤观察和脑科疾病观察。脑损伤研究可以提供关于大脑哪个部位负责什么功能的信息。当然，这不是精确定位，因为损伤不会按解剖定位发生，从症状也很难界定病变位置。

在 19 世纪末以前，通常在人去世后才能知道脑子出了什么问题。这要求医生详细记录患者生前的症状表现，在他们去世后进行解剖时与发现的损伤相比照。布罗卡区和韦尼克区的发现就是如此。这两个区域分别被发现于 19 世纪 60 年代和 70 年代，并以发现者的名字命名。两个脑区的发现方法类似，均是患者生前出现了不同类型的语言能力丧失，尸检发现两类语言能力丧失对应两个脑区的损伤。其中布罗卡区受损者能听懂别人说话，但自己无法连贯说话。韦尼克区受损者虽能说话，但语言没有逻辑性。两位科学家帮助人们理解了语言能力的大脑机制。

著名患者亨利·莫莱森（Henry Molaison，HM）患有严重癫痫。1933 年，HM 在一次自行车事故中被撞到头部，此后便一直遭受癫痫的折磨。非常频繁的癫痫发作直接摧毁了他的生活。绝望之下，他和父母找到了当时的神经外科先驱人物威廉·斯科维尔（William Scoville），斯科维尔认为 HM 的癫痫是由颞叶异常放电引起的。

20 世纪以来，大脑切除术备受青睐，尤其是用于治疗癫痫。HM 被切除了双侧颞叶，其中包括海马。当时的科学界只对海马有所了解，对海马以外的其他脑区一无所知。手术后出现了一个奇怪现象：患者无法形成新记忆，只记得手术前的事情。他的记忆损失在于陈述性记忆，如夕阳是金色的。这一现象引起了广泛关注，使 HM 成为神经科学家和心理学家研究的名人，且以此为生，一直到 82 岁去世。HM 的智力正常，短期记忆完好无损，对于新的动作技巧也可以学会，表明操作性记忆没有受到损害。看来问题出在短期记忆转入长期记忆这个环节上。当时，人们认为海马和空间定位有关，而 HM 的空间定位也出现了问题。HM 以一己之力，极大地推动了科学界对记忆原理的认识。

对杏仁核的认识借助于一个特殊患者——SM 女士。由于遗传原因，她的双侧杏仁核受损。SM 从来没有体验过恐惧，无论遇到多么危险的情境，她一点都不会感到害怕。科学家借此很好地理解了杏仁核的作用。

很多极具价值的病例帮助人们理解了大脑，对边缘系统这一古老区域的认识也是如此。即使到了 21 世纪，我们已经拥有了功能磁共振成像（functional magnetic resonance imaging，fMRI）、正电子发射断层成像（positron emission tomography，PET）等技术，很多科学家仍然在进行脑损伤研究，有时会有令人惊讶的发现。例如，Steeves 等（2006）通过一位枕叶受损患者出现面孔失忆，发现了枕叶功能的多样性，除了梭状回，面孔识别还需要有大量脑区参与。Poliva 等（2015）发现一位下丘受损的患者产生了与听觉皮质受损类似的听觉障碍，产生了对听觉障碍相关脑区的新见解。

虽然自然脑损伤很有研究价值，但往往可遇而不可求，于是人为造成实验动物脑损伤就受到青睐。在 19 世纪的大部分时间里，神经科学研究主要采用大脑损毁法，也就是故意切断特定神经或切除某一块大脑组织，来研究神经系统的功能，如用真空吸引器吸走一部分鼠脑，借以观察脑区功能。这种方法适用于揭示特定神经的支配范围，但在揭示大脑功能方面不是十分有效。切除某一块大脑实际上并不会引起十分明显的功能改变。这使得人们相信大脑是以整体运转的方式工作的，而不是像颅相学家所说的那样是分块独立运行的。大脑损毁实验有很多制约因素，首先是伦理限制，其次是价格因素。更重要的是，人脑与动物脑有很大不同。因此，动物实验并不能代替对脑损伤病例的观察。脑损毁研究前途渺茫，也足够残忍。

皮质电刺激

当人们意识到大脑以电波方式工作这一事实后，研究者们便开始挥舞手中的电极，探查大脑的奥秘，测试脑中的电流了。

1870 年，弗里希（Fritsch）和希齐格（Hitzig）首次采用电刺激研究狗的大脑皮质功能。20 世纪 30 年代，彭菲尔德（Penfield）等开始利用电刺激研究人的大脑皮质功能。

电刺激是在暴露的大脑皮质上进行的，一般是在颅脑手术中或打开颅骨放置颅内电极时施行。操作过程中，患者保持清醒。切开脑膜，由于皮质没有感觉神经，因此患者不仅不会痛，甚至根本没有感觉。在给予大脑皮质适度电刺激的同时，观察患者的反应——运动、感觉、语言、视觉，以定位相应功能区。

刺激某一部位时，若同步出现肢体、面部的肌肉抽动，或肢体强直、阵挛等动作，则该皮质部位即为对应的运动中心。初级运动区的电刺激反应为局部运动，如手指、眼睑、口角抽动。刺激辅助运动区表现为较广泛的运动或姿势反应。

定位感觉功能区时，需要患者表述与刺激同步出现的感觉。感觉区的反应是肢体或面部麻木、蚁行感、过电感。定位语言功能区时，患者需要执行特定任务，如命名、主动说话、朗读、复述。刺激某部位时，若同步出现语言功能障碍，则该部位即可被定位为相应的语言功能区。语言功能区的刺激反应是主动语言停止、语调变慢、欲言又止。视觉皮质的反应有闪光感和各种彩色图案。

脑磁图（MEG）和经颅磁刺激（TMS）

任何电流都伴随着磁场的产生，这也发生在大脑中。大脑神经元中流动的离子流同样会产生磁场，其振幅约为城市背景磁场振幅的百万分之一，只有非常精密灵敏的仪器才能测量。20 世纪 60 年代出现超导量子干涉仪后，测量脑磁场成为可能。约 5 万个神经元处于活跃状态时，才能产生可测量的区域。目前只能测量皮质表面。

MEG 能通过高度敏感的探测器来测量头皮表面非常微弱的磁场，可以在不造成损伤的前提下记录神经元活动所产生的磁场，反映脑磁场变化，监测大脑不同区域的活动。MEG 对脑部损伤的定位比脑电图更为准确，且不受颅骨的影响，图像清晰易辨。

TMS 是在头皮上施加一个强磁场，刺激大脑表面附近的轴突产生电流。具有无痛、无创、绿色的特点。磁信号可以透过颅骨刺激大脑皮质神经元，引起其电活动。在 TMS 技术诞生的 30 多年来，已从科研领域应用到了神经调控的临床领域，热度正盛。

脑成像

20 世纪 60 年代之前，外科医生打开患者头颅时是茫然的。三国时期的政治家、军事家、文学家曹操患有头风病，当时最有名的医生华佗用针灸医治他的头痛，几针下去，曹操顿觉头痛如释，耳聪目明，心中敞亮，便重赏了华佗。不过，针灸只是止痛，治不了根。曹操问其根治之法，华佗说只能长期治疗，苟延岁月。曹操一听，认为华佗本可以治好他的病，却养病自重。当华佗再来时，曹操再问其根治之法。华佗便建议先饮麻沸散，然后用利斧劈开头颅，取出风涎，以图除根。曹操一听，华佗这是存心要害死自己，便让人杀了他。实际上，就秦汉医学对大脑的了解程度而言，开颅手术实属无稽之谈。当时如果让华佗用利斧劈开头颅，他能干些什么？这确实是轻狂之举。直到现在，怀疑其动机仍然显得合情合理。

20 世纪 60 年代，X 射线和计算机结合的层析 X 射线照相术使得身体内部结构在 X 线下变得清晰起来。这种将 X 射线和计算机结合的技术在 20 世纪 30 年代即被开发出来，可针对一个物体产生"切片"似的图像。借助后来出现的计算机，完成成打切片的组合，建立三维合成图像。有了层析 X 射线照相术，神经外科医生在打开患者头颅之前，终于知道该怎么办了。

20 世纪 50 年代，美国有一种用于水果质量控制的机器。它的工作原理是通过 X 线扫描来建立密度图，识别水果的脱水区域。神经学家威廉·奥德多夫（William Olddorf）受此启发，制作了一台原型机，这台机器可以从任何角度生成大脑的 X 线照片。1971 年，第一台计算机辅助断层扫描（CAT）仪问世了。20 世纪 70 年代，计算机断层扫描（CT）仪的速度和分辨率有了大幅提升。现在已经可以扫描数百张脑片，生成高分辨率图像的耗时不足 2 min。

CT 可以显示静态的大脑结构，但不能显示动态的脑功能活动。大约在 CAT 问世的同时，正电子发射断层成像（PET）技术也出现了。

　　大脑的神经活动建立在自身血液流动的基础上，而其唯一的供能形式是血流中的葡萄糖，这一事实在 PET 中得到了应用。进行 PET 时，将标记葡萄糖的放射性示踪剂注入体内，随着放射性原子的衰变，会释放出一个正电子和一个中子。当正电子遇到电子时，会发生湮灭，放出一对 γ 射线。放射衰变很快，半衰期很短，扫描仪中的 γ 射线探测器可以检测到这些辐射并生成图像。基于大脑代谢活动的强度与葡萄糖利用相关的假设，示踪剂标记的葡萄糖会集聚在最活跃的脑区，每一个大脑层面的图像均能显示正在摄取的葡萄糖含量。这些层面经过整合，就可以根据葡萄糖在不同脑区的浓度差别来显示大脑的活动模式。葡萄糖越多，亮度越大，相应脑区就越活跃。

　　PET 的优势是可以研究清醒大脑，不仅显示大脑结构，还能动态显示脑区功能。除此之外，放射性物质还可以标记脑内神经递质，追踪神经递质的释放和流动，借以观察大脑的功能活动。将 PET 和 CT 叠加可以在脑结构图上显示相应的脑活动。

　　接下来的发展是磁共振成像（MRI），它能利用磁场构建脑结构图，工作原理是氢原子在强磁场中有序排列。体内某一部位的氢原子在强大磁场作用下发生有序排列，而无线电波可以使氢原子的排列发生偏离。当偏离的氢原子再次回到各自位置时，便会发出无线电波，磁共振扫描仪可以捕获这些无线电波，生成图像。由于不涉及 X 线和放射性物质，MRI 是绿色的。

　　在当今的脑科学研究中，最受欢迎的是功能磁共振成像（fMRI），其中 f 代表"功能的（functional）"。fMRI 能实现大脑功能活动的成像。当大脑某一个区域受到刺激或进行脑力活动时，这个区域就会被"点亮"。fMRI 的逻辑与 PET 相似，即血流量的增加对应脑活动的增加。由于神经细胞不能储存能量，当它开始工作时，该处的血流量就会上升。fMRI 是利用富氧血和贫氧血的磁化差异，在高活度和低活度区域形成对比，将血流量丰富的脑区凸显出来，以揭示脑的活动。

　　相比 PET 的优势，fMRI 可以在较长时间内呈现大脑活动，观察更复杂的心理运作。PET 的扫描时间受到放射性物质半衰期的限制。脑成像技术，特别是 fMRI，可以对大脑活动进行实时定位，为脑科学研究和医学临床提供了优越的技术手段。

脑科学研究的伦理问题

脑科学研究涉及神经科学原理、脑疾病和人工智能，特别是脑疾病的研究涉及神经退行性疾病和神经精神疾病，包括人人皆知的癫痫、精神分裂症、阿尔茨海默病和成瘾。神经精神疾病的研究和治疗曾长期被淹没在严重的伦理灾难中，而人类对大脑的认识尚处于初级阶段，伦理规范尚未成熟。中国脑研究至今也没有形成一个框架性的伦理方案。伦理问题处理不好，会影响人类福祉。因此，探讨脑科学研究的伦理问题，必要且迫切。

脑研究有责任避免对个人、社会造成潜在危险。在可能存在的风险中，对安全、隐私及自主权的威胁应受到特别重视。以人类福祉为目标的负责任的研究是脑科学可持续发展的基础。很可能，人脑探索自身的过程会贯穿整个人类史。

神经科学伦理是神经科学与人文对话的新领域。以人为对象的研究，应充分体现科学伦理的基本原则。

尊重和自主 尊重人的尊严是人类文明的最高成就。要尊重人，尊重人的自主权利，充分体现知情同意原则。在任何研究中试图说服没有参与意愿的人，甚至胁迫他人，是完全不可取的。参与或不参与，应由个人自主决定。

具备胜任力 研究者应具备从事脑科学研究的能力和资格，即具备胜任力。要有对个人局限性的觉察，没有或失去胜任力时，就不能从事脑科学研究工作。

品行修养 社会普遍存在对神经精神疾病的歧视。研究人员除了具备科学素养外，具备良好的品行修养也很重要。有神经增强作用的精神活性物质滥用也是广受歧视的行为。实际上，人类使用食物、草药、丹药、服石、运动等方式增强体力、心力和至福感由来已久，只是化学提纯方法产生的高效药物的使用，才使情形大为不同。有精神活性作用的药物在增强个体的体力和心力及使人获得至福感的同时，也会产生成瘾性和心理问题。人们必欲除之而后快，由此产生的歧视给成瘾者带来了灾难。成瘾作为一类大脑疾病，惩罚和歧视于事无补，只有研究和治疗才有希望。

诚信正直 研究者对研究对象要有承诺并严格履行承诺，不能以法规为借口，随意违背承诺，丧失诚信。

隐私保护　隐私是脑科学研究中面临的主要伦理问题。信息社会的信息泄露无处不在，个人信息尤其脆弱。隐私泄露意味着个体失去了对自身核心信息的控制权。

在 MRI 基础上发展而来的 fMRI 技术是应用前景非常广阔的脑研究方法，它能从采集的脑图像信息中提取关于记忆、思想、情感、行为倾向、性格特征、爱好等大脑的隐秘信号。而思想和情感构成个人信息中最隐秘的部分。实际上，脑成像与人们熟知的 DNA 检测相似，能提供可靠的有关个人的核心信息，它直接观察脑区活动的位置与过程，生成被认为是"大脑指纹"的图像。如果通过一根头发可以确定一个人的身份，那么脑成像所获取的信息则更详细且更具吸引力。

隐私泄露将置人于危险之境。保护隐私能够建立神圣的信任，使脑科学研究总体上利大于弊，有益于人类。防止以医学为目的的脑成像技术滥用是神经伦理学研究的优先方向。

在生命科学（包括脑科学）领域，实验动物是基础条件。约 2/3 的诺贝尔生理学或医学奖得主是基于动物实验结果的。动物为科学发展做出了无与伦比的贡献。人们很早就意识到了实验动物的伦理问题，动物福利对于科学研究至关重要，但这一问题的困扰一直伴随着科学探索的历程。

对于许多神经科学的实验，如果让动物自己选择，它们绝对不会愿意去充当志愿者。大多数心理学和脑科学家旨在探究人的行为和大脑，那么为什么要进行动物研究呢？

第一，行为背后的机制有跨物种的一致性。当代的任何物种与过去成功繁殖的物种相似。鉴于这一点，科学研究总是从简单开始。非人物种的脑结构、脑化学和行为均与人类相似，即使是无脊椎动物也遵循着与人类相同的神经运作规则，弄清简单系统总比复杂系统省时省力。例如，乌贼的巨神经通过肉眼便可以观察，因此更容易研究。

第二，了解动物行为。除了自身，人类还想了解其他生命的奥秘；除了地球生命，还想探索宇宙生命，因此诞生了一门崭新的学科——天体生物学。候鸟是如何导航的？蜜蜂是如何辨别方向的？蝙蝠是如何捕捉昆虫的？羊群是如何盲从头羊的？这类知识能够不断丰富仿生学。

第三，动物研究揭示人类演化过程。我们为什么是现在的样子？为什么直立行走而不是像我们的近亲一样用四肢走路？为什么我们独具博大精深的语言系统？要回答诸如此类的问题，只能通过动物研究来实现。

第四，由于法律和伦理限制，有些实验不能在人体中进行。实验者切除小鼠的大脑皮质以观察其行为改变，要比在人身上做所承受的伦理压力小得多。但这种做法会引发一个问题：既然人无法接受，我们是否有侵害非人物种的权利？

很多科学家都会被这个问题困扰。人们反对动物实验的程度取决于研究的价值、施加的痛苦和动物的类型，如观察动物食谱随季节的变化或拿昆虫做实验就更容易被接收。废奴主义者认为，任何动物都享有与人同等的权利，反对任何形式的动物实验。在他们看来，把动物关在笼子里就是奴役。热爱自由是一个进化特征，没有动物乐意被囚禁。提着笼子到处抓鸟的人也应当受到伦理的谴责。另一种观点是，禁止使用动物为人类服务，这会造成医学的巨大倒退，也会使类似将猪心瓣膜移植给人类的活动终止。双方的观点往往水火不容，在这种情况下，折中成为唯一选择，但实施起来并不简单，一些神经科学家是素食者。作为科学家，他们似乎在以自己的行动表明，科学研究不能不涉及动物实验，我可以素食，但科学不能"吃素"。

动物伦理的核心是尊重动物权利，关心动物福利。生命和感觉是人类天赋权利的基础，动物也拥有生命和感觉，也应当拥有天赋权利，同样应受到保护。部分国家已经建立了完善的动物权利保护法，确保实验动物的福利，确保动物实验是为了人类和动物的健康、知识的获得和社会的进步。

作为模式动物，大鼠和小鼠经常被用于建立疾病模型。例如，在建立抑郁症模型时，研究者会对小鼠进行社会隔离。在建立焦虑症模型时，研究者会将小鼠置于应激环境中，迫使其产生情绪危机。因此，神经科学研究的伦理问题一直处在讨论之中，还需要生命科学、伦理学、哲学等多学科联袂攻关，发展出更加进步的伦理准则。

在这些准则中，尊重生命应当是第一原则。只有这样，才能弱化人类中心主义，做到对动物的保护。我们完全可以将是否重视动物保护看作文明的试金石。没有对动物生命的珍惜，就不会真正珍视同类生命，同情心就不充分，其行为必定是残酷的。我们还应当对实验动物抱有真诚的感激之情，正是它们的牺牲，才使得人类摆脱了许多病痛，获得了海量的科学知识，不断向着更加文明和健康幸福的生活方式迈进。

对于动物实验，应当遵循减少（reduction）、替代（replacement）、改善（refinement）的"3R"原则。改善实验动物的生活条件，强调科研人员的素质和准入资格，建立实验动物伦理审查机制。"减少"是指减少动物数量，尽量少用动物；"替代"是指尽可能使用计算机模型或其他替代方式，避免使用动物；"改善"是优化实验程序，以减轻实验动物的疼痛和不适。

3

物质改变大脑

成瘾是脑的自然属性

药物滥用和生物碱

学术界常用成瘾一词，而更专业的术语是精神依赖性。人们还会用成瘾来表述动物行为的某些方面，如看到猴子抽烟，就说猴子有烟瘾了，诸如此类。成瘾描述的是一种渴望，想连续不断地重复某种行为的强迫性状态，以此达到欣快感和避免不舒适感，而且明知故犯，不顾后果，不可控制，反复发作。成瘾是一组与文化无关，甚至物种界限不明显的行为特征。毒品、嗜好品、某些行为，都具有成瘾性。人和其他动物都存在成瘾现象，因为成瘾有相似的脑科学原理。

以非医疗目的使用精神活性物质十分多见。所谓精神活性，就是某些物质具有改变大脑意识状态的潜力，引起兴奋、抑制或致幻。例如，茶、咖啡、古柯、大麻等物质中所含的成分可以改变意识状态，产生精神效应，即具有精神活性。不能作用于大脑、不能改变意识状态就意味着没有精神活性，如小麦、水稻等作物。自然界能改变动物精神状态的植物有4000多种，如甘蔗、烟草、罂粟、恰特草等，其中最有名的是罂粟、古柯和大麻。精神活性物质有着上千万年的自然史，远超人类史。从南方古猿算起，人类只有300多万年的历史。在我们还是猿类的时候，它们就生长在森林草原，在人类目光的注视之外，一枯一荣，繁衍生息。

自然界几乎找不到一种植物不会被动物食用。很多动物依靠取食植物生存，食肉动物以食草动物为食。一切动物都直接或间接地以植物为食。植物是动物的营养来源，也是药物来源。动物时常会受到损伤、感染病菌或寄生虫。动物界没有医生，但存在自疗行为。许多动物生病后会食用一些有药性的植物自疗。植物为了防御动物掠食，进化出有毒的生物碱。生物碱意味着生物活性，也可能存在精神活性。植物既是食物资源，也是药物资源。世界上很多民族都使用草药治疗疾病，中医就是以草药为基础的医学体系。无论人类还是其他动物，都存在不以治病为目的，只为追求精神刺激食用植物或矿物的行为。

滥用精神活性物质有两个结果，一是止于滥用，二是导致成瘾。滥用是一种不检点行为，成瘾是其后果。滥用并不必然导致成瘾，但成瘾必然由滥用所致。国际麻醉品管制局发布的《2021年世界毒品问题报告》显示，全球约有2.75亿人使用毒品，大麻使用者约有2亿。

古代服石传统

"天人相应"是文化观点。古人认为，天、地、人三才是一个大系统，你中有我，我中有你，互相感应。生命都有生死，唯独金石可以长久。一块岩石，寿命可长达数十亿年。地球上最古老的岩石被发现于格陵兰岛，距今已有40亿年。古代人们认为，金石之长存，是由于其中凝聚着天地之灵气。人要长寿，就应该效法天地，服用金石。中国炼丹起源于公元前3世纪，西方起源更早，于公元前5世纪就已出现。

魏晋时期，服石形成社会风尚。五石散由5种矿石组方，承载着天地之灵气。魏晋玄学创始人之一、曹操女婿何晏是服石的倡导者和引领者。服石兴起于上流社会，晋代大书法家王羲之、北魏开国皇帝拓跋珪和大学者皇甫谧都是服石者。据历史学家余锡嘉考证，从魏正始年间至唐天宝年间500多年，服石者累计达数百万人，这是一个庞大的数字，因为三国末期全国人口仅有1200万。

服石会引起全身发热、体力倍增、精神兴奋、性欲旺盛和幻觉，其作用类似甲基苯丙胺（冰毒）。金石的毒性向外发散，强烈的内热需要冷水浴、寒食、寒饮、寒衣和寒卧来压制。服石后必须走路，如服用者偷懒躺下，便性命不保。药后散步被称为"行散"。寒衣要求穿宽袍大袖，不穿鞋袜而着木屐。这些行为特征显得放浪形骸。魏晋人脾气火暴，苍蝇骚扰也会拔剑狂追，这正是服石的效果。服石不仅不能长生不老，还会引发精神错乱，导致恶疾。由于为祸甚烈，服石行为到唐朝便逐渐消弭，宋朝时已相当少见。

借动物了解人类

所有生物都有异乎寻常的共性，因为生命只有一个珍贵的起源。自然选择让生物走上了不同的演化道路，生态系统的包容性产生了多样化。动物的行为有很多与人类相似，猩猩会亲密地拥抱自己的孩子，小熊跟人类的子女一样喜欢和兄弟姐妹一起玩耍，小狮子和小老虎尤其喜欢打闹嬉戏。鸟类和哺乳动物的幼崽大都呆萌可爱，玩性十足。和人类一样，动物除了本能的快乐，也会利用天然物质开发自己的神经系统，获得刺激，打发时光。

20世纪70年代，研究动物行为的学者们列出至少40种经常摄入成瘾物质的动物。其后的20多年，这一数字增加到300种。如今，已知有380多种有意识寻找大自然免费提供的成瘾物质的动物。

成瘾行为在自然界司空见惯，只是由于我们平时很少接触野生动物，又对其成瘾行为缺乏理解，因此便理所当然地将成瘾视为人类行为。动物的成瘾行为既包括刻意食用植物的自然行为，也包括人类促使它们上瘾的行为。此处，我们主要关注动物的主动成瘾行为。

人们研究动物，在很大程度上是因为对自己的天性感兴趣。虽然人类的心理行为非常复杂，但了解动物行为的某些方面有助于更好地理解人类自身。研究动物行为可以让我们明白，我们与远祖究竟在哪些方面最为相似，并对相似之处做出解释。

除了本能，每一种动物都能在后天形成习惯。通过条件反射，人们在动物身上建立了新的行为模式，如用药习惯。相对于更复杂的行为来说，建立条件反射是件简单的事。在高级动物中，情况尤其如此。只有通过对成瘾的动物进行实验研究，才能最终发现为何人类如此容易成瘾。

虽然成瘾研究常将哺乳动物作为实验对象，但成瘾行为在其他动物中也同样存在。可卡因能使鸽子成功建立自身给药模型，也能诱导出鹌鹑的条件性位置偏爱及行为敏化。吗啡能诱导雏鸡出现条件性位置偏爱。这些结果表明成瘾药物能够使鸟类成瘾，这与灵长类动物和啮齿类动物的实验结果非常相似。甚至斑马鱼也可以形成对酒精的依赖。爬虫和昆虫的成瘾现象似乎不多见，可能是由于我们不了解它们的行为。模式动物果蝇也存在嗜酒行为。

动物成瘾

鸟的世界令人神往。鸟类一直备受关注，因为它承载着人类飞行的梦想。这些空中精灵不仅美丽，而且还有着奇特的技艺和智慧。相对于小小的躯体来说，鸟类的脑非常发达，乌鸦的智商甚至不亚于大猩猩等灵长类动物。鸟的某些行为与人类有相似之处，如它们也喜欢喝酒和嗑药。

腊翅鸟可以说是鸟类"醉鬼"的代表。若飞行中的腊翅鸟左摇右摆、忽上忽下、姿态古怪，那就是喝醉了。有时它们飞着飞着会从空中一头栽到地上，气绝身亡。研究者对其尸体进行解剖，发现其体内含有非常多的发酵山楂果，肝中酒精含量之高足以使它们酩酊大醉。腊翅鸟经常吃发酵的浆果，早已是"酒鬼"了。美洲知更鸟也是有名的"醉鬼"，它们在沉醉状态下会晕倒在地，轻易地成为猎物。新西兰木鸽的一生几乎是在醉生梦死中度过的，它们喜欢吃发酵的浆果。如果在新西兰看到一种体形较大的鸟儿倒挂在树枝上，或在草地上东倒西歪地走路，或者醉卧在草丛中，那便是木鸽的日常，不算什么新鲜事。

由于水果成熟后不久就会发酵，在不吃发酵水果就会挨饿的情况下，很多鸟类都会醉酒。2005年，成打的雪松太平鸟因撞上建筑物死亡，这些鸟被送到洛杉矶的动物实验室中分析死因。让人惊讶的是，每只鸟的食管、胃和沙囊里都塞满了小小的红色浆果，这种胡椒梅已经发酵，太平鸟的死亡事件属于"醉驾"事故。

除了本能行为，鸟类还会学习，与人类关系密切。鹦鹉是人类的朋友，它们的脑容量大，结构复杂，远超其他鸟类，正像猿类远超其他哺乳动物一样。人们养鹦鹉并不仅是因为它们有精灵般的外形和美丽的羽毛，而主要是希望它们成为自己的交谈者，甚至朋友。曾经有位算命先生是远近闻名的瘾君子，他吸食鸦片数十年，人们给他起了"猴子"的绰号。猴子养了一只八哥，鸟笼就挂在床头。这只八哥日复一日地看着猴子吞云吐雾，习以为常。某日主人出门，两日未归。八哥整日不停地喊叫"难受死了……难受死了……"，不吃不喝，声嘶力竭，萎靡不振。家人以为它是思念主人。谁知主人回来一阵吞云吐雾，八哥如痴似醉，这才意识到它也有鸦片瘾了。在印度，人们对鹦鹉上瘾之事并不感到新奇，那里是世界上为数不多的允许种植鸦片的地方。美国生命科学网站报道，鹦鹉会掠夺印度中央邦的罂粟花田，每天造访数十次，啄食和带走罂粟蒴果。这些飞盗瘾君子在啄食了罂粟汁液后，会一头撞到树上，或躺在田里发呆，等药效过后再飞走，每年如此。

　　非洲大草原上，有一种高大的乔木——马鲁拉树，在其果实成熟季节，会释放出浓烈的芬芳气味，大象和其他动物受到吸引，会聚到树下。由于树很高大，连大象都够不着果子，它就用庞大的身躯将果子摇下来，和其他动物共享。成熟的马鲁拉果酒精含量略高于啤酒，含糖量也很高，大量食用后，发酵过程会在胃肠道继续进行，连大象都能醉倒。大象、角马、野猪、长颈鹿、松鼠、猴子等动物们饱食之后会醉酒，东倒西歪，跌跌撞撞，放浪形骸，表现得十分快乐，十分滑稽可笑。每年到了果熟季节，动物们会故态复萌，在免费果宴后大醉几回。

　　在人们的印象中，大象是一种温顺、平和的动物，然而事实并非如此，它们富有攻击性，并且非常聪明、富有灵性和个性，有相当复杂的情绪，会为失败、挫折而痛苦，也会为失去同伴而悲伤。然而，大象早就因痴迷酒精而声名狼藉了。

　　行为学家观察到大象醉酒绝非意外事故，它们非常清楚吃下去的后果。实际上，当果实成熟的季节到来时，成年象会离开象群，一天行程30多公里，寻找心爱的醉心果子。这段距离可是象群正常平均行进速度的3倍。但一切努力都是值得的，最先到达目的地的大象能吃到更多的果子。不仅如此，由于担心"饮料"会很快被"喝"光，大象们还会互相打斗抢夺。

　　孟加拉象也喜欢会发酵的水果，特别是榴莲。苏门达腊虎和猩猩等其他动物也会与孟加拉象抢食榴莲。榴莲对这些动物的作用是一样的，醉了的猴子们紧张地晃动脑袋，艰难地爬上树逃避追捕。大象们则摇摇晃晃，用鼻子轻轻地拍打地面，尽情享受那种陶醉的感觉。

　　变成醉鬼的大象对身边的任何高速运动都非常恐惧。因此，对于人类来说，这些大象异常危险，任何东西都可能吓到它们，使它们变得极具攻击性。非洲象在醉酒后兴奋好斗，亚洲象的癫狂程度有过之而无不及。它们醉酒时经常毁坏山民家园，甚至致伤致命。2003年12月，印度东北部阿萨姆邦的一群大象，在毁坏农民的谷仓搜索食物过程中，偶然发现了一桶米酒，便一哄而上，喝个精光。醉酒的大象将6个村民踩死，造成轰动一时的惨案。全球每年被大象杀死的人超过500名。醉酒后癫狂的大象是致命的动物。

　　在澳大利亚的塔斯马尼亚岛，沙袋鼠疯狂地咀嚼着当地种植的罂粟，吃醉后它们会行为失控，跳跃时失去方向感，原地打转或横冲直撞，制造罂粟田怪圈，令当地居民头痛不已。除了沙袋鼠，绵羊也会加入"嗑药军团"，它们啃食罂粟果之后会处于飘飘然的状态。待罂粟收割后，动物们会经历一次强制戒断，但来年又会故态复萌。

经验表明，人们若想让哺乳动物成瘾，往往轻而易举。人类和动物究竟谁是更早的瘾君子，尚无定论。成瘾物质为动物营造了一种特殊的情绪状态，如陶醉、享受、疯狂，使它们对这个习以为常的世界产生了不一样的观感。野生动物的成瘾行为具有季节性，这一点使它们失去了成为深度瘾君子的进阶之梯。人类在进化过程中失去了发情期，也失去了其他季节性行为，并掌握了储藏技术，更可能发展为真正的瘾君子。就享乐而言，人类不具有物种特异性。

智能超群的黑猩猩、倭黑猩猩、大猩猩、猩猩、长臂猿等灵长类动物在很多方面与人类相似，也有嗜酒习性。于是，人们便利用这一习性捕捉猿猴。绿长尾猴的饮酒方式与人类惊人地相似。它们中有的酒量甚豪，尤其喜欢酒精含量很高的烈酒，有的属于喝酒速度极快的"一口闷"型，狂饮之后很快烂醉如泥，酒醒之后又马上故态复萌，是猴类中的"酒鬼"。大多数绿长尾猴喜欢适度饮酒，钟爱那种将酒精混合在果汁饮料中的美好感觉。它们喝醉之后的表现也与人类十分相似。一些处于微醉状态的猴子侵略性明显增强，脾气暴躁，有的则轻浮爱调情，另一些似乎觉得周围的一切滑稽可笑，因而变得更加调皮。如果你是一个旅行家，看到森林里的猿猴吃了发酵的野果之后东倒西歪，那着实不是什么奇闻趣事。

生态环境能给动物提供很多"发疯"的机会。美国的疯草就是其中之一，牛、驴、马、兔、猪、鸡等食用"疯草"之后会产生相似的反应。它们会突然站住，四肢分开，似乎在寻找一种支撑身体的最佳方式。尽管放牧者尽量将幼仔和成瘾的母亲分开，并努力消除疯草，但问题依然严重。当地为此成立了一些动物康复中心，帮助动物们戒除毒瘾，重返天真。

墨西哥山羊对龙舌兰种子的嗜好是动物王国里主动摄入精神活性物质的最佳例证。在吃下龙舌兰种子之后，毒性很快发作，山羊开始发抖，倒在地上。它们醒过来之后，会继续吃，重复着抽搐、摇晃和昏倒的过程。这种醉醺醺的感觉显然能给它们带来快乐。

一则埃塞俄比亚民间故事中，牧羊人看到山羊吃了一种果实之后变得过度活跃，爬上了看起来不可能上去的陡坡，而且似乎在跳舞。在好奇心的驱使下，牧羊人决定尝尝这种红色的果实，结果马上感到充满活力，据说这是人类第一次吃咖啡豆。

人类发现许多具有精神刺激作用的植物也是通过观察动物行为来实现的。神农尝百草是一个充满风险的做法，因为有些植物对动物几乎是无害的，但对人类却是致命的。例如，铁树家族的红色果实对人类来说是有剧毒的，但对于经常吃它的猴子来说不过是醉一会儿罢了。

加拿大的北美驯鹿和西伯利亚驯鹿喜欢吃毒蝇蛾膏菌，它能使驯鹿发疯，四处奔跑，颈部以难以置信的方式扭曲着，离群狂奔，后蹄笨拙地抖动着，甚至失去意识。这种麻醉状态会让雌鹿彻底放松，使小鹿失去了保护。

灵长类动物的癖好更多。一位植物学家发现，马达加斯加黑狐猴喜欢从千足虫分泌的有毒化学物质中获得亢奋、沉醉的感觉。当它们在树上看到大的千足虫时，会一把抓住并咬上几口，这时千足虫口中会冒出泡沫，它们便不停地把泡沫往自己身上搽，并露出一脸古怪相，其情状就像吃了猫薄荷的猫一样。

天蛾酷爱曼陀罗花蜜，它们吃花蜜中毒后也会晕倒在地，毫无抵抗能力。

虽然对大多数人来说，野生动物的成瘾现象是有趣的，但在对动物成瘾有研究的学者们看来，这些现象不过是人类的一个简化版。

人类从一开始就对植物上瘾，好事者总是有一种不见棺材不掉泪的劲头。自然界最古老的成瘾物质是酒精，人类很早以前就在饮酒。有文字记载的饮酒史可以追溯到上古时代。尽管人们很早就认识到酒是威胁道德秩序的幽灵，但饮酒一直伴随始终。16—18世纪，烟草、咖啡、可可、茶在全球传播。18世纪以后，鸦片广为流行，而现今合成毒品盛行全球。

物质滥用者可以获得的物质和混合物范围之广前所未有。以前人类只对植物上瘾，而如今既包括植物，也包括动物、化学品和其他令人匪夷所思的物质。爱上瘾是人类的本性，也是大脑的本色。

鸦片时代

他山罂粟

以其艳丽花瓣绽放在细长花茎上的优雅的罂粟，在史前时代就已经是植物世界的一员。在公元前约 4000 年的新石器时代，人们在瑞士湖边的村落遗址中发现了保存完好的罂粟种子和果实的遗迹。史前动物似乎并没有在古老的岩画上留下"嗑药"的特征，但作为万物灵长的人类，在史前时代就已经了解了罂粟的性能。原始人最初可能是把罂粟当作食物，其蒴果中像白色米粒一样的种子对于腹中空空的人来说是可以充饥的。

罂粟原产于爱琴海东岸地区，因此，欧洲具有最完整的鸦片史，华夏大地当时并无罂粟这个物种。

大约在公元前 3400 年，苏美尔人在底格里斯河-幼发拉底河流域种植罂粟，并把罂粟称为"快乐植物"。当时的罂粟可能有观赏和药用两种价值。古代人类生活在寥廓的大自然中，花鸟虫鱼足够丰富多彩，观赏罂粟该要有多少闲情逸致啊，因此也许其药用种植的意义更大。约公元前 3000 年，古埃及人在与苏美尔人的交往中也了解了罂粟。三面沙漠环抱、一面海岸围绕，自然屏障形成了安全的栖息之地，孕育了尼罗河文明。尼罗河谷土地肥沃，雨水适中，适宜罂粟种植。古埃及的医学成就很高，医生熟知罂粟。

约公元前 2000 年时，关于罂粟的知识已经广泛传遍欧洲、中东和北非，并在公元前 17 世纪被两河流域的亚述人用楔形文字刻在粘土板上，保存在亚述王的巴比伦图书馆中。公元前 16 世纪埃及的底比斯诊疗记录显示，罂粟果汁的治疗范围十分宽广。当时的医生认为罂粟果汁可以医治所有疾病。其镇痛、令人愉快的效果自然是首先被珍视的。切割罂粟蒴果采集果汁的方法是亚述人的发明，鸦片的最早记录来自埃及，公元前 15 世纪的埃及茶墓里即有发现。

　　大诗人荷马（Homer）在《奥德赛》里描写道，宙斯的女儿海伦在一个宴会上把"忘忧药"倒进人们的酒里，使他们忘记了所有痛苦。那些喝了药酒的人不再掉一滴眼泪，即便是父母去世，或是兄弟或心爱的儿子在他们的眼前被杀死。忘忧药可能是一种鸦片制剂，也只有鸦片才具有如此效果。

四体液学说和鸦片

　　四体液学说是西方古代医学的理论学说，类似于中医的"阴阳五行学说"，由医学始祖希波克拉底提出。该学说认为人体有4种体液，分别是血液、黏液、黄胆汁和黑胆汁。心理学至今沿用古罗马名医盖伦的"气质理论"来描述4种气质类型。尽管如今的西医已不谈四体液学说，但它主导西方医学长达2000年之久，直到19世纪。

　　四体液学说虽然牵强，但比神话更有道理。希波克拉底认为，健康是各种体液和谐混合在一起时的状态，生病是体液混合错误的状态，治病之法自然是调节体液平衡，其方法包括放血、吐泻、节食和药物。但是，其疗效只能是仁者见仁，智者见智。1685年抢救英国国王查理二世的一份病历反映了根据四体液学说治病的疗效。

　　　　1品脱（≈ 0.57 L）血从右臂放出，0.5品脱血从左臂放出，服下催吐剂、两付汤药和一种由15种成分组成的灌肠剂。刮国王的头部，直到起一个大泡。再服用打喷嚏的药粉和更多的催吐剂。继续放血，加服止痛剂。把沥青和鸽子粪混合后敷于脚上。服一种含有10种成分的草药。最后服人头盖骨粉制成的40滴糖浆，外敷牛黄。然后，国王陛下死了。

　　在四体液学说指导下的医学实践为鸦片在医学史上发挥重大作用准备了背景。古代没有物理化学方法来诊断疾病，患者的自觉症状即为判断疾病的标准，而疼痛就像是金标准。患病是令人恐惧的。除了疼痛，其他症状都可以忍受，故有"不痛不算病"的传统观念。一个人一旦称病，其他人首先关心的便是痛与不痛，如回答是肯定的，才会被认为有病。百病都以有无疼痛为判据。鸦片不仅有强大的镇痛作用，还可以消除疼痛产生的恐惧和烦恼。凡病皆痛，鸦片治痛，自然可医万病。

公元前 5 世纪，希波克拉底认为鸦片作为止泻药、催眠药、麻醉剂和止血药很有用，但主张应该谨慎地、有节制地使用。公元 78 年，欧洲的草药专著《药物学》出版，其中记述了罂粟。公元 1 世纪至 2 世纪的古希腊名医加仑称鸦片为"万应灵药"，认为它能抗毒和毒虫叮咬，治头痛、目眩、耳聋、癫痫、卒中等数不清的疾病。

罗马人把罂粟作为睡眠的象征，睡眠之神索莫纳斯（Somnus）被画成带着一束罂粟和一只用于采集罂粟果汁的角制容器的小精灵。阿拉伯人很早就把鸦片视为治疗疼痛的特效药，并常用于治疗咳嗽、腹泻和催眠，这至今是它的主治范围。公元 9 世纪，阿拉伯医生、诗人和博物学家阿维森纳（Avicenna）在他的名著《医典》中记述了鸦片治疗痢疾、腹泻和眼疾的作用。它几乎可以治疗所有疾病。

中世纪是科学的黑暗时代，医学知识贫乏，治病是牧师的特权。文艺复兴时期，医学才得到发展。那时，没有人能治疗腹泻，这大大地促进了鸦片的使用。17 世纪，英国的临床医学奠基者托马斯·悉登汉姆（Thomas Sydenham）赞叹道："没有鸦片，医学将不过是一个'跛子'"。

直至 19 世纪，西方人使用鸦片的主要方式是喝鸦片酊，这种酊剂是把鸦片溶解在红酒或葡萄酒里制成。当时，以鸦片为主要成分的市售药品种类很多，人们将其作为镇痛剂、镇静剂和治疗高热（特别是腹泻）的特效药。鸦片曾经给遭受病痛折磨的人们以强效的治疗和巨大的慰藉。随着 19 世纪英国的 3 次霍乱流行，鸦片拯救了成千上万条生命，堪称医学史上最重要的药物。

消遣之物

19 世纪以来，医学取得了显著进步，随着新特效药的发明，鸦片作为万应灵药的时代结束了。

由于在医药史上的广泛应用和它本身所具有的神奇魔力，嗜食鸦片用来消遣便是难以避免的。但在 19 世纪以前，鸦片主要是作为药物使用。后来由于有了阿司匹林等镇痛药，鸦片才开始被人们以纯消遣的意图滥用。

服用鸦片成为纵欲者们最钟爱的生活方式。19 世纪的文学艺术受到了鸦片的迷人梦幻和可视形象的深刻影响。在那个浪漫主义时代，由鸦片引发的幻想和自由的情绪影响了一批艺术家。英国散文名家托马斯·德·昆西（Thomas De Quincey）、浪漫主义诗人塞缪尔·泰勒·柯勒律治（Samuel Taylor Coleridge）、小说家威廉·威尔基·柯林斯（William Wilkie Collins）和沃尔特·司各特（Walter Scott）都是著名的瘾君子，而诗人乔治·戈登·拜伦（George Gordon Byron）和珀西·比希·雪莱（Percy Bysshe Shelley）也偶尔服食鸦片。他们都是"让灵魂在丝绸的按摩之下"消遣过的人，是"那在玫瑰色的光芒中呼吸的人"。至于底层民众和士兵，则完全沉溺于鸦片，形容枯槁，骨瘦如柴，性欲丧失，虽然"年纪轻轻就会死去，但就像狂吻上帝一样"视死如归。

无疑，鸦片拥有最多的瘾君子。曾几何时，人们是坦然面对鸦片瘾的。德·昆西在他的名著《瘾君子的自白》中写道："我十分遗憾地说，他们的确是一个人数众多的集团。"在英国上流社会，那些或以天才著称，或据有显赫地位的小小群体中，他轻而易举地列举了 5 位名人瘾君子。由于怕读者感到乏味，他没有逐一列举。在当时的英国，有相当比例的人使用鸦片。

1806 年，德国化学家弗里德里希·威廉·泽尔蒂纳（Friedrich Wilhelm Sertürner）从鸦片中分离出它的"精髓"成分，以希腊睡梦之神 Morpheus 的名字命名为"Morpheum（吗啡）"。30 年后，医学界用它治疗各种疾病，其应用范围和鸦片一样广。随着 19 世纪 50 年代注射器的发明，吗啡被广泛注射，而且人们相信对药物的渴求是由"吃"药引起的，注射不会成瘾。

注射吗啡见于上流社会，只有富人才买得起吗啡和注射器。吗啡瘾也流行于参战士兵中，是人们熟知的行伍病。然而，医学界对鸦片和吗啡滥用的流弊却显得麻木不仁，直到 1910 年，才被医学界正视。

东方鸦片

相传唐王李世民有一次孤身入敌营侦查，不慎被发现而负箭伤，慌不择路逃入深山，昏倒在路上。醒来时，他已躺在茅屋里，伤口已被扎住。一位老人正在炒着什么，浓香满屋，他从锅里倒出一把比小米还小的东西递予李世民说："请食下此物，伤痛可消！"李世民食毕，只觉余香满口，疼痛立消。又饮了些老人自酿的酒后，便睡意蒙眬。一觉醒来，日已三竿。老人慈祥地站在床前说："汝已睡了三个昼夜，看看箭伤是否已愈？"

李世民挽袖观看，伤口已结痂，周围还有药水痕迹，便告别了老人。登基后，他念念不忘救命之恩，亲率众臣赴深山谢恩。但老人已不见踪迹。扭转身来，遍山罂粟正值花期，五颜六色，姹紫嫣红。他想起了罂粟子的好处，便传下口谕，封其为"御米"。

鸦片由阿拉伯人传到了欧洲、印度和中国。公元7世纪，大食（阿拉伯帝国）与唐朝交往频繁，海陆均有交通。此前，华夏无罂粟记载。成书于公元2世纪的药学专著《神农本草经》中并没有罂粟，故李时珍称罂粟"本草不载"。鸦片自唐代输入中国。公元667年（即唐高宗乾封二年），大秦（罗马帝国）使节到达长安，他们向大唐皇帝献上了罗马皇帝的问候和礼物。这些礼物中，有一种稀罕之物，叫"底野迦"，是一种含有鸦片的成药（《旧唐书·拂林传》）。底野迦传入后不久，罂粟也由阿拉伯商人带到了中国。在唐玄宗开元二十七年（即公元739年）之前，已有罂粟种植。

至宋朝，罂粟作为药物被收入药典《开宝本草》中。北宋有用罂粟治痢的记载，元朝时其被普遍用于医治疾病。但当时已有人认识到了它的危害，大医学家朱丹溪称鸦片"其治病之功虽急，杀人如剑，宜深戒之"。到了明朝，在人们对罂粟的医疗功效有了比较系统的认识之后，有人开始把罂粟当作"房中药"，用罂粟蒴果熬成"古拉水"，在皇宫中使用。考古工作者在发掘定陵地宫时，曾化验过万历皇帝的尸骨，发现其中含有吗啡，证明他生前服用过鸦片。有人推测，这位皇帝晚年不理朝政，可能与他经常服用宫中的鸦片制剂"福寿膏"有关。然而，终明之世，民间尚未有吸食鸦片的现象。

自秦汉以来，中医学形成了完整的理论体系。中医药能有效治疗外感病和内伤杂病，且一直遵循着"治病求本"的宗旨，这与19世纪以前西方医学"治病不求本"的态度形成了鲜明对照。罂粟自唐代传入以来，其药用范围一直很局限，在本草学上也没有取得上品地位。中医主要在治疗慢性腹泻和久咳时使用罂粟。

吸鸦片并不是中国人的发明。在西班牙人把美洲烟草传入东方后，爪哇土著人首先将鸦片混入烟草内吸食以增加香味，此法在明朝末年流入中国。清朝初年，沿海居民将吸食方法进行了改良，煮成烟膏，用竹管在火上吸食。大量中国人吸食鸦片是从欧洲商人发起对华鸦片贸易之后才开始的。

海洛因的流行和鸦片瘾的根源

1874 年，英国化学家查尔斯·罗穆利·奥尔德·莱特（Charles Romley Alder Wright）首次用吗啡和乙酐合成了二乙酰吗啡（海洛因）。从此，人类开始了从鸦片中提炼吗啡，然后用吗啡和乙酐合成海洛因的疯狂时代。

海洛因的问世，在心理上安慰了那些对鸦片和吗啡成瘾性产生忧虑的人们，但它的药效是吗啡的 4 ～ 8 倍，并因此揭开了人类药物滥用的新篇章。一开始，它被作为"空前绝后"的镇痛药和"妙不可言"的精神快慰剂盛行一时。它产生的快感使一些人"因为羞怯而难以启齿"，还被用作治疗鸦片和吗啡成瘾的特效药。当时有十几种文字热情宣扬海洛因的神奇药效。人们相信，虽然海洛因来自吗啡，但由于分子结构改变了，便丢失了致瘾元素。

正当海洛因的第一批使用者在没有时空，没有情绪的虚无中与海伦重逢，在云蒸霞蔚的天庭郊外与群星聚会，体会那种"恒久安全的、甚为深奥的平静"的时候，它所具有的强烈成瘾性很快就暴露无遗，医学界随之发出警告，使其很快成为一种最具诱惑力的走私品。医学界曾经造成了鸦片和吗啡的广泛传播，但这一次，是走私引起了国际海洛因问题，而不是医学界。

纵观医学史，在熟悉鸦片的民族中，鸦片作为治疗疾病、追求快乐的媒介一直备受关注。特别是近代，在医学有了重大发展之后，它更是被享乐的人们视为获得幸福的源泉。

弗洛伊德认为痛苦来源于三种自然，即外界自然、肉体有机体和人的心理特征。人永远不能控制自然。人的肉体是自然的一部分，它注定要死亡，还要面临来自体内的疼痛和焦虑的威胁。更强烈的痛苦和不快乐来源于社会关系。人类创造的文明规则并未保护和有益于每个人，这是由一种深藏的、不可征服的自然——人的心理特征决定的。

鸦片是自然产物，它不仅能产生即刻的快乐，还能满足人们摆脱外界的强烈渴望，它将人们带入离群索居的安谧宁静当中。弗洛伊德认为，人生如果有目的，那便是追求快乐。使用鸦片是获得快乐的便捷途径，不需要其他人参与，因而是简洁的。由于这种快乐最为直捷和动人心魄，体验过鸦片快感的人便会难以克制，这也是人类在征服自身自然方面力不从心的表现。

在药物史上，一种新出现的药物的严重副作用通常要经过至少数千人的临床应用才能显露出来。而鸦片的成瘾性早已被发现，但却被持续使用了几千年，造就了难以计数的瘾君子。这有两个原因，一是鸦片在医学中的重要性，二是人们追求的正是"瘾"本身。人们并不像看待其他药物的副作用一样来看待鸦片瘾。恰恰相反，致欣快作用被看成是鸦片独有的效用，而不是弊端。

弗洛伊德在《文明与缺憾》一书中写道，对于生活带给我们的不可战胜的痛苦，大概有三种缓和的方法。第一种是极大限度地转移注意力，使我们无视自己的痛苦；第二种是替代性满足，它可以减少痛苦；第三种便是致醉物，它可以麻醉我们对痛苦的感觉。鸦片成瘾的根源是医学的局限性，这促成了鸦片万应灵药的地位，其泯除痛苦的简洁性使之在世界范围内流行。

歌德曾说："没有比长时间的风和日丽更难以忍受的了。"幸福是在两种强烈感受的对比中呈现。例如，一下子从疼痛和紧张中摆脱出来，就能产生明显的喜悦感。而这正是麻醉性药物所能满足的条件。

但是，现在谈论幸福似乎显得有点过时。但快乐、愉快、满足等词汇缺乏幸福所具有的包容性。因此，我们不得不像以前的心理学家们一样，把药物滥用和幸福联系在一起。这是理解成瘾的正途之一。

成瘾是疾病。人们对鸦片瘾的看法经历了从医学问题、伦理问题到社会问题的不同认知阶段。实际上，药物成瘾在很长一段时间内被看作是一种"比喻的疾病"，现在被视为一种"现实疾病"。成瘾具有高复发率（和慢性病一样），医学防治有效。

非阿片类成瘾物质

由于滥用者的创造性使用，精神活性物质的范围和种类不断被扩展，脱离了药理学上的药物范畴。为了使概念具有包容性，人们用"物质"一词代替"药物"。其实，无论药物还是物质，都是化学分子，药物一直都是一个开放包容的物质集群，品类一直在增加。能够被滥用的物质本身就具备药物属性，特别是精神活性。如要分类，简单易行的方法是遵从自然和非自然原则。

植物　药物　成瘾药物

地球上最早的陆地，液态水是热的，甚至是沸腾的。极端嗜热的古细菌可能是最古老的生命形式。植物起源于单细胞生物菌类与藻类，其演化经历了菌藻时代、裸蕨时代、蕨类时代、裸子植物时代和被子植物时代。陆地上最古老的植物是茎轴裸露、没有真正的根和叶子的裸蕨，根和叶子是后来演化出来的。传统观点认为泥盆纪是裸蕨时代。光合作用为植物成分多样化奠定了基础。被子植物在当今世界最为丰富，它们为动物生存提供了必要的生态条件，人类的衣食住行和消遣享乐都离不开它们。所谓被子，顾名思义就是种子被包裹起来的意思。研究证明，被子植物在侏罗纪就已经存在，也有观点认为不早于白垩纪。2017 年在辽宁发现了 1.25 亿年前的两性花化石。开花植物带来了植物世界的繁荣，其化学成分变得复杂，含有生物碱的植物随着开花植物的进化来到了这个星球上。生物碱是植物为了避免被动物吃掉导致灭绝而生成的。它给食草动物带来身体上的毒性或精神上的刺激，很多植物还含有致瘾元素。

植物是药物的天然来源，它们利用阳光储存能量。动物吃植物是食物链的基础。甜味植物意味着能够提供丰富的热量，而苦味植物通常含有毒素。自然选择使食草动物具备了辨别苦味，尤其是毒素的能力，这一能力在陆地动物起源时便成为一种适应器。动物食用的植物大多是不含毒素或低毒的。人类是杂食动物，不喜欢苦味，不会以有毒植物为食，但这类植物却造就了药物宝库。

药食同源，即药物与食物是同时起源的。神农尝百草是为了找到能治病的药物。《黄帝内经》中有"空腹食之为食物，患者食之为药物"的说法。也就是说，为填饱肚子而吃的是食物，为治病而吃的是药物。目前公认的药食两用植物有 105 种，如丁香、山楂、木瓜、甘草、百合、莲子、蜂蜜等，既是药物，也是食物。

即使在当代社会，世界上仍然有约 80% 的民众依靠植物来治疗某些疾病，约 74% 的药品含有植物成分。因此，植物在人类与自然的关系中占有一席之地。因大多数中药是植物，故中药也被称为草药。草药的生物碱是其有效成分。由于具有明显的生物活性，不具备碱性而含氮的植物成分也包括在生物碱范畴内。因此，生物碱是草药的有效成分。已知的生物碱约有 1 万种。有 3 种古老的植物因其含有能刺激大脑的生物碱而著名，这就是三大毒品源植物：罂粟、古柯和大麻。它们都是开花植物，自然选择已经塑造了我们对花儿的偏爱。

有着鲜艳花朵的罂粟科植物在白垩纪之前就已经生存于古地中海沿岸地区。古陆在 2 亿年前开始漂移分裂，到第四纪初期形成现在大陆分布的轮廓。随着陆地分裂漂移和气候变迁，植物的版图发生了显著变化。在喜马拉雅山脉隆升过程中，罂粟科植物获得了高度发展，无论种类还是高级类群，都是最丰富的，这使得青藏高原及其毗邻地区成为罂粟科植物的现代中心。

罂粟、古柯和大麻已经存在了千万年之久，而人类仅存在短短 300 万年。在我们不曾欣赏过的白垩纪草甸上，已经有它们祖先的踪迹。如今，因为含有碰巧对人类大脑有刺激作用的致瘾元素，在人类中心主义的背景下，这些植物面临着灭绝危险。悬浮在茫茫宇宙中的地球犹如一介微尘，旅行者 1 号在距离地球 64 亿公里以外拍摄的"暗淡蓝点"是万物家园。管控毒品和保护物种的权衡是显示人类智慧的一个新领域。

对于那些进化历史上的危险事物，自然选择塑造的心理机制会让我们避开它们。人们天生害怕危险，对诸如毒蛇、大型食肉动物有与生俱来的恐惧，但生来不怕植物。陆地植物不会移动，对行走的人类构不成威胁。

尽管尸臭魔芋、食蝇草听起来可怕，但这仅仅是一种名词的渲染，人们见到它们并不生怕。植物既是食物，也是药物，还是陆地动物（包括人类）的首要自然资源。所有动物都直接或间接地以植物光合作用提供的能量为生，都以太阳光作为能源。

虽然致瘾植物已经形成几大类群，但影响意识、情绪和感觉是它们的共同属性，而意识、情绪、感觉是大脑的标志性功能。只要是能让"灵魂偶尔消遣"的东西，就可能导致成瘾，这是大脑进化获得的一种能力。就像人们无法改变自己的生辰一样，我们对大脑的成瘾特性只能悉听尊便。除了避开，别无良策。

致瘾植物具有以下特点：

种类恒定、历史悠久　物种具有稳定性，灭绝之前平均约有 1000 万年的寿命。罂粟自有记载（公元前 4000 年）至今，6000 多年来一直开着同样的花朵。古柯、大麻及其他含有致瘾元素的植物也是如此。

药理作用强大　所有能致瘾的植物都曾经是药物，药理作用强大，其药效与成瘾性并驾齐驱。

有社会免疫力　人们对传统致瘾物质了解颇深，形成了世代相传的"社会免疫力"，而合成类成瘾物质则缺乏这一特点，便更具危险性。

成瘾物质的情绪价值

情绪为动物所共有，是进化而来的适应器。在应对重大挑战时，情绪能提供即时反应模式。人们通常认为，行为是由知识和经验导航的，但实际上人们经常是按心情出牌。

情绪进化经历了亿万年。数百万年前，东非大裂谷曾经是一片内陆湖，为生活在那里的动物提供了食物和水源。适宜的环境吸引了众多动物，包括已经在这里生活了超过 100 多万年的人类。大裂谷东边是稀树草原，树木稀疏，禾草遍野，是这个星球上最具野性的地方，有着丰富的物种。各种野兽游荡其间，而草原视野开阔，人类活动暴露在猛兽的目光之下。正是从动物祖先那里继承而来的心理素质帮助人类在危险来临时自动应对。情绪的产生不需要高级认知机制，它能够抢在认知之前，以最短的时间调动身体资源，启动防御机制。进化环境对人类心智有塑造作用，情绪由进化环境所塑造。负性情绪比正性情绪更有适应性价值，因此，身体机能在感受快感方面很是吝啬。动物经常借助外来物质改变情绪状态。精神活性物质确实是帮助人们应对生活的利弊比肩的工具。

所有成瘾物质都有情绪价值，幸福感和解脱感是化学分子凑巧产生的结果。成瘾物质能够改变大脑边缘系统的活动，切换情绪状态，产生兴奋、狂喜、宁静和幻觉，使人们享受从未有过的情绪高度和狂喜，大脑借助快感发出"这就对了！"的信号，让人们安然沉湎于将一切人生难题都泯除于顷刻之间的意识。正是由于成瘾物质的情绪价值，才使它具有成瘾潜力。并不是所有人都需要借助药物营造偏离自我中心的情绪，无聊痛苦的人比忙碌满足的人更想要转换精神状态，被囚禁的动物比野外自由自在的动物更可能尝试成瘾物质。

古老的酒

酒精是天然产物，传说酒为杜康所造。夏禹时期，杜康的一位邻居去山里砍柴，口渴难忍，看到一棵树下的凹槽里盛了半槽水，便一口气喝了个精光，抬起头来，感到口中润滑如玉，有一股奇特的香味。低头看时，凹槽里有几颗烂熟的果子。老人将此事告诉杜康。正在为处理发霉粮食而发愁的杜康受到启发，造出了酒，被当地人当作神水，用于消灾治病，神通非凡，求此神水者络绎不绝。禹王知道此事后，便在召见杜康的酉日，加三点水在酉字旁，赐神水之名为"酒"。

水果来源于1.25亿年前的开花植物，灵长类动物以水果为食已有约5000多万年的历史。成熟水果含有糖和乙醇，以其鲜艳和芬芳的特质引诱动物食用，同时通过动物的消化道传播种子，实现基因扩散。水果发酵是天然酒精的主要来源。野果落在石窠里可直接发酵成酒，口渴的动物在森林里游荡时偶尔能坐享其成。很多野生动物对酒精有特别的嗜好，其依恋程度不亚于人类，猿猴还进化出了消化酒的基因。为了捕捉猿猴，人们会在其出没的地方摆上香味浓郁的酒，待其放纵豪饮，酩酊大醉之时将其抓住。这种方法并非中国独有，东南亚和非洲土著人也在采用。实际上，酒不是个人发明，远古人已发现了食物的酒化现象，经过长期探索，慢慢掌握了酿酒技术，酿制出风味各异、种类繁多的酒。酒文化是人类文化的一个独特方面。

在克里斯托弗·哥伦布（Christopher Columbus）航海探险之前，欧洲没有茶叶、咖啡和烟草，也没有大麻和迷幻剂，只有乙醇。在那个连马铃薯都是"壮阳食物"的时代，酒的作用足够强大。希伯来人的《圣经》中有对酒的记载，在希腊神话中也有关于酒神狄奥尼索斯（Dionysus）的故事。在仰韶文化遗址中，出土了许多形状与甲骨文、金文的"酒"字十分相似的陶罐。从新石器时代晚期的大汶口遗址中发现了酒具和造酒的瓮、滤缸。这说明在距今 6000 多年前，人们早已在饮酒。1986 年，河南出土了一壶 3000 年前的古酒。

现存最早的中医古籍《黄帝内经》中有"汤液醪醴论"篇。醪醴（láo lǐ），就是五谷酿造的酒。醪为浊酒，醴为甜酒，有"通血脉，行药势，温肠胃，御风寒"等作用。它的第一大作用是镇静，是天然的安眠药。酒容易被制造和保存，使用也很方便，可用来减轻焦虑，消除压力，带来放松和愉悦，使思维变得单纯。哲学家路德维希·约瑟夫·约翰·维特根斯坦（Ludwig Josef Johann Wittgenstein）曾说：

> 能够使精神简洁的努力，
> 本身就是一种巨大的诱惑。

饮酒帮助人们超越现实的束缚，摆脱压抑，实现人格自由，是一种至捷至效的途径，在世界各地广受欢迎。酒是许多民族习俗的重要组成部分，因而形成了风格各异的酒文化传统。犹太人饮酒限制在亲友之间，很少过量。意大利人视饮酒为日常饮食的一部分。爱尔兰人把饮酒同社交聚会联系在一起，用酒助兴，借酒兴奋，在聚会上狂饮是非常正常的。喝上一杯，抬头挺胸。酒是社交"润滑剂"，是获得陶醉感和热量的廉价来源。

酒是最早的麻醉剂。公元 2 世纪，东汉名医华佗为一个患"烂肠痧"的患者剖腹开刀。由于病情严重，他忙了几个时辰才把手术做完，感到筋疲力尽。为了解除疲劳，便空腹喝了些酒，一下子酩酊大醉。家人吓坏了，针刺人中、百会、足三里，他没有任何反应，好像失去知觉似的。扣脉搏显示搏动正常，这才相信他是喝醉了。过了两个时辰，华佗醒了过来。家人把刚才的情形说了一遍，他听了大为奇怪。为什么扎针我不知道呢？难道喝醉酒能使人失去知觉吗？几天后，他做了几次试验，得出结论：酒有麻醉作用。后来在做手术前，他就让患者喝酒减轻痛苦。在麻沸散中，他用热酒和药剂配制，使麻醉效果更好。

虽然饮酒是一种悠久的传统，是世界许多民族文化中固有的成分，生活中不能没有酒，但酒也是一种古老的成瘾物质。酗酒者会在心理上形成依赖，只有在饮酒后才能放松、与他人交往、处理日常生活必须面对的各种问题。酒精也会使人在生理上产生依赖。喝酒所付出的社会代价比所有其他成瘾物质相加的代价都高。

史书很少记载饮酒成就的美事，却不厌其烦地记述了许多饮酒误事的故事。因为酒可以乱性、误事、伤身、成瘾，人类对酒的评价历来毁誉参半，尤其铭记着酗酒的危害。饮酒也有好处。葡萄酒含有黄酮类物质，具有抗氧化作用，部分研究显示其能延缓细胞衰老，适量饮用对预防心血管疾病有益。有研究显示白酒也有同样的价值。但饮酒之人多爱贪杯，饮酒之害源于酗酒。其根源早已为温斯顿·伦纳德·斯宾塞·丘吉尔（Winston Leonard Spencer Churchill）的一句话所揭示：人类的力量在每一领域都增强了，唯独自我克制的力量没有成长。

烟草　咖啡　茶

烟草、咖啡、茶属于成瘾物质。它们最初都是稀有药品，是传说中的灵丹妙药，非一般人可以拥有。随着全球贸易的发展才开始流行起来，盛行于一个"饥渴心灵"取代了"饥饿肚皮"的世界。不像其他流行商品，它们经得起时间的考验。

烟草原产于热带美洲。印地安人用烟草治疗梅毒。当克里斯托弗·哥伦布（Cristoforo Colombo）从美洲首次归来时，凯旋的队伍在塞维利亚和巴塞罗那拥挤的街道上展示了数不清的奇珍异宝，其中就有很快便在欧洲落户的新奇植物——玉米、烟草和椰子。这些怪东西赢得了围观者的欢呼。

杰恩·尼古特（Jena Nicot）最早在葡萄牙见到了烟草，并将其带回法国，称之为"尼古丁那（Nicotina）"。据称烟草可以治疗肿瘤，将其研成粉末吸入可治疗头痛，而燃吸可减轻气喘。中美洲的玛雅人用烟草治疗气喘、痉挛及皮肤病。在原始美洲文化中，烟草被用于宗教仪式。干燥烟叶是强效的杀虫剂，也曾被作为药物。

16世纪成书的《草药集》列出了一长串被认为可经烟草治愈的疾病，

如伤口化脓、甲沟炎、脸部皮疹、淋巴结核、狂犬病、软组织损伤、梅毒、性能力不足、瘟疫、失眠、头痛、牙痛、蝎子咬伤等。烟草作为灵丹妙药而声名鹊起，并凭借其奇异的气味被用作"春药"，在早期传播阶段具有神圣和魔力的色彩。当时，经常暴发瘟疫，亟须预防药物。在1665年伦敦瘟疫和1679年肆虐维也纳的流行病中，烟草作为消毒剂美名远扬。2003年严重急性呼吸综合征（SARS）流行期间，很多人认为吸烟可以发挥预防作用，但医学界并未提供任何证据。

中国人吸烟成癖，大约始于明朝万历年间烟草传入之后。在现代社会，年轻人把吸烟和时尚联系起来，认为吸烟可以使他们"变得苗条、性感、友善、老练和成功"，还带来某种归属感。在青少年吸烟群体中，"让人'开窍'是友谊的一种正常举动"。

对多数人而言，吸烟更像是一种习惯。但毫无疑问，习惯会发展为非常极端的强迫症。

coffee（咖啡）一词来源于Caffa，是埃塞俄比亚的一个地名，咖啡最早是在这里发现的。考古学家认为，东非史前人类就偏爱咖啡强烈的兴奋作用，他们在部落战争、狩猎或其他需要警觉、体力和耐力的活动中会服食未烘焙过的咖啡豆。

咖啡在全世界的传播经历了很长时间，约500年才传入中东，又过了100年才遍布欧洲。1650年，第一家咖啡馆在牛津大学开业。1696年传入纽约，30年后传入巴西。咖啡作为饮料已有1000多年的历史。如今，巴西是世界上最主要的咖啡出口国。

欧洲人最初将咖啡视为具有刺激性的外来药剂，用于治胃痛、助消化、提神、促进血液循环、清新血液、解酒、抑制性欲。咖啡的负面作用是引起痔疮、头痛和性欲减退。

咖啡含有黄嘌呤、咖啡因、可可碱、茶碱和鞣质。咖啡因具有强烈的兴奋作用，茶碱具有兴奋和松弛平滑肌的作用。咖啡是一种高效兴奋剂，通常被用于改善疲劳、乏力和嗜睡症状；治疗哮喘，增加心排血量，刺激胃液分泌，并有强利尿作用，对头痛和偏头痛也有疗效。在印度，未成熟的咖啡豆可用于治疗头痛，成熟烘焙后则可治疗痢疾。

茶原产于中国云南西双版纳。世界上任何产茶国的茶树品种都属于云南皋芦原种的变种。茶起源于中国，流行于世界。

在仰韶文化母系氏族时期，中国人最先发现了野生茶树。居住在西双版纳古茶区的爱尼人（哈尼族支系）有一个关于发现茶的传说。很久以前，一位勇敢憨厚的爱尼小伙子在山里猎获了一只危害山寨的凶豹，他用大锅将豹子煮好后，邀请全寨男女老少去分享。大家一边吃，一边说笑，还跳起爱尼舞蹈"冬八令"。跳了一通宵，口干舌燥，小伙子便请大家喝锅里的开水，一阵大风将许多树叶吹落到锅里，众人喝水时感到苦中带甜，清香爽口，"老拨"（茶叶）便被发现了。

栽培和利用茶树早在商代就已开始。商代以前，人们视茶为珍物，用作祭品，延用3000余年。此后，茶发展为贡品。春秋时期，人们将鲜茶叶作为饭菜，这是吃茶的开始。缅甸至今有"腌茶为菜而食之"的传统。湘潭仍保留嫩叶茶汤一齐吃下去的习俗。茶既是饮料，又是食物。

秦代以前，各国文字尚不统一，茶的名称五花八门。"荼"是早期的统一名称。唐朝陆羽写出世界上第一部茶业专著《茶经》，使人们对茶有了进一步的了解，认识到茶是木本，而不是草，于是改"禾"为"木"，变"荼"为"茶"。汉代，茶叶已发展为商品。以茶纳贡，一朝盛过一朝，到宋朝达最高峰。宋徽宗研究贡茶的制法，写成《大观茶论》。

茶备受重视是由于其药用价值。华佗认为，吃茶可增进思维。魏晋时期，人们以茶做汤，称"喝汤"。六朝时期，佛教盛行，茶起到了传扬佛教的特殊作用。"茶佛一味"，说明两者关系密切。佛徒认为饮茶有三大好处，一是坐禅时可彻夜不眠；二是能帮助消化；三是用作不发之药（抑制性欲），借以摒绝尘念。唐代南北统一，交往密切，饮茶风气普及北方。中唐以后，饮茶愈加普遍，"上至宫省，下至邑里，茶为食物，无异米盐"。当时，茶叶栽培兴盛，江淮人家中每10个家庭就有2～3家以茶为业。公元780年，陆羽的《茶经》促进了茶业的大发展。此公嗜茶成瘾，对饮茶有独到研究，提倡天然见真，泡茶时不加佐料。后来，煮茶喝茶逐渐被泡茶、饮茶所取代，流传至今未变。随着饮茶的普及，茶文化也繁荣起来。

饮茶可清心静性。人们常以酒助兴、借酒浇愁，而以茶清心醒神。

到了宋朝，人们不可一日无茶，边疆少数民族尤其如此。朝廷实施"茶马交易"政策，一担茶叶可换一匹战马。清朝在茶类的发明创造上更进一步，继明朝创造绿茶、黄茶和黑茶之后，又发明了白茶、红茶和青茶，完成中国独创的六大茶系。茶的外形和内质各具风格，独一无二，为其他产茶国所望尘莫及。

17世纪初，茶被引入西方社会，并很快获得了"有疗效"的良好形象。许多人用喝茶来解酒，认为人体健康需要每天喝茶。

长期喝茶可以致瘾。陇东人有熬茶的习惯。有一位60多岁的老人，喝罐罐茶深度成瘾。一大早，他起床披上衣服，便坐在炕上生火煮茶。炕头上下堆满了灰白色木灰，半干的木条生火冒起浓烟，房顶上的椽子被烟熏得像刷了一层黑色油漆。老人拿出半把茶叶塞进一个黑色的小砂罐，沥进约一口水，放在烟火上熏烤，不见明火。等茶叶开始往上翻，听到咕咕声，就将水滤出来。煮好的茶色浓得像墨汁，一盅只能喝半口。没有早餐一说。喝完茶，到访者看到他接连打哈欠，流眼泪流鼻涕，十分不舒服的样子，便关心地问是不是感冒了？老人不好意思地说："我喝茶有个习惯，要在早晨醒来穿衣服之前在被窝里生火煮茶，穿上衣服就不管用了。今天不好意思光着身子生火煮茶，就先把衣服穿上了。结果没喝好，茶瘾犯了"。

诗人、哲学家约翰·沃尔夫冈·冯·歌德（Johann Wolfgang von Goethe）曾说：拥有科学和艺术的人也拥有宗教；但是，两者都不具有的人，就让他占有宗教吧！可惜，很多人只能拥有刺激物，并且利用刺激物的致醉作用使生活变得容易一些。如果要剥夺普通人占有刺激物的权利，那么除了违背他们的意愿之外，恐怕也不会有什么成效。

许多新的舶来品都可以形成癖好。它们跨越了文化障碍，很快便能从稀有珍品变为日常用品。在近代早期社会，西方在看待烟草、咖啡、可可、茶等新物质上表现出惊人的相似性。这些物质最初都不是食品或饮料，而是无一例外地属于药品。在用医学方法处理问题的近代植物学的科学氛围下，这倒是挺合时宜的。

古柯叶　可卡因

在南美洲安第斯山脉北部和中部，生长着一种热带山地常绿灌木古柯。它主要分布于秘鲁、玻利维亚、巴西、智利和哥伦比亚等国。古柯喜温暖潮湿的环境，株高2～4米，枝叶茂密。叶片呈长椭圆形，边缘光滑，形状和味道均似茶叶。古柯树开5瓣黄白色小花，结红色果实，核内含种子1枚。其根系发达，生命力强，每年可采叶3～4次，一棵树可采摘40年。

早在 5000 多年前，古柯就生长在厄瓜多尔一带，被安第斯山的土著居民古印第安人奉为"圣草"。考古学家发现，在距今 2500 多年前的秘鲁人坟墓中，有大量古柯叶陪葬品。在 13—16 世纪印加王朝的宗教活动中，古柯具有重要作用，印加人认为它是上帝所赐的神圣礼物，是吉祥之物。当初，咀嚼古柯叶被认为是高贵的象征，是王族的特权，16 世纪后才惠及平民。印加的神职人员和贵族通过古柯叶获得愉悦和宗教意境所产生的双重快感。

西班牙人征服南美洲后，出于宗教理由，曾试图禁止咀嚼古柯叶。后来为了增加印第安人的劳动量，又转而采取鼓励态度。考古学家发现，当时劳工的平均寿命不超过 30 岁。现在，咀嚼古柯叶已是土著文化不可缺少的组成部分，90% 的印第安人至今仍保持着这一嗜好，它是阿根廷西北部、哥伦比亚、玻利维亚、秘鲁和亚马孙河流域约 800 万人代代相传的生活习惯。在秘鲁，200 万高山居民每年要消耗 900 万公斤古柯叶。

印第安人咀嚼古柯叶用以提神醒脑、消除疲劳、增加力量和御寒，以及治疗胃痛、风湿、头痛、消除高山反应。他们通常把古柯叶同石灰混在一起咀嚼。石灰能把可卡因从古柯叶中分离出来。

古柯叶中含有多种生物碱，如可卡因、肉桂酰可卡因、爱岗宁甲酯、爱岗宁等，其中可卡因约占 1%。1860 年，德国化学家阿尔伯特·尼曼（Albert Niemann）从古柯叶中分离出可卡因。据弗洛伊德所言，他也差一点成为可卡因的发现者。

18 世纪 80 年代，纯可卡因开始流行，它作为一种新药受到了广泛推崇。1884 年，弗洛伊德发表了名篇 "Uber Coca"，认为可卡因可以治疗抑郁症、神经症、吗啡依赖、酒依赖、消化不良和气喘，不仅不会引起强迫性觅药行为，还会引起厌恶反应。他对可卡因推崇备至，特意推荐给家人和朋友。同时，可卡因的局部麻醉作用也被发现。一时间，可卡因成了无所不能的神药。1885 年，弗洛伊德在 Lancet（《柳叶刀》）杂志上发表评论：

> 可卡因对多种疾病均有奇特的疗效，
> 对此我们不得不赞叹，
> 几乎所有常见病都能用上它，
> 太出乎我们意料了！

含有可卡因的饮料可口可乐于 1886 年上市，而当时其专利药品已达到数千种。终于有了令多愁善感的智人梦寐以求的药物，它既可以带来良好的感觉和旺盛的精力，让人过上神仙般的日子，又对身体无害。

人们逐渐发现，可卡因能成瘾！初期可产生高度欣快感、精力充沛，但反复使用会出现无能感和严重抑郁。这种情况迫使弗洛伊德放弃了自己的观点。

迫于公众压力，美国政府开始限制可卡因的使用，并相继颁布法律，规定私人不得售卖可卡因，不允许将其加入非处方药和食品中。但是，到了传统价值观受到全面挑战的 20 世纪 60 年代，可卡因从"地下"又回到了主流社会，将美国带入"可卡因时代"。当时，滥用药物被视为一种使人保持清醒、精力旺盛的正常行为。年轻人陷入无节制滥用药物的氛围中。他们对一切都不满，对一切都投以挑剔的目光，对上一代人的价值观嗤之以鼻。滥用药物使他们的价值观发生了真正的变化，正如歌德的一句诗：

世界看起来无往而不可爱！

尽管年轻人死于吸食毒品的统计数字令人震惊，但仍有许多青少年觉得自己可以在吸毒成瘾和意外死亡的威胁下安然无恙。20 世纪 80 年代以前，医学界对可卡因的态度令人惊讶地暧昧，这造成了可卡因滥用的进一步扩大化。20 世纪 80 年代中期，美国开始全面反毒。

大麻

大麻为桑科一年生草本植物，雌雄异株。原产于高加索山脉、中国、伊朗和印度北部，现遍及全球，可分为野生大麻和栽培大麻。其变种很多，是人类早期种植的植物之一。作为毒品的大麻主要是指矮小、多分枝的印度大麻。早在约公元前 2800 年，中国已有大麻栽培。现在，南美洲、北美洲、欧洲、非洲和亚洲许多国家都有大麻种植，是当地的经济作物。大麻的化学成分十分复杂，已知含有 400 多种化学物质，其中仅大麻酚类衍生物就有 60 多种。在这些化学物质中，最主要的精神活性成分是四氢大麻酚。它是大麻独有的成分，具有强烈的致幻作用，使其成为爱好刺激的人们追逐的对象。

在古埃及，大麻用于治疗眼部发炎。约公元前 800 年，印度首次记载将大麻用作草药治疗充血。3 世纪时，人们将大麻制成的浸液作为手术中的止痛剂。19 世纪，大麻被用于治疗痛经和痉挛疼痛，维多利亚女王就曾用大麻止痛。大麻全草可入药，有利尿、镇静、麻醉等作用。追求幻觉的宗教仪式正是大麻的用武之地，因此宗教活动也是它的早期用途。"麻烟"起始于印度，至少已有 500 余年历史。真正意义上的大麻滥用是近几十年的事。

人们通常将大麻草单独或与烟草混合制成烟卷吸食，或直接用烟斗吸，大麻脂和大麻油还被用来吞服或加入食品饮料中。

在当今世界，大麻的使用最多、流行范围最广。服用大麻后约一刻钟，使用者便会体会到一种欣快感，精神兴奋，想象力活跃，幻听幻视，时间变慢，失去方向感；还会出现视物变形、色彩夸张、思想怪诞、心理混乱，产生强烈的自我意识或体察到双重人格，随之陷于梦幻状态。紧接着，使用者会出现不同程度的情绪突变，有的焦虑不安，担惊受怕；有的行为冲动；有的产生妄想。最后，使用者情绪逐渐低落，行为懒散，心情压抑，虚弱无力，疲惫不堪，进入睡眠状态。整个过程可持续 3 ～ 6 h。伴随着这一过程，使用者可出现眼红、心率加快、身体颤抖等，这些反应都是由大剂量使用高纯度大麻制品所致，一般麻烟的作用并不强烈。

恰特草

恰特草（又名阿拉伯茶、东非罂粟）是生长于东非和阿拉伯半岛的常绿灌木，原产于埃塞俄比亚，现广泛分布于热带非洲、阿拉伯半岛及中国海南等地，起源已无从考证。瑞典植物学家彼得·福斯科尔（Peter Forskal）最早报道了恰特草。其茎含有 200 多种化学成分，主要包括卡西酮、阿茶碱和去甲麻黄碱。卡西酮的化学结构和药理作用与苯丙胺（安非他明）非常相似，因此有天然安非他明之称，被认为是引起成瘾的主要成分。

13 世纪，埃塞俄比亚人通过咀嚼恰特草的嫩芽和叶子来抵抗饥饿和疲劳，提神醒脑，并作为一种社交药品。当今，人们把家里最好的房间辟为恰特草室待客会友，一边咀嚼恰特草，一边谈天说地，就像略酌了几杯一样，思维清晰、精力充沛，觉得一切尽在掌握中。药力过后，人们会感到沮丧，什么也不想做。

在流行地区，80% ～ 90% 的成年男性及 10% ～ 60% 的成年女性嗜好恰特草。它被扎成捆售卖，由于丢弃的包装塑料袋充斥街巷，也门首都萨那因此被称为"塑料袋之都"。恰特草构成了当地人生活的一部分，那些试图将食用恰特草列为非法行为的也门政客们从未获得过执政权。也门是一个严重缺水的地方，但人们将 60% 的水资源用于浇灌种植恰特草的田地。萨那正朝着无水之都的方向迈进，其大街上随处可见因咀嚼恰特草而鼓起大包的畸形面孔。

恰特草的作用是提高警觉性，引发欣快感，使人思维活跃、心情激动，不易入睡，同时饮酒时更是如此。除此之外，恰特草还被认为可提高记忆力和思维能力，但研究并未支持这一观点。其躯体作用是诱发心率加快，血压升高，增加患心脏病、卒中的风险。临床研究发现，嚼食恰特草人群的高血压发病率明显高于普通人群，而且血压升高的程度与使用时间有关。此外，恰特草还会损伤生殖系统、肝肾功能，影响血糖，引起口腔及胃肠道病变。

致幻剂

致幻剂是指使用后能够使人产生幻觉的天然或人工合成的一类精神药品，又称拟精神病药。常见的致幻剂包括天然仙人球毒碱（麦司卡林）和致幻蘑菇。目前已发现的致幻植物有 120 多种。人工合成致幻剂包括二甲基色胺、麦角酸二乙酰胺和苯环己哌啶（PCP）等。大麻、冰毒、阿托品和东莨菪碱亦有一定的致幻作用。这里所指的致幻剂是指精神药理学特性与天然致幻剂相似的物质。这些名字怪异的化学物质也会产生怪异的心理体验，引发精神病。精神病似乎是部分大脑的一种潜伏模式，可以被药物诱发出来。大脑存在连接错误，人人如此，只是程度不同。就这一点而言，人间似乎无圣人。

在所有精神活性物质中，恐怕没有哪一类比致幻剂更具争议性。在许多早期文明中，致幻物质对于哲学与宗教思想的形成具有深层影响。最早的哲学与神学思想的萌芽可能就受惠于致幻物质，其使用可追溯到旧石器时代。距今约 3500 年前，一种被称为"毒蝇伞"的蘑菇成为印度传说中的"醉人植物"，人们在举行宗教仪式时使用它，还将其作为医疗、巫术、魔术以及犯罪的麻醉剂。古印度《吠陀经》中提到的神圣物质 "soma" 据信是某种致幻菌类，可能与被墨西哥萨满称为 "圣肉" 的神圣蘑菇（含有赛洛西宾）类似。美洲土著教会的成员在祭祀活动中仍在食用一种含麦司卡林的墨西哥仙人球，以求与神仙对话。在今天的巴西，宗教活动中会使用一种名为 "死藤茶" 的植物提取液，以达到致幻效果。这种植物汁液在南美洲亚马逊河谷的土著人中的使用历史非常悠久。

20 世纪 60 年代是 LSD 大爆炸的时代，其在美国风靡一时。中国古代服用致幻剂的确切记载少见，但也有服用大麻与神灵沟通的记载。2000 多年前的本草学专著《神农本草经》中说，大麻 "久服通神明"。

21 世纪初，人们已有能力对某些植物的主要成分进行提取和化学分析，从而开创了致幻剂的现代史。LSD 是致幻剂的代表，是某些谷物（如黑麦和小麦）天然麦角生物碱的化学成分。1935 年瑞士化学家从麦角菌中提取了麦角酸。1943 年艾伯特·霍夫曼（Albert Hofmann）在实验室首次发现了麦角酸二乙酰胺。

一个偶然的机会，霍夫曼意外地服用了少量 LSD，使他经历了约 2 h 的奇异梦幻状态，他对这种与精神病类似的表现作了具体描述。LSD 白色、无味，其有效剂量为微克水平，肉眼很难察觉，10 μg 就可使人产生明显欣快，50 ~ 200 μg 时便可出现幻觉。因此，LSD 常赋形为各种片剂、胶囊或溶于水滴附于一片吸水纸上。

LSD 的效应难以预测，其取决于使用者的心理预期及所处的环境。信徒在宗教活动中服用很可能会有助于其产生神秘体验，可以从感知增强到出现心醉神迷的离奇幻觉。感觉歪曲常被描述为假性，因为体验者自身也能意识到失真的存在。服用后，个体的时间、空间、体像和界限认识会产生错乱，并伴有联觉（如听到声音时看见颜色）或不同感觉通道融合。使用者会出现情绪变化无常，思维奔逸，注意力不集中，近期记忆丧失。这种变幻莫测、无边无际的奇异幻境于服用后 30 ~ 40 min 出现，2 ~ 3 h 达高峰，12 h 内作用强度起伏不定，随后逐渐趋于缓和。LSD 的效应不能单纯从药理学角度加以解释。同一个人多次使用同一剂量，每次的体验可能完全不同。

致幻剂一般被认为是在生理上安全的一类化合物，致幻作用是在不产生身体毒性的剂量下发生的。尚无证据表明致幻剂会损害器官，引起危及生命的心血管损伤、肾功能或肝功能损害，原因在于它对介导生命体征的受体没有亲和力。

与多数其他被滥用的物质不同，致幻剂不会导致成瘾，长期使用者停用后并无渴求现象。虽然致幻剂似乎是安全的，但使用者在其致幻作用下也会发生危险，如有人觉得自己具有超能力，相信自己会飞而从楼上跳下；有人长时间直视太阳导致视网膜不可逆性变性；部分使用者出现认知改变，人格解体，促发精神病或抑郁症，甚至自杀。致幻剂的另一危害是导致个体出现突发的、危险的、荒谬的强迫行为及严重判断错误，常采取出乎意料的行动，可能造成涉及自身和他人的事故和意外。

合成毒品

合成毒品又称新型毒品，是一些较新的成瘾物质，只有数十年的历史，但其品种繁多。与吗啡、可卡因、四氢大麻酚这些直接来源于植物的成瘾物质不同，合成毒品由现代化学工业制造出来，不含于自然物质中。

> 合成毒品的出现，
> 造物主毫不知情。

合成毒品是化学及化学工业的产物，没有自然属性。甲基苯丙胺、氯胺酮、策划药均来源于实验室，无论是星际空间还是地球环境，自然界不存在这一类分子。它们不是地球物种的成分，也没有原植物。合成毒品具有如下特点：

非自然 由实验室合成，故称合成毒品。属于人造物质。

种类繁多、花样翻新 全球策划药已有 800 多种，且仍在持续增加。2014 年，美国市场售卖的策划药约 200 种，平均每周新出现 1 种，欧盟监测到约 300 种（刘志民，2021）。制毒者基于现有毒品的化学结构，通过修饰化学键和增减化学基团来制造新分子，产生新品种。由于新分子来源于毒品分子，同源同性，故很容易制造出具有成瘾性的新物质。

存在时间短 策划药是新玩意，部分物质刚从实验室出世。即使是存在时间较长的冰毒，也是在 20 世纪初才合成，第二次世界大战时期开始流行。这一点与传统毒品形成鲜明对比。

缺乏认知 由于其新颖性，人们对合成毒品缺乏了解，没有形成文化免疫力。很多滥用冰毒的人认为它不成瘾，他们的上辈和师长甚至连冰毒或甲基苯丙胺这个名字都没有听说过。经验可以使一个世代免疫。没有忠告，便没有社会免疫力。

作为精神药品，合成毒品可直接作用于中枢神经系统。根据毒理学性质，可将其分为四类。第一类以中枢兴奋作用为主，代表物质为甲基苯丙胺。第二类是致幻剂，代表物质为 LSD、麦司卡林和分离性麻醉剂（PCP 和氯胺酮）。第三类兼具兴奋和致幻作用，代表物质为亚甲二氧甲基苯丙胺（MDMA，俗称"摇头丸"）。第四类以中枢抑制作用为主，包括三唑仑、氟硝安定和 γ - 羟基丁丙酯。这些令人抓狂的名字也会产生令人抓狂的效果。

苯丙胺系麻黄素类似物。麻黄素存在于草药麻黄及许多其他植物中。麻黄是古老的药物，在 2000 多年前的战国秦汉时期应用广泛，主要作为发汗药治疗外感病，也用来治疗哮喘。在历代本草学著作中，它常被用作开篇第一味药。其他国家没有这样的传统。

1927 年，我国药学家从麻黄中提取出了麻黄素，作为平喘药和鼻通药使用。1932 年，麻黄素的类似物苯丙胺问世，它可以驱除睡意、振奋精神。临床上苯丙胺被用于兴奋神经和抑制食欲，治疗嗜睡症、肥胖症、帕金森病、儿童注意缺陷多动障碍、抑郁症，以及抢救中枢抑制剂中毒等。为减轻苯丙胺升高血压的副作用，人们又合成了甲基苯丙胺（冰毒），其中枢兴奋作用和依赖性比苯丙胺更强。MDMA 由德国默克公司合成。起初作为一种减低食欲、提升情绪的药物应用于临床。摇头丸是一种混合物，除含有亚甲二氧基苯丙胺（MDA）、甲基苯丙胺（MA）、苯丙胺（A）以外，还含有掺杂物，主要包括咖啡因、氯胺酮、麦角酸二乙酰胺、苯海拉明、苯巴比妥等与苯丙胺类无关的药物。

由于苯丙胺具有强大的提升脑力作用，在第二次世界大战期间，参战国为提高士气和耐久力，在军队中使用苯丙胺。那些因作战而长时间不能睡眠的军人，有了苯丙胺的神助，就可以完成艰苦的行军和作战任务，由此造成了苯丙胺在世界范围的大规模流行。20 世纪 50 年代，日本的滥用人数多达 200 万，约占其总人口的 10%。欧洲和美国也有大量成瘾者。20 世纪 60 年代，苯丙胺又被用作运动兴奋剂，成为奥运会丑闻的主角。20 世纪 70 年代，苯丙胺成为全球传播最广的毒品之一。

合成毒品的作用猛烈。冰毒、摇头丸可直接导致大脑神经细胞变性坏死，还可引发被害妄想、追踪妄想、嫉妒妄想及幻听等精神病性症状。在这些症状的影响下，成瘾者易发生暴力行为。即使戒断 10 年，使用者仍会保留一些精神病性症状，如精神分裂遭遇应激便会发作。此外，合成毒品能使心血管系统剧烈兴奋，导致心肌急性缺血、心肌病和心律失常。在冰毒、摇头丸致死者中，有类似冠心病、心肌梗死的表现。同时，心肌也会因高度兴奋而发生痉挛性收缩，造成心肌断裂。

致瘾的安眠药

酒精和鸦片是最古老的安眠药，但真正意义上的安眠药问世还是在近代。1882 年 Conrad 和 Guthzeit 合成了巴比妥，而后合成了苯巴比妥。由于苯巴比妥具有镇定安眠作用，很快被作为安眠药使用，1912 年以商品名"鲁米那"被批准应用于临床。空前的疗效使苯巴比妥很快成为 20 世纪初最受青睐的药物。它比以往的酒精、鸦片都药效强劲。然而，人们不久便发现，对苯巴比妥的迷信是一个错误，它的致死剂量与治疗剂量相差太近，稍不留心，就会过量，很容易自杀成功。

巴比妥盐也具有耐受性和成瘾性，用过几次后就需要增加剂量，不然就会不起效。药量越用越大，迫使用药者不得不继续下去，否则就会出现严重的戒断症状，甚至有生命危险。目前，巴比妥盐被苯二氮䓬类药物取代，已很少使用。

苯二氮䓬类药物可以说是 20 世纪的重要发明。它的前身于 20 世纪 50 年代被研发出来，初步实验就显示出具有安眠和镇定作用，而且效果超过氯丙嗪。由于它可缩短快速眼动睡眠，因此可使人进入无梦睡眠。

因其安全、成瘾性低、药效明确，苯二氮䓬类药物长期位居世界销售额最高的 10 种药品之列，在美国多年高居榜首。尽管如此，长期使用苯二氮䓬类药物也会成瘾。持续使用治疗剂量的苯二氮䓬类可产生依赖性，如连续使用几周或十几周常规剂量的地西泮，停药后患者会出现焦虑、失眠等戒断症状；使用时间达到 4 个月时，无论剂量大小，患者均会出现戒断症状；使用超过 6 个月，将有 80% 以上的患者出现依赖。三唑仑还可引起欣快，迅速诱导入睡，有"抢劫药"之称。苯二氮䓬类药物的中枢神经系统作用主要是通过增强抑制性神经元的功能来实现的。

笑气及其他成瘾物质

约瑟夫·普里斯特利（J.Joseph Priestley）是一位英国教士。较之于神学，他更热衷于科学研究，并先后发现了 10 种气体，其中就包括笑气。笑气是一种无色气体，有一点甜味，有令人愉快、丧失疼痛感、出现无法抑止的失笑的作用，因而称为笑气。真是一种奇妙的气体！

诗人科学家汉弗莱·戴维（Humphry Davy）是当时英国气体医学研究所的所长，他通过自体实验深入研究了笑气。他将自己置于一个实验箱中，由一位内科医生每 5 min 向箱子内输送定量的笑气。他坐在箱子里深呼吸，最初感觉到了一种非同寻常的甜味，接着头部有轻微压制感。约 30 s 后，这种柔和的压制感波及胸部、手指尖和脚趾尖，一阵强烈的快感袭来。周围世界随之发生了变化，一切都越来越清晰，越来越明亮，箱子也变大了起来。他的听觉变得极其敏锐，能够听到房间内外的各种声音，以及宇宙的颤动。他觉得自己毫不费力就上升到了一个新的世界，进入一个从未到过的空间，强烈的色彩让他眼花缭乱，声响在无限的空间中回旋，并扩大成阵阵刺耳的杂音。这一切都滑稽可笑，他极想发笑。

当然，戴维是一位诗人。他的描述过于诗化，不免让人神往。诗人莫里斯·欣德尔和柯勒律治是戴维的朋友，他们也借助笑气以获取灵感。18—19 世纪，文人借助酒精、鸦片、笑气等刺激物来催发灵感，是一件稀松平常的事。

笑气有镇痛作用。吸入后能迅速镇痛，缓解焦虑。滥用笑气会产生欣快感，故易成瘾，这与其药理作用和高浓度吸入所致缺氧有关。大脑在缺氧状态下，多巴胺、5-羟色胺、去甲肾上腺素等兴奋性神经递质的释放量增加，会产生错觉、幻觉、谵妄和超乎寻常的欣快感。不过，这种解释仍然有缺陷。

挥发性有机溶剂是沸点低、常温常压下易挥发的一类有机溶剂，是世界范围内被广泛滥用的 8 大类成瘾物质之一。常见的挥发性有机溶剂包括汽油、打火机燃料、涂料溶剂等，其来源于被称为"地球血液"的石油，而石油带有的植物芳香对一些人来说具有诱惑力。主流观点认为，石油是由数亿年前大量动植物经沉积、压缩、分解、加热而生成，这一过程最少要经历200万年。最古老的油藏达5亿年之久。由于石油来源于植物，自然带有植物的芳香气息，而且异常浓烈。

20世纪50年代，人们发现挥发性有机溶剂有怡人的芳香，吸入后能迅速改变心境，出现精神振奋、陶醉、朦胧的欣快感，产生类似于醉酒的酩酊状态。20世纪60年代，滥用挥发性有机溶剂的人数增多，常见的有机溶剂为"香蕉水"。目前，挥发性有机溶剂的滥用已波及全球。

糖类又称碳水化合物。通常由碳、氢、氧3种元素组成，广泛存在于自然界。甘蔗中的蔗糖、粮食中的淀粉、血液中的葡萄糖等都属于糖类。蔗糖是光合作用的产物，在许多植物（如甜菜、甘蔗）中含量高，是储存、积累和运输糖分的主要形式。糖类是一切生物体维持生命的主要能源。

糖、脂肪、蛋白质是三大营养素，自然选择已经塑造了我们对糖类的偏好。灵长类动物知道从鲜果、蜂蜜、植物中摄取糖，以获得大量能量，喜糖偏好也是环境塑造的。婴幼儿喜欢吃糖，对甜味的偏好与生俱来。吃糖也会上瘾。糖类的高能量可使大脑将其标记为"令人愉快的甜味"。细胞中有很多甜味受体，糖类可以结合这些受体，并通过神经传导生成愉悦感。就像烟瘾一样，吃糖多的人会越来越爱吃糖。

人类的许多习惯是远古生活状态的缩影。远古时代，人们绝大多数时期都过着狩猎采集生活，狩猎效率的提高和火的使用改变了饮食结构，蛋白质和脂肪能提供大量能量，使人类的脑容量增大、身高增高、体质增强。人类对糖、蛋白质、脂肪的饮食偏好由此进化而来。

糖是即时能量的主要来源。在奥地利圣斯特凡附近发现的化石显示，1250万年前的猿类臼齿上有龋洞。蛀牙似乎是人类所独有，在猿类中极其少见。其根本原因是在狩猎采集的生活方式下人类摄入糖分较多，而猿类只在水果非常丰富的森林中才会吃到糖分高的水果。远古的生存方式造就了我们的生活习惯，也造就了食物偏好。公元前2000年的苏美尔人有食用蜂蜜的记载，中国古代将蜂蜜作为滋补佳品。

人类对蛋白质和脂肪的偏好造就了肥胖和超重，使之成为世界性流行病，也是一个世界性难题。药物减肥、运动减肥、手术减肥都不能从根本上解决问题。尽管颇受争议，但食物成瘾是肥胖源头这一论点日益引人注目。人们希望通过研究食物成瘾找到治疗肥胖的方法，使"食物成瘾"一词越来越多地出现在论文、期刊和书籍中，成为一个被广泛接受的术语。肥胖者和糖尿病患者极有可能共患食物成瘾。一项来自澳大利亚和欧美国家的研究显示，70.7% 的 2 型糖尿病患者符合食物成瘾的诊断标准。

2007 年，美国 40 余位专家在耶鲁大学提出了"食物成瘾"的概念。食物能产生类似于鸦片成瘾的表现，如不能控制食物偏好和出现耐受、戒断、渴求等特征。从神经科学的角度来讲，美食可以激活大脑中的多巴胺能神经元，产生快感，使人越吃越想吃。尽管食物成瘾处于广泛分歧之中，但这并不影响人们对它的研究。

实际上，成瘾物质千奇百怪，十分多样化。例如，异食癖者将煤炭、汽油、玻璃、泥土、蜈蚣等物质纳入他们的食谱中。16 世纪时，英国有一位吃书的女子，开始时每天吃 1 本，后来索性把书当饭吃，被当时的人们称为"把书店吃进肚子里的人"。她吃的书要干净，最好是新书。

哥伦比亚人有吃蚂蚁的习惯。每年 4 到 6 月，人们会聚集到蚂蚁窝旁抓蚂蚁吃，并将其视为绝佳美食。吃蚂蚁的方法是将其炒熟，抓一把直接放到嘴里，据说口感酥脆，味道极佳，有的人会上瘾。这种习惯已有几个世纪，当地人将炒蚂蚁装在塑料袋中售卖，认为其营养丰富，是天然补品，还能预防癌症。

对具有成瘾素质的人来说，吃什么并不是很重要，重要的是他们的大脑喜好什么，对什么能产生愉悦体验。

行为成瘾

无药成瘾

要理解成瘾行为，神经系统必不可少，但并不是所有行为都有神经系统参与。植物有阳光、空气、水和土壤就可以生存，因此只需根植一处，无须运动觅食。动物直接或间接以植物为食，只有运动才能找到食物。复杂多样的行为适应复杂多变的环境。动物行为包括觅食行为、储食行为、攻击行为、防御行为、领域行为、繁殖行为、节律行为（洄游、迁徙）、定向行为、通讯行为、社群行为等。有先天行为，也有学习行为。先天性定型行为包括趋性、反射和本能，后天习得性行为包括学习和推理，其中，学习产生行为可塑性。

趋性是动物对单向环境刺激的定向反应，无神经系统参与，如昆虫的趋光性、飞蛾的趋热性。反射与趋性之间并无严格界限，反射活动需要有神经细胞连成的反射弧，多见于无脊椎动物。本能行为由两个以上神经反射弧组成。美丽的蝴蝶破蛹而出就会翩翩起舞；小鸭子出生没多久就会下水游戏；哺乳动物一出生就会吮吸乳汁；蜘蛛从小就会无师自通地织网。这些行为都是与生俱来的，是一种天赋遗传，即先天性行为。有些行为则不同，是后天获得的经验，即学习行为。脊椎动物的本能行为由保存自身和种群的驱力所塑造。凡属基因控制的行为，都是自然选择的产物。学习行为随着脑进化而发展，对于改善行为极为有利。

人类是唯一不需要等到基因发生改变就可以对自身行为做出重大调整的物种。高超的学习能力使人类行为在动物界总是标新立异。愉悦行为的失控便是成瘾行为。源于本能，止于失控。

自控和自律是脑的功能，在文化中体现为"德"。中国文化重德，将德作为第一要素。《三字经》中"融四岁，能让梨"指孔融小时候和哥哥吃梨，把大梨让给哥哥的故事。人们认为小孔融长大能成大事，后来他果然大有成就，成为东汉末年文学家、"建安七子"之一。

20 世纪 60 年代，斯坦福大学的沃尔特·米歇尔（Walter Mischel）做了一个有名的心理学试验，用来测试幼儿的自控力。该试验在一个有单向玻璃的小房间里进行，幼儿可以自行选择放在桌上的 1 种甜食（棉花糖、巧克力、曲奇饼等），但如果他们能够等待 15 min，就可以得到第二次奖励。试验完成后为期 40 年的追踪研究表明，那些能够克制自己、延迟满足的孩子成年后的表现更加成功。这也意味着，自控力可以预测一个人的成就。这一点与中国文化相通，自控就是一种德。而那些自控力较弱的孩子成年后更容易酗酒、肥胖和成瘾。

行为成瘾是无药成瘾，是个体对某种行为异乎寻常的嗜好或习惯，实际上是冲动控制能力受损。成瘾行为经不断强化会形成高强度、高频度的习惯行为。当个体试图停止这种行为时，就会被力不从心、欲罢不能的强迫现象所制约，失去对行为的自控力，行为发起者不再是自己行为的主人。人们用"嗜好""放纵""沉溺""无度"等词语描写放纵行为，这都是自控力受损的特征。用心理学观点表述，瘾是一种习惯性，是一种无法自控的嗜好。由于超越了自控力，脱离了大脑额叶的管控，回归本能，便成为心理学中的超常行为，医学上的病态。

哪些行为能成瘾，不易达成共识。共识度较高的成瘾行为包括赌博和网络游戏。容易成瘾的行为还有许多，如性爱、美食、运动、购物、工作等。行为成瘾充满争议。以杜克大学精神病学家艾伦·法兰西斯（Allen Frances）为代表的一批学者主张，愉悦行为和成瘾行为没有明确分界线。扩大成瘾行为的范围将导致成瘾行为无处不在。将自我放纵等社会问题医学化可能会成为不负责任者的借口，使自我放纵免于惩戒。

不少学者认为，美国《精神障碍诊断与统计手册》（第 5 版）（DSM-5）增加了将正常游戏病态化的风险。行为成瘾的研究是非理论性的、基于轶事观察的，直接套用成瘾框架，忽略了不同行为的特异性。事实上，玩游戏是以认知能力为基础的，专心致志、注意力集中、反应时间短、记忆准确，都是认知能力的体现。在游戏过程中，玩家的手眼协调能力、数学能力和语言能力均能得以提高。现在，大多数年轻人选择将计算机网络作为休闲、社交甚至社会化的工具。网络游戏可能是存在潜在危害的，但不是需要治疗的疾病。人们对行为的看法受到文化传统的影响。

尽管行为成瘾的类型五花八门，但无论是药物成瘾还是行为成瘾，都有"瘾"的特征。这些特征包括：对自己的某种行为缺乏控制能力，只想到重复某种行为，而不计其不利后果。行为成瘾者会在行为实施前紧张兴奋，实施中体验快感或如释重负，而实施后感到失望懊恼。行为成瘾会造成成瘾者的社会功能损伤，甚至违法，还可能与其他精神心理问题共存。

赌博成瘾

赌博能带来快乐，其冲动总是伴随着脑内多巴胺生成而增加。史前考古发现了约4万年前先祖们在碰运气游戏中使用的一种"距骨"。这种游戏曾在古希腊、罗马、阿拉伯和印第安人中流行。约公元前3000年，两河流域和恒河流域就出现了"掷骰子"的赌博游戏，其在华夏原始社会也已经出现。"赌博"一词最早出现于唐代。明清时期，麻将、跑马、扑克、轮盘赌开始流行。

赌博成瘾和药物成瘾具有很高的相似性，赌博成瘾者总是存在强迫性的行为，且心理渴求的程度相当于药物成瘾者，同时还会表现出耐受现象，赌注越下越大，其自我报告的快感与药物成瘾者的快感相当。超过1/2的赌博成瘾者可表现出与药物成瘾戒断症状相似的戒断反应，甚至在多年戒赌之后突然复发。

fMRI研究表明，在观看赌博画面或谈论赌博时，赌博成瘾者前脑和边缘系统兴奋，与可卡因成瘾者心理渴求时激活的区域相同。某些阻断成瘾的药物同样对赌徒和其他行为成瘾者有效。阿片受体拮抗剂纳曲酮能够将赌博成瘾者的冲动和快感程度降低75%，而安慰剂只能降低24%。在DSM-5中，赌博成瘾（病理性赌博）被正式列入成瘾范畴。

比较药物成瘾和赌博成瘾有助于将药物的效应分离，从而揭示成瘾的一般途径和共同基础。一项纳入3359名男性双胞胎的研究发现，如果双胞胎中的一个人染上赌瘾，另一个很有可能步其后尘，且同卵双胞胎的概率高于异卵双胞胎。拥有共同基因能解释56%的赌博成瘾症状。遗传易感性在赌博成瘾中发挥一定作用。

网络成瘾

2022年，全球总人口达80亿，而2022年初统计的全球网民超49.5

亿，逾 62.5% 的世界人口使用网络。中国网民规模已超 10 亿。上网虽非本能行为，但天文数字般的上网行为出现一定概率的超常使用，这是符合人类心理特质的。

科学技术就像一匹悍马，人类催生了它，将它与艺术一同视为伟大成就，并滋养它不断发展壮大。但它总在考验人类驾驭它的本领。我们制造了网络，却困住了自己，越来越多的人从此离不开网络，一部分人染上网瘾难以自拔。

游戏成瘾是网络成瘾的一种表现形式，而网络成瘾是一组行为成瘾。在第 11 版《国际疾病分类》（ICD-11）中，争议已久的"游戏障碍"首次被正式列入精神疾病诊断标准。网络游戏成瘾是继赌博成瘾之后，第二个被正式提出的行为成瘾。成瘾者上网时间长，习惯性地沉浸在网络时空中，并产生强烈依赖，以至于达到痴迷的程度而难以自行摆脱。网络成瘾的判断标准主要包括行为和心理上的依赖感、自我约束和自我控制能力丧失、工作和生活的正常秩序被打乱、身心健康受到损害。

由于对互联网形成了深度依赖，染上网瘾的人会长时间地持续上网，且乐此不疲。如同其他类型的成瘾者一样，其行为不能自控，一旦离开网络，就会变得失魂落魄、烦躁不安、无所适从。例如，游戏型网瘾者会持续存在难以摆脱的玩游戏的渴望和冲动，形成精神依赖和相应的生理反应，停止游戏活动后也难以从事其他有意义的事情，而恢复游戏后，其精神状态便会恢复如常。网络成瘾者戒断后会产生巨大的心理压力，焦虑不安，甚至感到痛苦。

如果一个人沉溺于网络的虚拟世界难以调节和控制自身行为，那么他很可能到了成瘾的地步。这时候就应该用理查德·菲利普斯·费曼（Richard Phillips Feynman）的话自我提醒一下：

> 你不要愚弄你自己，
> 你是最容易受愚弄的人。

不过，这种提醒可能毫无用处。"不听话"是所有成瘾者的基本特征。

性成瘾

每个哺乳动物的"默认设置"均为雌性，然后在基因和激素的作用下发育为雌雄二性。自然界异性相吸，谁也不知道这是为什么，但却是一条基本规律。性行为的设计功能是将基因传递下去，我们倾向于享受那些增加祖先生存和繁殖机会的行为，并有可能把这些行为发展为某种瘾癖。对于饥饿、口渴和其他动机，这个原理也适用。想必，任何生物都受到自然规律的约束。生物学不会告诉我们应该怎样对待人的复杂行为，但科学却可以告诉我们应该怎样对待自己。

对每一种生物来说，繁殖都是与个体生存同等重要的大事，它能够保证物种延续。正因为如此，大自然才赋予动物一种十分可靠的本能。依靠这种本能，可以克服个体之间根深蒂固的不信任感，共同繁衍后代。动物和人类的性行为总是伴随着快乐，这种快乐就是延续物种的可靠保证。成瘾都是建立在快乐的基础上，因此，性行为是一种原始的成瘾行为。

如果一个人沉溺在色情中不能自拔，那么原因很可能是对性行为上瘾了。色情狂是性变态行为。额叶病变、血中睾酮水平高，以及使用冰毒、可卡因、大麻等兴奋剂都可导致性欲亢进。一些躯体疾病也可以合并性成瘾。历史上有不少性成瘾者。明武宗朱厚照是有名的荒淫皇帝，他兴建豹房，收罗天下美女，整日沉溺其中，年仅 31 岁便暴毙归天。商纣王帝辛、汉成帝刘骜、南宋度宗赵禥都是有史料记载的性成瘾者。

性成瘾（又称强迫性性行为、性上瘾综合征）是一种需要治疗的心理问题。但是不管名称如何，这的确是一个众说纷纭的议题。从事瘾癖研究的英国格拉斯哥大学心理学家罗伯特·布朗（Robert Brown）认为，性成瘾与其他类型的成瘾是一样的。性成瘾者将性活动作为调节心情和逃避现实的一种方式。虽然实际付诸行动的次数可能并不多，但是这种念头会一天到晚不断出现。

性和美难解难分，爱美是天性，人类的外貌比猿类更具美学意义。美的标准由进化而来。美貌是一些生理特质，这些特征意味着年轻、健康、生殖力强。例如，光洁的皮肤通常反映内脏功能良好。姣好的五官暗示拥有优秀基因，没有寄生虫感染。红光满面是多血质的象征，给人以活泼开朗的好印象。人们内心有公认的审美标准，符合这些标准的异性才具有吸引力，才能让大脑分泌更多的多巴胺。利用 fMRI 探寻不同图片的奖赏价值时，发现男性观看迷人女性时大脑的伏隔核区域会变得非常活跃，多巴胺释放增加。这与药物成瘾如出一辙。在爱美的正常和异常之间，没有明确界限，只能考量是否极端，并给极端行为贴上标签。当然，不能把性成瘾和爱美等量齐观，它们并不完全是一回事。

虽然对于性成瘾是否成立尚存争议，但性行为确实存在强迫现象，如频繁发生性关系，追求新对象，沉溺其中无法自拔。

其他行为成瘾

行为成瘾可谓形形色色、五花八门，下文将简要介绍尚未被纳入精神障碍分类系统的行为成瘾。

运动成瘾者酷爱运动，并能在其中获得满足感。研究表明，慢跑能增加脑内多巴胺含量。运动成瘾者会频繁、过度运动而失去控制，产生生理心理症状。其运动形式刻板，每天按照同一套路重复进行；把运动放在高于其他一切事务的地位；一旦停止下来，便会心绪不宁、焦躁不安、消沉沮丧，恢复运动则症状自然消失；因坚持运动而损伤了正常生活。

购物成瘾是一个老话题。狩猎采集的生活方式造就了女性喜欢采集的心理素质，练就了在丰富多彩的草原丛林环境中辨别植物的能力。在当今社会，人们无不热衷于琳琅满目的商场环境，在其中享受左挑右选的乐趣。购物成瘾（又称购物癖、购物狂）是一种强迫性购物行为，多见于女性。当购物冲动爆发时便无法自控，只能用大量购物来缓解焦虑，获得陶醉感，随后又会陷入内疚和自责。购物成瘾者所购物品大多不是生活所需，且数量庞大。尽管试图克制，但都以失败告终。购物成瘾可利用心境稳定剂和心理干预进行治疗。

工作狂整日忙于事务，常年累月，马不停蹄，在工作岗位上总能见到他们忙碌的身影。工作成瘾者并不考虑自己究竟干了些什么，只是一味工作，以工作为乐。只有在工作中才能找到实实在在的自我。

偷窃也能成瘾。一旦成瘾，行窃者就会变成强迫性的惯偷（或称偷窃癖），失去控制。一看到有价值的东西，偷窃成瘾者就会"手痒"，身不由己，必窃取入怀而后快。有人试用戒除阿片类成瘾的方法治疗偷窃成瘾者，经过11周的纳曲酮治疗，10例偷窃癖中有9例好转。

能够成瘾的行为均可以引起神经适应，从而使其长期化。例如，儿童有吮吸大拇指的习惯。这种习惯一旦形成癖好，往往难以戒除。胎儿在子宫中的姿势是将一个大拇指放在唇上。出生后，触动嘴唇可以产生快感，这使得吃奶行为成为本能。弗洛伊德将婴儿通过口唇获得快感这一时期称为"口欲期"。过了哺乳期，如果幼儿吮吸手指难以自控，实际上就已经形成了依赖。大人们常在孩子的手指上抹辣椒、搽黄连、戴手套，总是无济于事。

成瘾行为多种多样。日常生活中，每个人都有自己的小癖好。如果遇到有人时不时干咳几声，有人喜欢耸耸肩、挤挤眼，或时不时咬指甲，那你最好不要介意。

行为成瘾的本质

行为如同药物一样，也可以启动大脑奖赏系统。行为成瘾与药物成瘾具有相同的生化通道和神经通道。因此，行为成瘾也可以利用拮抗剂来治疗。赌博成瘾不存在外源性药物摄入，为行为成瘾的机制研究提供了理想模型。行为不像药物那样直接介入机体的生物学系统，不会引起躯体内稳态失衡、器官功能损害和中毒。

行为成瘾在症状学上表现出很高的相似性，提示不同类型的行为成瘾之间存在共同的发生机制。行为成瘾与药物成瘾的共患率较高且成瘾者的人格特征相似，提示两者之间可能存在共同的发病过程。家庭研究和双生子研究发现，遗传因素能解释赌博成瘾等行为成瘾者中35%～54%的变异。分子遗传学研究发现，5-羟色胺系统基因及多巴胺受体基因都会影响行为成瘾的发生。腹内侧前额叶、中脑边缘多巴胺系统以及某些脑区的灰质密度也与行为成瘾有关。神经影像学研究表明，网络游戏成瘾与物质成瘾在分子、神经生理学和认知层面非常相似。脑科学研究发现，大脑的抑制功能损伤和奖赏机制缺陷与游戏成瘾有关。

物质成瘾与行为成瘾有着相似的易感性素质。对于易感者而言，药物和行为本身并不重要，因为他们可以将看似平常的物质使用和行为习惯发展到无法自拔的失控地步。自然奖赏与药物滥用引起的奖赏都会启动中脑边缘多巴胺系统，并涉及多种神经递质的协同作用。去甲肾上腺素参与唤起和兴奋，5-羟色胺调控启动和中止行为，多巴胺负责奖赏和强化，而阿片肽带来愉悦，引起渴求。

4

大脑可塑性

大脑接线重塑

大脑的塑造

胎儿期是人的一生中大脑生长塑造的关键时期，脑细胞增殖最为旺盛。妊娠 3～8 周时，胎儿的脑容量迅速增加；妊娠 3～6 个月是胎儿脑发育的高峰。妊娠 6 个月时，胎儿大脑沟回成形。这种迅速生长的趋势一直持续到足月。近分娩时，胎儿的脑细胞数量还在增加，但更多的是细胞膜的生长和髓鞘的形成，也就是细胞体积增加。出生时，婴儿的神经元之间相互独立而未连接，但数量惊人。出生后，婴儿的神经系统不断发育完善，末梢神经迅速生长，突触迅速连接，逐步形成完整的神经系统。

研究发现，从妊娠 2 个月起，胎儿的脑细胞开始分裂增殖，细胞数量急剧增加，直到妊娠第 6 个月末，此时是细胞数量急剧增加的时期。无论是细胞数量增多还是细胞体积增大，都是大脑生长塑造的征象。脑电图、B 超、胎儿镜检查表明，妊娠 6 个月时的胎儿已经具备听觉能力；初生婴儿对在宫内常听的音乐有记忆。这也意味着，音乐参与了胎儿大脑的塑造。

酒精和药物会损害胎儿神经系统，造成脑发育异常。

人类似乎是出生时最孱弱、生长期最长的哺乳动物。猩猩的幼崽 4 岁时可以脱离母亲生活，小马驹生下来 45 min 就能奔跑。哺乳动物寿命越短，幼崽成长越快。与生俱来的运动能力既是极大的优势，也降低了大脑的可塑性。动物幼崽之所以发育迅速，是由于它们的大脑在出生之前就按照预设程序接好了线。特定生态位下的动物具有地域性，这是很有效的自然策略，但它同时将动物置于生态位的限制之下。

人类大脑在出生时明显尚未完工，许多神经线路并未预先连接好，而是留给生活经历来塑造。斯坦福大学脑科学家大卫·伊格曼（David Eagleman）把动物大脑按预设程序接线的方式称为"硬接线"，而把人类大脑随生活经验逐步完成的接线方式称为"现场接线"。婴幼儿对世界充满好奇，以惊人的速度进行着神经元的现场接线。大脑接线的微观改变也会带来不同的现实。人类大脑需要经历漫长的时间不断重塑来适应环境，直到约 30 岁才完工。在人的一生中，大脑都在不断重写。

人类大脑的可塑性有什么奥秘呢？其实，并不是出生后的环境刺激使神经元增多。事实上，神经元的数量在出生时最多，随着岁月增长在不断减少。其奥秘在于神经元的连接方式。出生时，婴儿的大脑只带有基因硬接线的本能行为，如呼吸、哺乳、排便、啼哭，以及对面孔的兴趣等，但神经元是相互独立、未连接的。在出生后 2 年，神经元接收大量感觉信息，异常迅速地连接起来。每秒有多达 200 万个新连接（突触）形成。2 岁幼儿脑内的突触是成人的 2 倍。海量突触实际上是过剩的。于是，新连接数量不再大量增长，取而代之的是神经元的修剪，最终有 50% 的突触会被剪除。哪些突触留下，哪些被修剪，是以是否成功加入一个神经回路来确定的。如果一个突触加入了某个神经回路，它就得到强化而保留。反之，就会弱化，最终被消除。

经验重塑大脑在音乐家当中表现得甚是明显。对音乐家的研究是脑科学家感兴趣的一个领域。音乐家和音乐系学生每天至少花 4 h 进行练习，大量的训练引起了脑结构和功能的可见变化。音乐是一种调节大脑听觉的资源。磁共振成像研究发现，音乐家右脑颞叶的一个区域的体积比普通人群大 30%。另一项研究发现，弦乐演奏家右脑中央后回负责控制左手手指的表征区体积比普通人群大，从小接受音乐训练的人该区域体积最大。所谓天才，实际上是天赋异禀而又成功重塑了自己大脑的人。大脑重塑有时会出现错误，一种被称为音乐家痉挛的局灶性手部肌张力异常，是由于过度练习造成相邻手指的表征区重叠，无法区分来自相邻手指的感觉，从而不能分别控制这两根手指的现象。

大脑的神经网络如此复杂，任何人的接线连接都可能存在着某种错乱，动物也一样。我们能正常长大真是个奇迹。生命系统错误百出，系统设法正常运转。没有哪种生物是完美的。不同物种的感觉截然不同，而每一个生物都认为自己的现实片段便是整个世界。例如，颜色只取决于大脑对光的反应，而不是光本身的属性。光的基本属性是波长和频率。视觉并不是复制我们看到的物体，而是一种来源于刺激的"推论"。大脑之外，无非能量和物质。对于能量和物质的世界，每一个官能都有各自的感知范围。感觉提供有用信息，而非全部世界信息。意识是皮质的，也是感官的。我们依靠经验导航，每一个个体都拥有独一无二的经历，也具有独一无二的自我意识。兴奋性和致幻性物质所营造的虚幻世界为审视这一系列观点提供了窗口。成瘾药物令人陶醉，能将人带入虚幻离奇的官能世界，实际上是大脑依靠自己的官能照亮了同一个世界。成瘾重塑大脑，可以产生联觉。正常人也有联觉，世界上约有3%的人具有某种通感。那么，是成瘾药物扩展了大脑的功能吗？并非如此！而是药物暴露了大脑的连接错误。通感其实是突触连接紊乱，如从听觉信息分支连接到颜色视觉区域。

每个人的生长环境不可能完全相同，神经元的连接方式因此各自不同。例如，人们出生后对所有语音敏感，但随着母语环境的熏染，人们便不会再对其他语言的特殊发音做出响应。我们出生在哪里，就会受到那个地方环境的塑造，一生就属于那个地方的人，这就是出生地的意义。人的不同主要体现在大脑的不同，而不同的大脑是由细微处各不相同的环境和基因所塑造的。实际上，我们靠基因和经验导航。我们是谁，要到大脑错综复杂的连接模式里去寻找的原因。

人脑能够根据出生的世界进行自我塑造，这种能力让我们接管了这个星球上几乎所有的地方，造成它的原住民（大型动物）纷纷灭绝。大脑的可塑性让人能够融入多种环境。

青春期时，大脑中追求快乐的奖赏系统发育成熟，参与决策控制的前额叶区域尚未成熟。正因如此，青少年很容易受到新奇刺激的诱惑，成瘾药物便是最具诱惑力的新奇刺激，它会让缺乏自控力的青少年误入歧途。成瘾药物和成瘾行为也会日复一日地改变年轻的大脑，将一颗生机盎然、正常发展的大脑塑造成一颗成瘾的大脑。

大脑的可塑性和刚性

大脑和身体在人的一生中会不断发生变化，有些可以察觉，另一些微观层面的变化难以觉察。《黄帝内经》中提到，人到了一定年龄，形体就会衰变，失去生育能力，这是可见的变化。不可见的变化如血液里的红细胞每4个月更换1遍，皮肤细胞每几周更新1次，在约7年的时间里，身体里的每一个原子都会被其他原子所替代，也就是翻了新版。

　　大脑对环境具有很强的适应性，表现为大脑本身的可塑性。脑可以通过难以计数的经历细节和学习任务重新布线，甚至改变脑区的大小和形状。但这种可塑性随年龄增长而下降，即可塑性减弱，刚性增加。尽管如此，大脑终其一生都在永不停歇地重塑着自身回路，这一点可以从技能学习中得以体现。

　　技能是心智能力的体现，大脑的进化是生成适应性强的复杂运动，而高超技能反映的正是复杂精巧的运动能力。小提琴演奏是一个很好的例子。掌握小提琴演奏技巧的能力会随着年龄增长而下降。学小提琴要从小开始，20岁才开始学习就有点晚了，40岁的人也可以学习小提琴。对于小提琴家而言，只要身体健康，即使到了60岁，仍能进步。

　　沃尔夫冈·阿玛多伊斯·莫扎特（Wolfgang Amadeus Mozart）是音乐神童，他4岁跟随父亲学习钢琴。5岁时，父亲的几位小提琴家朋友来家里演奏娱乐，小莫扎特提着小提琴进入客厅，主动请求担任第二小提琴手。父亲觉得要演奏的曲子他还没有练习过，但莫扎特说自己可以看着曲谱演奏。就这样，莫扎特和父亲的一位朋友共同演奏了小提琴三重奏。演奏结束后，大人们站在那里一动不动地看着小莫扎特，被他的才华惊得目瞪口呆，佩服这小家伙真是一个音乐天才。意大利小提琴家、作曲家尼科罗·帕格尼尼（Niccolò Paganini）幼年开始学习小提琴，8岁创作小提琴奏鸣曲，11岁举办公开演奏会取得巨大成功。

　　爱因斯坦喜欢演奏小提琴。人们对他的大脑进行仔细研究，想找到他作为20世纪最伟大科学家的奥秘，结果并未如愿以偿，却意外发现他的右脑掌管左手手指运动的区域体积扩大了，形成了一个叫作"奥米伽标志（Ω）"的巨大皱褶，这得益于他的小提琴演奏爱好。经验丰富的小提琴家大脑的这个区域都会扩大，相比之下，钢琴家大脑两侧的奥米伽标志同时扩大，因为弹钢琴要用两只手快速精巧地协调运动。

树突　树突棘　突触可塑性

　　树突是其他神经元传入信息的接收端，即接收其他神经元信息的部位。其上分布着数量众多的树突棘，突触就建立在树突棘上。树突的变化像大树上的小树枝，有很大的灵活性，可被修饰，即具有可塑性，其方式包括：新生、消失、增粗、变细、延长和缩短（图4.1）。

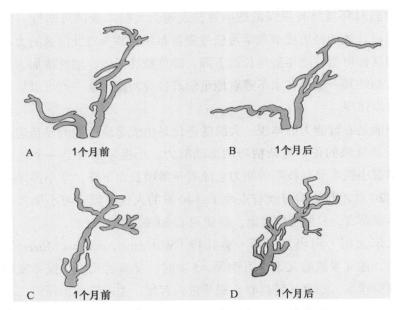

A　　1个月前　　　　　　　　B　　1个月后

C　　1个月前　　　　　　　　D　　1个月后

图4.1　两组树突（A和B、C和D）形态的变化

　　丰富的经历可以增加树突分支。学习记忆、经历细节、成瘾药物和行为不断地修饰着树突，因此也修饰着树突棘和突触，引起神经连接的修饰和变化。

　　树突棘（又称棘突）是树突表面刺状、芽状或蘑菇状的小突起，兴奋性突触建立在其上。树突棘末端膨大，颈部细，锥体细胞约有6000个树突棘。动物进化程度越高，树突棘数量就越多。树突棘也具有可塑性，学习和经验可引起其形态和数量发生变化，变化的方式包括：新生、消失、增大和缩小。

　　神经元之间的连接强度具有可调节的特征，这体现在突触的可塑性上。突触作为神经元间的连接结构，代表着神经可塑性。最初的突触形成于多细胞动物，如珊瑚、水母。它们具有突触前膜、突触后膜和突触间隙的空间结构。但由于缺少精确性，其不具有学习记忆能力。具有学习记忆能力的突触始于9亿年前的对称动物。突触可塑性被认为是认知功能的神经生物学基础。

　　突触可塑性的表现形式多种多样，包括效能可塑性、发育可塑性和结构可塑性，一般指结构可塑性和效能可塑性。结构可塑性是形态的变化，包括密度、体积、直径、长度的改变。效能可塑性是传递效率的上调或下调，是传递力度的变化。突触会随着神经活动的加强或减弱相应地得到加强或减弱，即用进废退。

突触可塑性分为短期可塑性和长期可塑性。短期可塑性包括易化、抑制和增强。长期可塑性的表现形式为长时程增强（LTP）和长时程抑制（LTD）。突触可以生成、强化、清除和弱化。生成和强化表现为增强，清除和弱化表现为减弱。突触强度的变化依赖于树突棘的可塑性，包括强度、稳定性和数量的变化。这些变化建立在蛋白质代谢的基础上，处于微观分子层面，极易发生。我们可以将突触可塑性大致理解为一个群体内众多成员之间人际关系的动态变化，每个成员都在不断修正着同群体内其他成员之间的亲疏敌友关系，没有永远的朋友，也没有永远的敌人，大概如此。

兴奋性突触常见于树突上，而抑制性突触则位于胞体。树突兴奋性也有诱导突触可塑性的作用。树突锋电位是诱导突触可塑性的强有力信号。突触可塑性作为学习记忆的基本神经机制，是神经科学的研究热点。

突触可塑性使神经活动具有可塑性。哺乳动物的许多脑区在胚胎发育后没有新神经元发生，发育时期的神经元连接方式因具有高度特异性而被固定下来。后天神经活动的可塑性是由突触可塑性介导的。突触中神经递质浓度的变化除了能引起特定的心理变化外，也发挥着加强或削弱突触的作用。而突触结构的变化是行为改变的元素，动物行为的改变可被定位于单组突触。多巴胺类突触可塑性问题既属于心理学的研究范畴，也属于精神病学的研究范畴。实际上，学科的产生是基于问题"进化"出来的，没有提前设计和规划。我们对大脑的认识越深入，关于大脑的交叉学科就会越多。

大脑是日复一日雕琢而来的。经验调节脑功能，被称为大脑可塑性或神经可塑性。岁月也在雕琢着大脑，人脑每秒有一个神经元凋亡，每秒可形成 100 万个新突触。突触的动态变化发生于整个生命过程。我们的所作所为或经历的一切都在一定程度上改变着我们的大脑。观察透明的非洲蟾蜍的蝌蚪时发现，其突触形成至少需要 2 h，同时也在进行修剪。因此，突触的数量一直处于动态过程中。

大脑既有长期可塑性，也存在可塑性的关键期。在这一时期，经验介入对大脑的塑造十分关键，只有凭借经验，才能建立有用的连接，发展出特定的功能。例如，在小猴子视力发展的关键期蒙住它的一只眼睛，并保持一段时间，那么小猴子被蒙住的眼睛最终会失明，而遮住成年猴子的眼睛就不会出现永久性失明的问题。这种失明的原因与眼睛的构造和功能无关，而是由神经元未能正确连线所造成的。长期可塑性以往并非科学家们关心的主题，人们认为大脑的神经元连线就像弱电线路一样，一旦接好，就不再改变。但后来的研究发现，成年大脑也是可塑的。促成这一过程的原因不止一个。例如，神经元是缓慢而不可靠的处理器；大脑会产生系统性和阶段性"垃圾"；神经元数量庞大，无法按照基因蓝图逐一连接，必须依赖于经验而不是基因。上述原因使得神经元一旦僵化，大脑将陷入混乱，只有不断清理"垃圾"，调整连接，依经验修饰雕琢，才能正常运转。这也是人类需要玩耍、学习，也需要休息、睡眠、做梦的原因。

轴突和树突一生中都在不停地改变着自身结构，丰富的经历可以增加树突的分支。经验引导着神经元的变化，新奇有趣的经历促进了神经元的生长。运动能促进学习和记忆，技能训练使脑结构发生重组。常言道，人没尾巴难估量。很难从孩提时代的表现预测一个人的未来发展。优秀的人不是基因塑造的，而是后天经历的塑造品。天赋高的人，既可以成为赵元任，也可能成为座山雕。

突触可塑性广泛参与药物成瘾的发生和发展。成瘾药物可诱导伏隔核、内侧前额叶皮质的树突密度增加。慢性给药会使海马、伏隔核、纹状体的突触增多、变大，导致突触传递增强，使成瘾者形成对成瘾药物根深蒂固的记忆。

模块可塑性

大脑中的模块是大脑进化适应的产物，美国进化心理学家大卫·伊格曼将其称为"适应器"。

人类大脑在25岁时似乎已经完善并定型，身份认同和人格结构也趋于稳定。但事实上，大脑一直保留着重塑能力。知识和经验会随时改变神经元的连接地图，生活经历的细节让大脑永不停歇地强化已有接线或产生新连接，削弱或删除固有连接。重塑是大脑活着的标志，就像跳动是心脏活着的标志一样。

为了理解脑区的可塑性到底有多么惊人，了解著名的伦敦出租车司机的例子也许很合适。要想成为一名伦敦的出租车司机，需要参加为期 4 年的强化培训，通过难度极高的伦敦知识考试。这是一项极为艰巨的任务。要知道，伦敦有 2.5 万条大街，2 万个地标，无数的街角岔兒。完成培训后，备考者还必须掌握伦敦道路交通所有可行的排列组合，清晰地说出任意两个地标之间符合交通规则的最直接连线。为此，他们每天要死记硬背 3 ~ 4 h，结果造成了他们大脑相应模块肉眼可见的显著变化。

伦敦知识考试激发了伦敦大学学院神经科学家的浓厚兴趣。由于海马是空间记忆的关键区域，他们通过神经影像学方法扫描了出租车司机的海马区域，发现其海马后部体积比未参加考试的对照组人群大了许多，且开出租车的时间越长，海马的体积就越大，这可能是由不断增加的空间记忆造成的。

长时程增强（LTP）和长时程抑制（LTD）

神经科学家一致认为，经验能够不断地修饰突触，这种使用依赖性的修饰对于记忆储存及神经接线的改进具有重要意义。突触可以独立地被修饰。LTP 是突触强度长时间增强的现象。哺乳动物的神经生理变化可以具有相当长的时间，可持续数天、数月甚至 1 年之久。

LTP 是学习记忆的细胞机制。记忆通过 LTP 样过程被大脑存储起来，由突触强度的改变来编码，需要突触数目、结构和功能的变化。这种突触强度的持久变化依赖于蛋白质合成、兴奋性突触的生长、重新建模等。

LTP 最易在海马中被证实，LTP 抑制剂可以阻断海马的学习和回忆功能。海马的 LTD 对清除记忆非常重要。

LTD 是突触的抑制行为，可持续数小时至数天，由突触后膜上受体密度下降调控。

学习记忆的神经机制在成瘾中十分关键。

大脑的神经适应

神经适应的形成

在奖赏的意识状态下，药物依赖是大脑神经元的适应性反应，包括细胞的机能适应和形态适应，从而导致神经元的生理生化过程及组织结构的代偿性改变，最终达到在持续成瘾药物作用状态下的新平衡。

近半个世纪的研究已初步认定，脑桥（又称桥脑）蓝斑核去甲肾上腺素能神经元是阿片类物质导致躯体依赖所必需的。脑内奖赏系统的主要结构——中脑边缘多巴胺系统是阿片类物质引起精神依赖的轴心部位，是阿片类物质强化效应的最后通路。多巴胺受体会发生一系列适应性改变，涉及受体数量及活性的改变。

敏感化和耐受

成瘾药物的慢性作用将导致耐受和敏感化效应。敏感化是指药物反复作用后药效增强。耐受是敏感化的反面，是指药物反复作用后药效减弱。实际上，药物反复作用后，某些效应会出现敏感化，某些效应发生耐受，也有一些效应不发生变化。这是因为参与不同药物反应的神经系统发生了不同的适应性变化。长期使用成瘾药物会引起神经系统功能的敏感化，进而导致大脑对药物及与药物相关线索敏感化，是成瘾者产生心理渴求和复吸的神经基础。

敏感化的一个重要特点是交叉敏感化，即某种药物的反复作用能够增强另一种药物或行为的效应。药物敏感化能使部分人对性的感受更强；某些药物依赖者对金钱奖赏的反应性增强；耽于享乐的人往往"五毒俱全"，这些都是交叉敏感化的表现。"闸门学说"认为，药物滥用是从吸烟开始的。药物滥用者几乎 100% 是吸烟者。如果小小年纪就养成了吸烟的习惯，那么其日后很可能成为瘾君子、性乱者。

交叉敏感化现象表明，药物成瘾、行为成瘾和一些嗜好品成瘾之间有共同的神经基础。

5

记忆脑科学

记忆真相

动物记忆

记忆和所有的生物能力一样，在自然选择的压力下，经历了无数代的进化。

进食获取能量是所有生物生存的首要任务。觅食时能靠记忆找到食物地点的动物比那些记不清食物地点的同类有更大的生存优势。另一方面，那些能靠精确的记忆识别捕食者蛛丝马迹的动物要比那些不能准确识别捕食者踪迹的同类有更大的可能避开危险。猎食者记住猎物的特征也是生存的前提。可以说，记忆的许多特别之处之所以能在严苛的自然环境下进化出来并留存下来，是由于它为个体生存和种群繁衍带来了巨大优势。

记忆是生存的前提条件，没有记忆谈不上生存。在记忆的不同方面，人和动物各有优势。对于人类来说，个性在很大程度上取决于其个体所记住的东西。动物各有不同寻常的记忆优势，黑猩猩的瞬时记忆超越人类，星鸦可以记住 5000 个埋藏松子的地点，大象的记忆力超群。据传泰国曾有一头大象在经过小镇上一家裁缝店时将鼻子伸进窗户，裁缝用针扎了一下它的鼻子。20 年后，当这头大象再次经过这家裁缝店时，它想起了当年的遭遇，于是吸了一鼻子水伸进那扇窗户，把当年那个裁缝浇成了落汤鸡。君子报仇十年不晚，记性好很关键。松鼠有强大的空间记忆能力，能记住埋藏坚果的位置。普林斯顿大学校园里的灰松鼠总是能找到自己亲手埋藏的食物。有一些线索能帮助松鼠找到储备食物的地点，如土壤被翻过的痕迹、地下食物传来的香味等。种种迹象表明，松鼠能够利用空间记忆在脑中勾画出一幅精确的"美食地图"。

与动物相比，人类大脑的前额叶体积异常庞大。人们总是把智力与前额联系起来，认为前额宽阔的人智力超群，这是一种大众心理学。由于皮质特别是额叶皮质发达，人类对事件可以形成精确记忆，包含地点、时间和情节。亚里士多德说，记忆力是智力的拐杖，是智慧之母。

动物的空间记忆能力是一种本能，而人类的记忆力除了本能，心智要素的占比更大，如对书本知识的记忆。神经科学家认为，前额叶不明显的动物并没有人类所具有的精确记忆，鸟类是一个例外。

记忆是成瘾的关键要素。神经系统越发达的动物，越容易出现成瘾现象。对愉悦和异常体验的牢固记忆也许是发达的神经系统的一个进化特征。愉悦感总是伴随着有利于生存和繁衍的物质或行为出现，进食、饮水、性行为都可以生成愉悦。在富饶的自然界，具有精神活性的物质存在是自然而然的，动物依赖生存环境中的某些生物成分取悦自己理所当然。

所有生物都有唯一的共同起源，动物和植物并无天壤之别，某些基因和生物成分是动植物所共有的，它们共处地球生物圈，交流物质，水乳交融。因此，植物成分能够强有力地作用于动物身体是有进化基础的。

人类记忆

我们对动物记忆的了解仅限于动物实验所触及的一些粗浅机制，但对人类自身的记忆现象却有着天然的熟悉感，每个心智正常的人都是一个大众心理学家或是灵魂心理学家。记忆不仅是心理学的研究对象，也是神经科学、医学甚至神学的研究对象。以记忆为中心的认知神经科学是脑科学的前沿和热门领域。近年来出版的脑科学和神经科学专著几乎都会涉及记忆研究。理解记忆原理是神经科学研究的主要目标，也是"中国脑计划"的主体。

没有什么是恒久不变的。我们的身体每时每刻都在变化，只是这种变化像日月星辰在天幕上的移动一样难以察觉，改变是生命的特征。幸运的是，有一样东西在无穷的变化中保持了连续性，那就是记忆。记忆是保证你一直是你的线索，是身份的核心，它提供了连续的、独一无二的自我意识，几乎等同于一个人的自我同一感。你是谁，书写在大脑错综复杂的连接模式里。

约翰·霍普金斯大学的神经科学家戴维·林登（David J. Linden）教授有一个类比：大脑之于个体正如基因之于物种。基因是一本写满了进化记录的书，它是物种稳定性的唯一线索。每一种生物从诞生到消亡都处在不停的变化当中，但有一样不变的东西，那就是物种属性。大脑以存储记忆的方式来保持个体的独特性，是记录个体经历的一本书。与动物不同的是，人类无须基因发生变化就可以凭借记忆对自己的行为做出重大调整。

比起基因，记忆更具灵活性，也更高效。这是人类能够快速适应环境的秘密。实际上，心智的进化在很大程度上源于对社会环境而非物理环境的适应。这一优势使得人类的环境适应能力远远领先于其他生物，不再受限于生态。人类的真正优势在于高度发达的大脑。在感官和运动能力方面，动物各有拔尖优势，如燕子的飞行能力、猎豹的奔跑速度、鹰隼的视力、大象的力量……，如果没有领异标新的大脑，人类在自然界将是普通一员，很多动物都能让我们顶礼膜拜，视若神祇。

凭借记忆的关键特征，每个人都是唯一的，都有独具个性的人生。为了更好地理解记忆，我们不妨总结一下这些特征。

连续性　从 3 岁开始，记忆的链条便开始连续性地变长。链条的无数环节连接成独一无二的个人经历，塑造出独一无二的你。

恒久性　记忆可以沉入潜意识，但不会永久消失。潜意识占意识能量的 95%。正是潜意识塑造了我们的性格，让你成为你。

唯一性　每一个人都有独特的人生经历。即使是生长于同一个家庭的同卵双胞胎，其经历也不尽相同，如父母的对待方式有差别，他们经历的生活细节不一样。这就造就了各自经历的唯一性。唯一的经历编织唯一的记忆，唯一的记忆塑造唯一的个体。

设想这样一个场景。以时空穿越的方式，让童年的你、青年的你、壮年的你、中年的你和年老的你齐聚一堂，这将出现怎样的情形呢？"你们"之间可能会有一种熟悉感，觉得彼此相貌相似，脾气相投，并拥有共同的童年经历。除此之外，认知上的相同之处并不多。"你们"可能会因为一个热点问题而争吵不休。但当心平气和地回忆个人经历的时候，从童年到老年之间可以连成一条不间断的记忆链条，指向同一个身份，使"你们"彼此相认。

记忆的另一个作用便是想象未来。为了设想未曾发生的事，如明天的聚会情景，必须借助于以前的类似经验。这时，大脑的海马扮演了关键角色。海马组装过去的信息，将其描绘成一幅未来图景。

记忆的首要任务是提高生存能力，是记住过去那些有可能在将来帮助我们的事件。存储在记忆中的一些片段可整合成通识的一部分，让我们能够通过经验指导行为。通识是识见博通、涉及各领域的知识，以拓宽视野、开放心灵，并观照世界文化动向，了解自身与社会的关系。没有记忆的生活根本谈不上生活，没有记忆的人生根本谈不上人生。记忆提供了一生的连贯性，包括感情和理性，甚至是行为习惯。没有记忆，在面对"我是谁？"的问题时，头脑将会是一片虚无，就像面对"黑洞内部是什么"的问题时一样茫然。

记忆是一系列复杂的心理过程，这些过程已由心理学研究进行了分离。人类记忆系统由两大部分组成：短时记忆和长时记忆，大多数神经科学家认为还有第 3 种记忆类型：感觉记忆。这样一来，科学家按照记忆在大脑中存储时间的长短将记忆划分为三大类型：感觉记忆、短时记忆和长时记忆。

短时记忆可分为视觉记忆、听觉记忆和工作记忆。长时记忆可分为外显记忆和内隐记忆。

每时每刻，通过眼、耳和其他感官接收的内外部信息量十分巨大，1 s 内仅眼接收的信息量就高达 1 亿比特。然而，这些海量信息中的绝大部分并没有进入我们的神经系统，只在感觉器官存留片刻。感官能够存留信息是我们与一尊雕塑的本质区别。感觉记忆是进入感官系统的信息，在感官系统临时保存。它接收的信息量大，但存储时间短暂，约 1 s。如果不加注意，这些信息便不能形成短时记忆，而是像溪水一样淙淙流走，不留痕迹。感觉记忆中的视觉记忆和听觉记忆被研究得较多。

视觉记忆又称图像记忆，能保持视觉通道输入的大量信息。研究显示，视觉刺激的神经痕迹能保持 300 ～ 500 ms，如果没有被注意并经过加工，就会流失。视觉记忆会被临时保存在初级视觉皮质。

听觉记忆类似于视觉记忆，又称声像记忆。如果听到声音后立即进行测试，被试者报告的准确率相当高。听觉记忆可以持续 10 s，可能来源于大脑初级听觉皮质的信息保存。

图像记忆和声像记忆都有较高的容量，大量信息可以在很短的时间内被保存。研究认为，感觉记忆是大脑感觉区的一种瞬间电活动模式。当电活动消散时，记忆也随之消散了。

认知心理学的一个重要里程碑是 20 世纪 60 年代短时记忆理论的发展。它以当时大行其道的行为主义不可能实现的方式，清晰地展示了认知的真实面貌，在当时的心理学界掀起了轩然大波。短时记忆理论把大脑从行为主义的刺激反应模式中拯救出来，使大脑的存在有了意义。记忆研究第一次显示了大脑存在的意义。

短时记忆是指能够维持数秒至数分钟的记忆，反映了正在进行的神经活动。与感觉记忆相比，它能够持续更长时间。但短时记忆在各类记忆中容量最小，只能存储 7 个项目。在美国电话号码还是 7 位数的时候，这个容量被认为正合适。如果需要输入验证码来开启手机应用程序，你就要把一串密码记住十几秒，这时用到的就是短时记忆。

记忆模型以短时记忆为中介，该模型的运作方式是：进入感官的信息得以暂时存储，如果不被注意便会流失。受到注意的信息进入短时记忆，在那里经过反复地复述转存为长时记忆。

在短时记忆中，图像记忆存储视觉信息，声像记忆存储听觉信息，工作记忆保存需要暂时记住的事情。人们无法将信息始终保存在短时记忆中，因为不断涌入的新信息会把旧信息从容量有限的短时记忆中挤走。

英国心理学家艾伦·巴德利（Alan Baddeley）于 1974 年创立了工作记忆的概念。工作记忆的"伺服系统"用来保存执行任务所需的信息，就像一张便签纸。当你合计本月的账单、行文构思、阅读或用座机电话拨打一个陌生号码时，便要用到工作记忆。它暂时存储并加工信息，服务于正在进行的任务，是陈述性记忆的一种形式，是联系感觉和记忆的纽带。

工作记忆概念的提出扩展了短时记忆的概念，它详细阐述信息在保存前数秒或数分钟内的心理过程。短时记忆和工作记忆在文献中可以等价使用，一般不会引起歧义，但两者仍然有所区分。工作记忆是对有限的信息进行心理加工的过程。出现在工作记忆中的内容既可以是从感觉通道输入的信息，也可以是从长时记忆中提取的信息，后者是重要来源。例如，在撰写科学著作时，需要调出长时记忆中保存的信息，将它们放在工作记忆中进行加工输出。

工作记忆填补了短时记忆和长时记忆之间的空白，它是允许来自感觉通道的信息和来自长时记忆的信息进入的统一系统，并进行编码加工。上文提到的"伺服系统"可以理解为工作记忆的中央执行系统，它是一个短时记忆和长时记忆之间相互交流的命令控制中心，是一个指导工作记忆加工的认知系统。

从哺乳动物鼠到猴子，额叶皮质有了很大发展。而从猴子到人类，额叶皮质的扩展同样显著。人们逐渐发现，额叶皮质在执行工作记忆任务时发挥了非常重要的作用，工作记忆依赖额叶。当额叶受损时，人们难以形成短时记忆，也无法进行心算。额叶有大量神经递质多巴胺的受体，与多巴胺作用相似的药物可使工作记忆功能差的人得到改善，工作记忆好的人反而会恶化。看来，额叶多巴胺存在一个最佳水平，超过这一水平后则会适得其反。

近年来，脑成像研究、大脑损伤研究及电极记录研究有以下重要发现：①左脑的许多区域与口头工作记忆有关；②右脑的许多区域与空间工作记忆有关；③在所有工作记忆任务中，额叶皮质都很活跃。

长时记忆是按照天或年来计算的，伴随着脑内结构的变化，即建立了新突触或原有突触发生改变。有重要意义的信息会被大脑记住很长时间甚至终生，如故乡的地名、亲人的手机号和身份证号码、所从事领域的专业术语等。16年前，我们一家搬到现在居住的地方，虽然岁月流逝，但仍然清晰地记得进火（点火做饭）的日期和时刻，因为这件事非常具有纪念意义。

长时记忆可以提取到工作记忆中。例如，人们能够从长时记忆中提取一个熟悉的电话号码，并将其保持在工作记忆中，以便填写到表格中。

长时记忆中的外显记忆是有意识地回忆起过往的经历或信息片段。由于涉及事件情节，有关个人经历的记忆也被称为情景记忆，如30年前在杭州西湖边的一家饭馆第一次吃东坡肉的情景。

有时候，人们发现自己知道的一些事情是无法描述的，这便是内隐记忆。内隐记忆是无意识的，是意识觉察不到的记忆，是涉及如何执行任务的知识。它可以左右人的行为、感受和想法，但不能被人主动回忆起来。一个十分恰切的例子是键盘记忆。打字员在不打字时无法立即回忆起键盘的布局结构，而一旦手触键盘，手指便立刻知道每一个键的位置，但不能有意识地通晓这些知识。如果让打字员立即说出键盘上每一个键的位置，得到的结论是他们对键盘一无所知，但若测试打字，得到的结论则是他们拥有完美的键盘知识。

在上述例子中，外显记忆表现不出知识，而内隐记忆却显示了完备的知识。作为大脑的知识存储，外显记忆描述可以有意识回忆的知识，内隐记忆则描述无法有意识回忆的知识。

内隐记忆的经典范例是程序性记忆。例如，骑自行车时，你不必有意识地回想骑车指南，不必介意骑车动作，肢体会程序性地熟练上车、启动和加速。无论你是怎么想的或心情如何，你的骑行动作将连贯而精熟。

十几年前，一位脑外伤患者给人留下了十分深刻的印象。他的名字很特别，叫端茗（化名），39岁。端茗有20多年的海洛因成瘾史，他曾尝试过道听途说的多种戒断方法，但都没能成功，最近的一次尝试是旅游戒毒。他和几个伙伴开车去了南方，本想远离熟悉的环境，用逐步减量的方法摆脱毒瘾，但实际上他们走了一路，吸了一路。回来后不得不住院治疗。

住院期间，端茗觉得人生无望，便以头撞柱，造成脑内大量出血。手术过程中，因出血量大，加之手术医生观察不到脑组织搏动，故判断预后不佳。而熟知患者情况的医生并不认同神经外科医生的看法。在发生脑损伤之前，患者已经存在脉搏微弱、血压低，但其年纪尚轻，无基础疾病，术中观察不到脑组织搏动并非生命垂危的征象，而是血管搏动太弱的缘故。经过全力救治，端茗的身体竟然奇迹般康复了，但却留下了遗忘症。他不记得受伤后发生的事情，也忘记了以前很多年的经历。

据端茗的一位同是海洛因成瘾者的少年同伴回忆，他们从小就是邻居，20世纪90年代一起染上海洛因，后一直同住一个小区。知道端茗出院回家后，他曾去看过。让他感到奇怪的是，忘记了从前吞云吐雾神仙般日子的端茗，一见到海洛因，竟然毫不迟疑、无比娴熟地演示出那套烫吸动作来，完全恢复了原样。不久后，端茗自杀身亡，以极端方式实现了摆脱。

使用海洛因的烫吸动作是程序化的，属于内隐记忆。即使失去过往经历的外显部分，已经熟练掌握的程序性操作是不会被遗忘的。那奇异的快感也属于内隐记忆，不会被忘记。

脑成像研究表明，新的外显记忆形成于海马中，而旧的则逐渐转移到大脑皮质。诺贝尔奖获得者埃里克·坎德尔（Eric Richard Kandel）的成就告诉我们，稳定而持久的神经元连接构筑了长时记忆的神经框架。长时记忆的形成需要启动神经细胞的级联生化反应和蛋白质合成程序，需要神经元发生结构变化。为了使短时记忆转化为长时记忆，还需要对短时记忆进行不断地重复来实现。

有一类记忆被称为闪光灯记忆，即一些重大事件给人留下的不可磨灭的永久记忆，如 2014 年发生的"马航 MH370"事件就在很多人内心留下了永久记忆。针对 2001 年纽约曼哈顿"9·11 事件"的研究表明，人们对特殊创伤事件有更好的记忆，高度唤醒状态下的记忆保持较好。

类似于"阿根廷的首都是布宜诺斯艾利斯""太阳是一颗普通恒星"这样的事实是用来陈述和表达的，对陈述性知识的记忆属于陈述性记忆。

陈述性记忆是可以有意识地访问的知识，包括有关个人和世界的知识。相反地，非陈述性记忆是无法通过有意识的过程而接触到的知识，如技能、知觉、条件反射、习惯化和敏感化学习行为。陈述性记忆包括有关自身生活的记忆和具有事实性质的世界知识。就个人而言，可陈述的知识仅包括两大部分：个人史和世界史。个人史是可以不具备专门写作知识就能记述或回忆的自传，世界史是个体所知道的所有科学知识和文化知识，如参加考试时书写的内容、所有的写作和口头表达，从笔头和口头流出的一切有关事实的知识都属于世界知识。

非陈述性记忆不是用来回忆的。它不会在聊天中被提及，不是对事实或事件的记忆，但对行为却至关重要。非陈述性记忆是过去十几年最令人兴奋的记忆研究领域之一。这种记忆是不需要有意回想的既往经验，并能以行为输出的方式体现它的存在。程序性记忆是非陈述性记忆的一种形式，它包含各种自动化技能和认知技能。

非陈述性记忆和程序性记忆也可以互换，一般不会出现概念错误的情况。

为了记住你的经历、知识和重要信息，并将其保存为长时记忆，海马必须为你编码这些信息。海马从视觉皮质、听觉皮质、嗅觉皮质、触觉皮质及边缘系统收集信息，然后统合编辑这些信息，形成一份记忆。这些记忆成分不同，被存放在不同脑区，以便回忆时提取。

陈述性记忆被保存在最初与知觉有关的脑区。与声音有关的记忆被存储在听觉皮质，与视觉有关的记忆被存储在视觉皮质，与触觉有关的记忆被存储在感觉皮质。显然，陈述性记忆的永久保存不在单一的脑区，也不在单一的系统。这又一次让我们想起了"大脑整体论"的论调。

额叶与海马关系密切，两者之间交流频繁。信息在经海马存储之前，首先要经过额叶主管工作记忆的区域进行筛选，删除该忘记的内容，把有意义的信息传递给海马，以便编码存储。

目前工作记忆的模型是：大脑的不同区域对应着不同的工作记忆系统，每一个系统联系着相应的感觉皮质。这些皮质都投射到前额叶。皮质损伤会大大影响工作记忆，这一证据为模型提供了有力支持。

基底神经核和小脑掌管程序性记忆，也与海马保持着功能协调。基底神经核和小脑受损时，演奏小提琴、开车等熟能生巧的技能将会遭到破坏。海马让我们记住"是什么"，而小脑和基底神经核让我们记住"怎么做"。

成瘾记忆是长时记忆，而用药行为属于内隐记忆。这些记忆深深地印刻在大脑深处，形成最牢固的终生记忆。关于记忆的神经科学知识大多是通过动物实验获得的。动物和人类的神经系统有着相似的运作模式。

记忆容量

电脑内存和记忆的英文单词均为"memory"。在计算机刚出现的时候，为了便于理解它的功能，人们称之为"电脑"。但当电脑成为普及工具之后，人们又将大脑比作电脑。这一比喻实在让人难以恭维。《科学》期刊上的一篇文章引用了诗人艾米莉·狄金森（Emily Dickinson）的诗句"大脑比天空更广大，比大海更深"。无论从内存还是功能而言，电脑在许多方面都无法与大脑相比。英国神经科学家迪安·博内特（Dean Bonete）关于大脑存储方式迥异于电脑的论述让人印象深刻：

> 设想一下，如果一台电脑觉得它内存里的一些信息比其他信息更重要，或者认为你对信息的归档毫无逻辑，或者它不喜欢你存储进去的信息，它要按自己的喜好去修改。这样的电脑你开机不到半小时就会把它从窗户扔出去。但其实大脑对我们的记忆一直都是这么干的。
>
> 大脑是意识的基座，是所有人类经验的引擎，职责重大，却又那样混乱不堪……。它当然令人赞叹，但要说尽善尽美，那可差远了，而它的种种不完善正影响着人们所说、所做、所经历的一切。

其实大脑根本不会容忍有一台跟自己真正相似的电脑存在，当然也很可能造不出这样的机器。自智人出现的几十万年以来，大脑已经习惯于以其超群的能力而独行天下了。大脑有些独断专行，如甜食是大脑熟悉的奖赏，于是在胃已经填饱的情况下，它不顾胃发出的"装不下"的信息，仍然要多吃一些。酒也是大脑的消遣，它从不顾及身体的代谢能力，直到"干翻"为止。大脑对于其他奖赏性物质的喜好也是不知节制的，它从来不管身体吃不吃得消。

世界是信息的海洋，每时每刻都在向我们呈现无穷无尽的信息。但是，人的注意力非常有限，记住的只是其中的一鳞半爪。如果我们对身边发生的每一件事都悉心关照，如云雀从地面一跃而上、花发草萌、泥鳅游动，以及树叶在微风中伸展、颤抖、碰撞……，那我们将会被信息所淹没，大脑会迅速崩溃。

记忆是用来解决与生存和繁衍有关问题的认知储备。在浩瀚的信息海洋中，与生存和繁衍有关的信息只是一星半点。如果注意和记忆的信息过于繁杂细微，充满了感官和头脑，那么，当我们试图从脑海中提取与适应性问题密切相关的有用信息时，将面临巨大的困难。因此，合乎逻辑的假设应该是，注意和记忆极具选择性，它们是被设计用来关注、储存和提取与适应性问题密切相关的信息片段的。最不听从你安排的就是记忆。

美国科学家曾做过一项非常有趣的研究，他们搜集了300年间的头条新闻，并进行统计分析。结果表明，人们持续关注的热点新闻均与谋杀、自杀、攻击、性侵害、声誉、人物事迹、偷窃等内容有关，并且具有跨文化的一致性。这些主题与进化心理学的研究主题相对应。这一证据表明，人们关心的是那些与适应性问题密切相关的事件。

记忆对某些特定内容具有天生的敏感性，具有领域的特殊性，如食物、天敌、住所、择偶。进化心理学家认为，研究记忆应当从它的功能入手。记忆库中的内容，可以据此一窥端倪。

有关大脑存储量的说法不一，但有一点是公认的，对于习惯于通过类比认识事物本质的人来说，大脑的存储空间是难以估量的，并且因人而异，而电脑的内存是一个定数，同一款电脑的内存没有差异。大脑的存储容量是个非常庞大的空间，将大脑的存储方式与电脑存储方式相提并论是荒谬的。

记忆的存储并非一劳永逸，而是一个动态过程。新的记忆形成，旧的记忆消失。如果我们忘记了一些事，如一个人的名字，那也并非是像电脑一样从硬盘上删除了，只是难以把它找出来。但在不经意间，这个名字又会突然从脑海里冒出来。实际上，记忆不是被完全删除，只是难以提取，因为记忆印迹变得浅淡而模糊了，这类似于水印，留有痕迹，而不是彻底擦除，不复存在。

许多脑科学家认为，大脑的存储量几乎是无限的。科学领域总有例外，把话说得太满是有风险的。学者说话相关或许，政客之言不留余地，大概就是这个原因。大脑究竟有多大容量？有估计认为，约为 3.34 PB（PB指千万亿字节）。

曾经流行过一种观点，称大脑只使用了 10%。不管这种说法最初源自何处，它都是一个十足的噱头。脑经过数亿年才进化出了人脑，适应性机制不可能允许一个高耗能的器官闲置 90%，这是违背进化规律的。实际上，我们经常遇到"江郎才尽"的局面。尽管如此，大脑仍然拥有巨大的储备能力。1000 亿神经元，100 万亿个突触，你永远都不会因为学得过多而脑力耗竭，永远不能用知识和经验塞满自己的头脑。莎士比亚都没有遇到，我们永远不会，永远！

记忆的真谛

经典英文歌曲《往日重现》里有一句歌词：

我所有美好的回忆，
全都清晰地重现。

人们相信，大脑忠实地记录了过去的经历，在将来某一时刻原样重现，这就是重现假说。长久以来关于记忆的谬误是：记忆被动地、原版原样地记录现实，类似于电影胶片。实际上，记忆并不是我们放在高柜里的小物件，想到时找出来，它还是原来的模样，掸一下灰尘就可以了。

我们是以大纲的形式存储记忆的，这个记忆框架中只包含具有重要意义的信息。我们不会不加主观因素地存储经验素材，而是把经验中蕴含的意义、感受和情绪提取出来加以保存，忽略细枝末节和无关紧要的信息。

虽然完全失真的记忆并不常见，但像梦一样只能回忆清晰片段却是它的真相。

在感官接收的全部信息中，只有一部分得以保存。就保存形式而言，记忆不会整段地录制，而是以碎片化形式留下印迹。这些经验的碎片充当了回忆时调用的原始材料，回忆编辑这些碎片，以构成一段段往事经历。这就好像是古生物学家用一堆骨骼化石的碎片拼凑出一副古生物骨架，缺失的部分用软泥补上。古生物学家没有发现过一具完整的恐龙骨架，世界上所有博物馆中展示的恐龙形象都是由化石碎片重建而来。

重建意味着一定程度的失真，编码记忆的过程确实存在扭曲。已被记住的信息可以协助新信息的编码加工，但也会混入新记忆，造成新记忆的扭曲，这是记忆的一个天然属性。记忆印迹以一种交叠的方式共存，一个网络往往参与不止一个记忆印迹的表征。一个事件的记忆经常受到其他记忆的编辑，甚至改写，这是记忆的"惯用伎俩"。

庄子的《逍遥游》被称为"文学的哲学，哲学的文学"，可以将其视为对记忆扭曲的视觉形象的描述，其用夸张的手法塑造了动人心魄的形象和惊人的视觉效果，也让我们联想到进化史上的一些记忆碎片。

> 北冥有鱼，
> 其名为鲲。
> 鲲之大，
> 不知其几千里也；
> 化而为鸟，
> 其名为鹏。
> 鹏之背，
> 不知其几千里也；
> 怒而飞，
> 其翼若垂天之云。

在浩瀚无垠的北海之上游弋的鲲，让人想起最大的海洋生物蓝鲸；扶摇直上九万里的鹏，让人联想到侏罗纪翼龙那遮天蔽日的庞大身躯。也许庄子描述的正是潜意识中的远古记忆。

"回忆偏向性"由美国心理学家罗宾·道斯（Robyn M. Dawes）于

1982 年提出。他的试验证实，现有态度和观点会极大地影响对几年前同一问题看法的回忆。试验对象回忆出来的 9 年前对大麻合法化的看法，与当时记录在案的实际看法无关。人们对虚假经历的想象甚至会诱发虚假的回忆，催眠还可以诱发幻觉性回忆。用经验片段编辑连贯的故事是一项才能，被称为文学创作。

记忆记录的是人们如何体验事件，而非事实本身。尽管人们共同经历了同一段生活，但当他们回忆往事时，对这段生活的描述却会大相径庭。得意者感叹自己经历了一段美好人生，失意者想起的是不堪回首的凄惨命运。复辟和倒退也是一种社会倾向，因为过去时代的受益者念念不忘他们的美好岁月。

想要对成瘾的心理体验进行一般化描述，不是一件容易的事。药物的精神效应加上个体化的生活经历，使成瘾者对其精神愉悦的记忆和回忆各具特色。爱财者遍地金钱，好色者美色如云，信仰者遇见神灵。在精神领域，没有什么是客观的。

记忆脑机制

学习和记忆

学习是获取新信息的过程，伴随着记忆形成。记忆的特征是能够在一段时间内维持。没有学习，就没有什么要记住的东西；没有记忆，学习将会毫无意义。记忆的目的是检索和提取学到的知识，提高生存能力。学习和记忆有 3 个主要阶段：**编码、存储、提取**。

在认知心理学和认知神经科学中，学习和记忆经常相提并论，因为两者之间存在神经科学原理上的紧密联系，很多时候都难以作为两码事分而论之。已有的神经网络可以被削弱，新的神经网络也可以生成，这便是学习，记忆的神经机制也是如此。

无意识的学习是经典条件反射。巴甫洛夫在狗身上做实验，研究狗的消化系统。他本想看看狗在不同进食阶段的唾液成分，结果发现，在得到食物之前，狗已经开始流口水了。只要意识到食物即将到来，狗就会流口水，走近的脚步声就能引起这一反应。于是，巴甫洛夫将两种不同的刺激连在一起。狗能把训练时出现的任何事物跟"会有食物"联系起来，如声音和灯光。将声音和食物多次配对后，只要听到声音，狗就会流口水。这便是条件反射。

同样地，把电刺激和某种声音多次配对，鼠就能在听到声音而电刺激尚未出现之前逃开。它们的行为变得更加灵活而有预见性，不用等到真正的电击出现才逃避。记忆使行为具有了灵活性。

人类的预见性也是在学习中获得的。预见性和灵活性是"聪明"的要素。

有意识的学习是操作性条件反射，著名的操作性条件反射实验是在斯金纳箱中进行的，它需要动物有意识地行动。实验中，在箱内放进一只小动物如鸽子，在其中某个可及的位置设一个键。鸽子在箱内可以自由活动。当它偶尔啄键时，会有一团食物掉进盘中，它就能吃到食物。经过多次强化，鸽子的啄键行为便会增加。

条件反射和操作性条件反射，是学习记忆的经典模型。

学习可以改变脑的物理结构。大脑中有多个与学习有关的区域。前额叶皮质在学习中起重要作用。研究爱因斯坦大脑的学者不计其数。爱因斯坦的大脑最初是由一位叫托马斯·史托兹·哈维（Thomas Stoltz Harvey）的美国医生私自保留下来的，后来玛利亚·戴蒙德（Marian Diamond）写了一篇论文，报道了他的研究成果。他发现爱因斯坦大脑的前额叶皮质拥有异常复杂的卷曲模式，而前额叶对于抽象思维至关重要。这一特征与爱因斯坦小时候性格内向爱思考不无联系。

成瘾者可以形成数不清的条件反射，也有不止一种操作性条件反射。很多环境因素能让其联想到药物，也有多种有意识的行为可以触发其心理渴求。例如，一个尝试以旅游方式摆脱药物控制的成瘾者，在外地待了好几个月，直到觉得能够自控时才回来。但一下车，他立刻感受到了空气的味道、熟悉的景象、本地的口音和小吃街的食物香味，这一切都会促使他想起在这座城市沉迷药物的生活。当他坐上自己汽车的驾驶座，一握方向盘，又立刻想起曾经在车内用药后开车兜风的惬意情景。这种渴求由一连串的线索诱发，有过类似经历的人才可以设想。

事实上，瘾癖的形成过程也是一个学习记忆过程。

记忆印迹

20 世纪 60 年代，美国心理学界就短时记忆有过一段争论。短时记忆只能持续很短的时间，当你一眼记住一组密码时，十几秒后便会忘得一干二净。显然，记住这组密码对你毫无意义。这种短暂的记忆也被称为工作记忆，对工作记忆的研究让心理学家认识到编码过程在长时记忆形成中的关键意义。

生活情境的记忆似乎是自然而然的，不必刻意记住，总能轻松回忆。例如，你能轻而易举地回忆起几年前同家人的旅行，或一位权威人物对你的评价，虽然事件过去了很久，但你仍会记忆犹新。大脑自动地选择记住什么，遗忘什么，而且总是选择记住有情绪意义的经历。

对于另一些事物，即使想刻意记住，也不见得能够记得住，如对某一种理论的表述。为了记住它，人们经常需要花费一些心力进行思考，将其与已知事物连接起来，形成一个彼此牵涉的网络系统，这就是记忆的精细编码。用未知信息塑造已知信息网络，加以整合，也就是用已知信息编码未知信息。

存储一段记忆的神经生理过程极其复杂，但仍然是一个物理过程，以化学方式记录下来，产生新的神经网络模式。

记忆以神经元之间的连接表示，以突触链的形式表征。生理上的连接正是心理上联想的物理线索，连接和联想是记忆的基石。爱因斯坦曾说，想象比知识更重要。把要记住的东西和以前就知道的事情联系起来，或者同那些有意义的事情关联起来，会记得更好。如果没有理解要记住的东西，那么联想就行不通了。联想实际上是一个精细编码过程。

记忆涉及神经元连接的形成，经历会在神经元网络上留下物理痕迹，通过修改神经元集群的方式，以链条形式产生。因此，记忆一个新名词会激活一个编码它的神经元集群。14 岁时的莫扎特在拜访梵蒂冈的西斯廷教堂时，听了两次格雷戈里奥·阿莱格里（Gregorio Allegri）创作的《求主垂怜》。他违背了梵蒂冈复制乐曲的禁令，凭记忆重新创作了乐谱。这在当时是一个奇迹。莫扎特的记忆方式是将作品分成小块，将它与大脑中的图像联系起来，形成了神经元的关联集群。

生活中有无数被人们熟视无睹的事物，它们仅经过了大脑十分粗浅的编码。例如，很少有人记得硬币的正面和反面具体长什么样，尽管人们无数次地看到过。这是因为我们没必要对硬币的图案有更多的了解就可以正确使用它们。"不带脑子做事"是为大脑节省能量，以将其用于需要花费脑力的事情上，这就是粗心大意的生物学价值。

精细编码过程是思考过程。左侧前额叶在精细编码中起关键作用。为了确定精细编码中被激活的脑区，以精细编码时大脑的激活量减去非精细编码时的激活量，得到脑成像扫描结果，该结果显示左侧前额叶强烈激活。有一个新颅相学理论：记忆是通过新生突触来存储的，激活使突触增大增多，导致皮质增厚。

1904 年，德国生物学家理查德·西蒙（Richard Semon）在他的《论记忆》中创造了"记忆印迹"一词，用来表述经验在神经系统中引起的持久变化。这一创新成为西蒙记忆研究中最有价值的贡献。

事件一般由图像、声音、运动、言辞等元素共同构成，这些信息由大脑的不同部位负责处理。因此，记忆并不存放在单一、局限且界限分明的脑区，而是存放于一个神经网络之中，形成记忆印迹。记忆印迹是神经元之间的联系方式，可以理解为神经元的连接地图，是将记忆分散存储于不同网络上的地图。存储的信息在被回忆起之前，处于无意识之中。

潜伏于无意识中是记忆印迹的一般状态，只有在特定线索激活下，与线索相连的记忆印迹才能进入意识层面，被回忆起来。线索与记忆印迹之间存在对应关系。当然，能够引起回忆的线索并非只有一个，往往是多条线索对应一个记忆印迹。当看到小溪结冰，便会想起童年滑冰的经历，而在一秒钟之前，童年滑冰这件事深深地隐藏在无意识的海洋里，只是在特定视觉刺激下才活跃起来，浮现到意识界面。看到小孩滑冰也可以让你回忆起童年的滑冰经历。自然，一件事的回忆线索是有限的。如果有太多线索不停扰动你的记忆，很可能是精神崩溃的前兆。

成瘾者存在记忆印迹激活线索的泛化，即核心记忆与多种相关记忆印迹有重叠。用药环境中的很多刺激（如生活于其中的城市空气、街巷的风光、小贩的叫卖、出租车的颜色和数不清的环境线索）都可以勾起用药回忆。这看上去有点像精神病的特征。这种线索泛化为药物成瘾的治疗和康复带来了巨大的挑战。一般情况下，人们将药物、同伴作为重要诱发线索加以管理，但成瘾者实际面对的是生活环境中难以计数的线索刺激。要管理所有环境线索，几乎是一项不可能完成的任务。

情绪记忆

我们只能记住经历中很小的一部分。追溯几天前的生活细节会令人不胜其烦，因为这些平平淡淡的日常经历没有被做上情感的标记，当事人早已淡忘了。而伴随着喜悦、惊悚、愤怒、忧伤等情感因素的有意义的经历，才会让人记忆犹新。记忆是认知、思维、推理、决策的基石，它赋予人个性，也在个性中形成。用情感标记记忆是大脑无与伦比的优势。从进化角度讲，负性情绪更具优势。动物倾向于受恐惧和焦虑情绪的控制，因为失败、错误的记忆更有生存价值，更深刻、更生动、更持久。显然，伴随着负性情绪的记忆占绝对上风。牢记伤害不是为了满足，而是能让个体更成功地生存下去。

有两种不同的记忆，即包含情绪的记忆和不包含情绪的记忆。情绪有助于记忆的巩固，却无助于人们对事实的回忆。情绪并不存在于任何特定的神经元中，但神经元的集群活动可以生成情绪并标记记忆。记忆在大脑中以不同的方式编码，记忆的效果取决于这种编码中是否包含情绪元素。

不包含情绪的程序性记忆不涉及情绪体验。一个学会了看 CT 片的医生，不会忘记如何解释 CT 片。给不幸患上遗忘症的神经外科医生看一张特殊的头颅 CT 片，几小时后再拿给他看，虽然他不记得曾经看过这张 CT 片，但他的诊断却是前后一致的。可见，看 CT 片是一种技能，不需要情绪参与。

动物在进化出情绪之前就已经拥有了高超的运动技能，并发展出了动作技能记忆。对于生活在海洋里的生物，运动就已经很重要了，如在蓝色海洋中飞驰的箭鱼，动物的祖先领鞭毛虫也能灵活游动。运动技能记忆存储于较低层的脑结构中。

3 亿多年前的泥盆纪，肉鳍鱼从海洋爬上陆地生活，拥有嗅觉便显得至关重要。记住食物的气味和周围的环境能够帮助它们找到食物，而不至于饿死。

嗅觉皮质对情景记忆必不可少，它只对有情景的记忆进行加工，而不涉及程序性记忆。记住那些能够激发情绪反应的事件涉及生存问题。释放到血液中使机体处于警觉状态的神经递质，比如去甲肾上腺素，会提示大脑记住这一时刻，并将其保存为长时记忆。

尽管我们会因为精熟运用一项技能而感到喜悦，或由于尚未掌握技能而感到沮丧，但这只是运用技能时的情景，技能本身并不含有情绪成分。

事件发生时所处的环境和情绪状态将作为回忆的线索。例如，出门时竟忘了要去哪里干什么，一个办法便是回想当初做计划的地方，便会立刻想起这个计划。

要认出一个人来，也要靠情绪的力量。在人流如织的北京王府井大街上，你可以不费多少努力找到家人，但如果要找出一个画中人，甚或是凭文字描述找一个人，大概率你会铩羽而归。

著者的女儿上幼儿园时养了一只松鼠，她很喜爱这只小精灵，晚上就让小松鼠卧在自己的枕头边睡觉。白天有时放入笼子，让它在栏杆上晒晒太阳。有一次，松鼠被人带走了，女儿为此伤心了好几天，全家都为此伤心。大概1周后从幼儿园接女儿回家，走进小区，她突然眼睛放光，兴奋起来，喊道："我的松鼠"，接着向前方大楼外的阶梯跑去。那里有个老人带着一个小孩玩，旁边放着一只松鼠笼子。女儿远远就认出了她的松鼠，便要了回来。后来女儿认为她上幼儿园时松鼠孤零零地待在笼子里会很不快乐，就将它放归山林了。女儿还将此事写成作文，打动了语文老师。这件事让人记忆犹新，因为其中包含着浓浓的情绪。

积极、愉快的形象更有利于记忆。积极形象使大脑乐意再次回去，而消极形象会受到无意识的阻抗，因为大脑认为重回消极中去是一件不爽的事。

"好汉不提当年勇"是因为英雄好汉始终保持着谦逊和进取精神，无须以夸耀当年的荣耀来充填空虚。"非好汉"则不然，他们总是情不自禁地陷入对当年荣耀的回忆中，因为只有这些记忆才是清新鲜活的。在药物滥用调查中，当谈及成瘾者因为他的行为遭受的悲惨命运时，他们总是情不自禁地回顾成瘾前家庭和睦、学业进步、爱情来顾的美好时光，避而不谈非人的成瘾生活。他们不想再回忆那些痛苦经历，哪怕是让思想回去一下也情非所愿。

一点点气味就足以让人回忆起陈年旧事，因为与气味一起到来的还有微妙的情感成分。气味将标记着既往情景的某个瞬间从脑海深处"唤醒"，如光速般远道而来，闪现到意识当中，令人始料不及。人们常说"妈妈的味道"，说的便是带有浓厚情感的乡土气息和儿时记忆。

嗅觉比视觉具有更广阔的辨识范围，对于通过嗅觉来探索世界的动物而言可谓攸关生死。嗅到远处的食物、配偶和天敌，这个范围要比视觉更广。这意味着通过嗅觉获得的信息可以让动物判断出危险的等级，决定待在原地、趋近还是逃离。自然，动物还能够习得以情绪为基础的条件反射，使其行为更具预见性。

嗅觉大脑的角色由边缘系统扮演，并进化为情绪大脑。情绪大脑位于颞叶低处的内侧面。嗅觉皮质受损后会出现严重的遗忘综合征。这种情况下，患者的短时记忆不受影响，但却不能形成长时记忆，几分钟内便将眼前发生的事情忘得一干二净了。如果你和这样的患者初次见面，他说："很高兴认识你"。当你离开 5 min 后再回来，他还会说："认识你很高兴"。一本小画册对他们来说永远是新版本。翻开页面，珠穆朗玛峰夕阳的美景永远会让他感动不已。这印证了尼采说过的一句话，记忆差的好处是对一些美好的事物仿佛初次遇见一样，可以享受多次。

大脑进化始于嗅觉。《科学》杂志的一项研究得出结论，自然选择产生的敏锐嗅觉最早刺激了早期哺乳动物进化出更大的脑。哺乳动物并不是因为思考而拥有了更大的脑，而是由于一个更加紧迫而基本的需要——嗅觉。人类的嗅觉细胞位于鼻顶端，是中枢神经系统中唯一暴露在外的神经细胞，可以直接接触气味。

人们一旦记住了草莓的气味，就很难忘记。一个从来没有见过草莓的人，仅凭描述不可能认出这种水果。气味是一种微妙的情绪，难以用语言来描述，试图这样做的人只能类比，因为自然给了我们一套类比心理学。约翰尼斯·开普勒（Johannes Kepler）曾说，我珍视类比胜过任何别的东西，它是我最信赖的老师，它能揭示自然界的秘密。《科学》杂志 2020 年刊登的一篇论文显示，从理论上说，人类的鼻子可以分辨至少 1 万亿种气味。环顾寰宇，没有任何一种语言可以胜任对如此多气味的描述。

气味最能唤起回忆，因为它借助了情绪，杏仁核负载了记忆的情感力量。一点点气味就足以让往日情景浮现，靠的是嗅觉皮质与杏仁核、海马之间的紧密联系，它们都属于边缘系统，空间结构彼此靠近。

其他进入海马的信息都要首先经过大脑皮质的不同区域，这些区域将各类信息联系起来进行解读。而气味则不同，它可从嗅觉皮质"抄近路"直接去往海马，不用在大脑皮质和丘脑间绕来绕去，甚至都不经过丘脑这个感觉中继站。

杏仁核位于内侧颞叶，是一个形似杏仁的灰质团块，紧挨着海马前端。它所处的位置使之能够方便地评估输入信息的意义，这正是情绪的基本价值。在信息编码存储为记忆的过程中，赋予信息意义是其关键。几乎没有人会毫不费力地记住不感兴趣的事情。

杏仁核主导情绪，海马形成记忆。记忆在大脑中以不同方式编码，这取决于它是否含有情绪色彩。不包含情绪的记忆会被海马编码，而有情绪色彩时，杏仁核便会参与进来。情绪激活杏仁核，使之与下丘脑沟通，释放激素影响记忆形成。情绪记忆是海马和杏仁核功能的交叉叠加。在脑中挥之不去的所谓闪光灯记忆是和强烈的情绪一起编码的，由杏仁核和海马"联袂打造"。

在应激状态下，杏仁核接收原始感觉中继站丘脑的信息输入，即刻启动应激反应。这一反应速度很快，因为信息没有按常规程序从丘脑绕道大脑皮质，再传到杏仁核，而是直接从丘脑传到杏仁核。抄近路有反应快的好处，但往往会反应过度，因为进化设计是"宁错勿漏"。一般情况下，杏仁核接收经过皮质加工的信息，评估当前情境，指导个体做出恰当反应，但耗时较长。

杏仁核的情绪编码作用与应激激素密切相关。肾上腺素可以诱发警觉和唤醒。给实验动物注射肾上腺素会提高其记忆能力。这强烈提示，杏仁核调节情绪体验过程中释放应激激素。损坏杏仁核后注射应激激素不再产生提高记忆的作用，因此应激激素须借助杏仁核强化记忆。

成瘾记忆的核心成分是强烈的情绪体验。药物产生的极乐感会作为核心记忆元素加以存储。伴随用药行为的其他享乐情境也会印入成瘾者的记忆网络中。一位成瘾者回顾了他用药初期的生活，那是20世纪80年代末，普通人的生活仍然艰辛，饮食很单调，吃碗牛肉面都要看日子，也很少吃水果。但他们几个玩伴聚在一起享受药物带来的极乐体验之后，尚可以享受红瓤西瓜，"红塔山"香烟随便抽（红塔山是当时的顶级名牌香烟）。这些记忆与药物快感绑在一起，成为他记忆库中最美好的回忆，终生难忘。对一心想摆脱成瘾药物控制的人来说，尽管他们回避过去，但记得最牢的事情，正是一心要忘却的事情。

记忆提取

记忆是将过去的陈旧记忆和当下的鲜活记忆混合在一起的过程。记住的是一些碎片，而不是完整的经历。记忆有强弱，只有反复使用的记忆才会变成强记忆，不用的记忆会弱化甚至消失。相应地，回忆是提取记忆碎片，将其整合为一个有结构的整体。因此，回忆是创造性过程，即重构过程，类似于做梦，只不过梦中编织的记忆碎片更显荒诞离奇。

如果回忆像人们通常理解的那样原样重现，而不是经过整合和重构，那么当你回想起某一激动人心的时刻时，就会如同出现幻觉一般身临其境，仿佛精神失常一般。正常的大脑会"告诉"你，想起的不过是一些往事的碎片，你正身处于此时此地，而不是穿越时空回到了过去。一些兴奋剂成瘾者会出现身临其境的幻觉，发生意想不到的行为。这在常人看来是不可理喻的。

大脑能够轻而易举地分辨过去和现在、梦境和现实，这多棒啊！不要因为在回忆往事时不能身临其境而感到失望，尽管你可能会因不能绘声绘色地描述这些重要时刻而着急。

能不能回忆并不是记忆的唯一效用。记忆的目的是帮助我们记住有利于生存的事情。为此，进化而来的大脑的思维特征是提取共性，忽略个性。我们并不需要记住经历过的所有事情，记忆中的很多片段会化为通识的一部分，而细节会被淡化。当遇到进化历史中反复出现的适应性问题时，我们能够无意识地做出一般选择，而无须原版原样提取一个类似的案例。恰如常言所说，人生是一本糊涂账。

记忆的提取需要线索来激活，线索的性质决定了记忆提取的概率和速度。例如，看到下面 3 个词，你会想到什么？

敦煌

沙山

泉水

很多人会联想到月牙泉和莫高窟，想起敦煌壁画、敦煌名吃黄面，还有曾经到此旅行的美好经历。"敦煌""沙山""泉水"都是启动记忆的线索。一旦记忆被激活，一连串的情景记忆就会相继呈现，让人进入浮想联翩的回忆状态。

记忆提取是储存记忆的突触电活动的再现。记忆印迹并不是留在大脑布罗德曼（Brodmann）分区的某一处，记忆提取是一个整合过程，回忆是被重建出来的。回忆一旦启动，人们就会用一般性的认识、观念、信念和经验，甚至是假设来填充记忆框架上缺失的部分，塑造出一份"过往经历"。

记忆研究表明，无论是构建还是重组记忆，我们都易于接受那些帮助我们填补记忆空白的建议。当一个人的回忆过程有所停顿时，总会有人在旁边提示，这种提示常与事实不沾边，但回忆的那个人总会说"就是，就是"。

从物理学的时间概念讲，没有当下，只有过去，眨眼就是过去。我们所说的事都是往事。无论人们说什么，总会有人怀疑，这是因为回忆是重构的。一个人的信誉是由他的言行决定的。说谎有很多原因，其中的两个便是记性不好和明哲保身。

很多脑区都与记忆提取相关，脑成像研究不断为我们提供着新的认识。

前文提到，左侧前额叶在记忆编码中激活强烈。PET 研究表明，在提取情景记忆时，右侧前额叶激活。但是，并不能将右侧前额叶作为情景记忆系统来对待。针对右侧前额叶损伤患者的研究表明，患者只出现了某些类型的记忆问题如将幻觉当作情景记忆，并没有丧失回忆往事的能力。

神经科学家早已了解，海马在编码新信息时不可或缺。回忆时，海马和前额叶可以同时激活，海马在外显记忆提取时总是被激活。哈佛大学心理学家丹尼尔·夏克特（Daniel L. Schacter）的研究发现，海马和前额叶的作用完全不同。前额叶的激活反映了回忆时的心理努力，而海马激活反映了回忆的某些体验。

记忆提取有联想提取和策略提取两种类型。联想提取依赖于海马和内侧颞叶，策略提取依赖于右侧前额叶，这是一个自发过程。实际上，记忆是"善于联想的"。某一线索触发回忆自动浮现，不需要意识努力。听到一首老歌，会自然而然地想起如歌岁月。而那些啰啰唆唆、说话跑题的人，是联想提取占据了主信道。策略提取要用心寻找记忆的踪迹，依赖于右侧前额叶。脱稿讲演多用到策略提取，不然，随心所欲地使用联想提取，想到哪说哪，离题万里侃大山，就有被赶下台的风险。

内侧颞叶是包括部分枕叶和顶叶在内的网络系统，有助于编码和提取近期经验，不参与对远期经验的回忆。内侧颞叶系统与大脑后部交流稠密，记忆印迹就位于这些脑区。

新观点认为，记忆被线索激活引起回忆的传统观点是不靠谱的。"联结主义"逐渐强劲，其核心观点是：大脑通过强化神经元之间的连接实现记忆的编码存储。在这一过程中，同时激活的神经元连接加强，生成与以往神经活动模式不同的新模式，形成记忆印迹。回忆发生时，线索诱导的是另一种大脑活动模式，如果有与之足够相似的另一种模式，则两者会发生协同，足以引起一次回忆。这意味着，回忆是提取线索的神经网络与回忆对象的神经网络互动产生的独一无二的神经活动模式。概括地说，回忆在两种记忆印迹的交互作用中生成。正所谓，事实不过是一些配料，就像大烩菜中的肉丸子。

明白了记忆和回忆的科学原理，自然就明白了在学习、进入考场或登上舞台时必须保持清醒的必要性，而不是带着"酒劲"或在"嗑药"之后。虽然酒精和药物可以破坏记忆的建立和提取，但由其本身创建的记忆却是不可磨灭的。青少年时期形成的强大记忆印迹可以与有限的经验连接成交错重叠的网络，形成复杂的提取线索，诱发成瘾记忆，产生心理渴求。

在记忆形成阶段，经过精细加工的信息更容易被提取。如果在学习过程中对所学内容进行过精细加工，则不仅能回忆起学过的内容，还能够回忆出那些没有学过但能借此推断出的内容。想要记得好，另一个方法是不时地重复记忆的提取。提取的次数越多，记忆就越牢固。光有善于存储信息的能力是不够的，牢记的秘诀是善于把信息反复提取出来。

有一个年轻人，他虽然学历不高，但很好学，能力也很强。出于工作需要，他学习了一些心理学知识，想借助这个基础旁听脑科学相关课程。我们便让他旁听脑科学博士课程。每次听完课回家，他都模仿老师讲课的方式，将所学内容讲给自己的妻子听一遍，一方面让她也长长见识，另一方面强化记忆。两年后，老师发现他跟心理学博士生学得一样好。这既得益于反复提取记忆的学习方法，也得益于他的模拟讲演让知识从听觉通道又输入了一次。参与记忆的感官越多，记忆的效果就越好。

记忆衰退

我们将什么也想不起来的情况戏称为"断片"，常见于大量饮酒后。醉酒之后，人们往往不记得喝酒时的情形，有时甚至找不到家。还有一种失忆是衰老的失智表现，是由大脑神经元减少过多引起。年复一年，失去的神经元越来越多，在脑成像上可以观察到皮质萎缩，脑沟增宽。

记忆会受到岁月摧残，随时间而消退。即使是刻在岩石上的岩画，也会在时光流逝中风化脱落。深刻的记忆只是神经元之间的强化连接。有强化，即有弱化。弱化和消失，伴随着淡忘和遗忘。

牢固的记忆离不开遗忘能力，"善忘"也是保持大脑健康的方法。遗忘是大脑进化出来的清除无用信息的能力，就像电脑的清理程序，可以让电脑保持良好的运行状态。大脑的资源是有限的，神经元的数量是有限的。经验日复一日地积累，神经元却在日复一日地减少。神经元之间固有连接消退，才能允许新的连接生成。

无关紧要的陈年记忆的消退将为重要新经验的保存提供物理空间。没有必要让琐事充斥头脑，而新记忆能提高适应新环境的能力。研究表明，新经验的编码和储存会干扰先前经验的提取。记忆印迹的衰退与遗忘密切相关，日渐淡化的记忆印迹将会变得难以激活。

遗忘非我所愿

花落才有明年

遗忘是记忆印迹的衰退。消退的记忆并非消失得一干二净，而是进入无意识中。淡化和消退的记忆仍然有可能被提取，但在很大程度上依赖于提取线索的特点。线索本身也是一种记忆印迹。每个神经元参与不同时间的不同集群，在关系不断变化的动态矩阵中运作。线索凭借灵光一闪的联想和特殊的意义与既往经验相连接，使其从无意识中浮现。

虽然记忆会淡化消失，但阅历和经验仍然极具价值。思维是抽象化的过程，是忘记差异。从阅历和经验中提取的共性会上升为人生哲学、生活智慧。忘记事件本身或细枝末节可以从繁杂琐碎中解脱头脑。科学的尽头是哲学，这一说法不无道理。资深科学家思想深邃，善于在哲学层次上思考问题。年轻科学家思想锐利，容易在点上实现突破，适合创新。大脑的年龄优势是由记忆的年龄特点决定的。

不能被回忆起来的记忆真的被遗忘了吗？一项早期研究证明，被遗忘的记忆仍然存在，只是无法提取。神经外科医生怀尔德·潘菲尔德（Wilder Penfield）在脑外科手术中刺激大脑皮质的不同部位，探测患者的心理反应。由于大脑皮质没有痛觉，手术中患者是清醒的，可以将其体验报告出来。通过这项研究，潘菲尔德发现刺激颞叶的不同部位，患者会报告出在正常情况下不能回忆的内容，如童年时期的事件，听过的音乐等。看起来已经忘却的记忆，其实仍然存储在脑海深处。这不得不让人想起弗洛伊德的潜意识理论。有研究认为，前额叶负责创建记忆，而海马及其周围颞叶皮质负责永久地保存记忆。这一观点与"海马编码存储记忆，一段时间后向皮质转移，被保存为永久记忆"的看法有出入。这些看法仍需更多竞争性观点的打磨。

有充分证据表明，经常用脑可以让大脑保持年轻，预防失智。终生学习是心理健康的第一策略。

著名性学家史成礼教授（著者一的老师）是一位将学习看作生命构成要素的人。一直到95岁，他始终保持着一颗童心，将大部分时间花在阅读和写作上。不图利，不为名，一心做学问。学习习惯使他一直保持着视野开阔、心智健全、心理健康的良好状态。高龄似乎没有影响他的智力和记忆力，而经验却使他的思维变得深邃，超凡脱俗。他自己总结的长寿秘诀是心宽，经常用脑。

名医谢临勇先生（著者一的父亲）一生行医只求果腹，不为钱财。不抽烟，不喝酒，保持终生的爱好便是阅读。90岁时，他仍在看病开方。去世前1个月还在为上门求医的患者诊断拟方，一张十几味药的中医处方不到3 min便写就了。如果没有敏捷的思维和良好的记忆力，这对高龄老人来说是很难做到的。年届九旬，他自知天命将至，便告知四方亲人前来相见，相约老朋友畅谈，笑看子孙们筹办后事，亲自修改传略和祷文，度过了其乐融融的珍贵时光。他与人交谈时思维清晰，反应敏捷，谈笑自如，给所有人都留下了难忘的印象。最终，他因老年性心脏病安然离世，但一直保持着心智健全和记忆良好。他的养心之道是终生学习，看淡钱财，饮食清淡，生活有规律。

健忘和年龄不无关系。老年人的记忆优势是能够对信息进行精细而独特的编码。为社会保存记忆是老年人的义务，以此实现经验的传承。实际上，有些心智能力会随着年龄增长而提高。老年人的大脑拥有更大的词汇量和更好的语言技巧，表现出"姜还是老的辣"这一现象。中枢神经系统会随着年龄增长而出现自然变化，神经元的数量会减少。这种减少是从年轻时开始的，在接下来的60年里保持相对稳定，损失相对较少。而剩余神经元的可塑性非常强，可在学习中重新连接，以抵消岁月摧残。随着年龄增长，不学习的老年人会越来越沉浸在自己的经历中，这被认为是一种与衰老有关的病理特征，即退行性表现。就像一句流传甚广的名言所说，只回忆过去是差劲的记忆。只沉浸在往事当中是心智衰退的变现，体现着大脑僵化、退缩而难以进步。"顺势而为"是这类老人的养生之道，回忆疗法、记忆画派和练习书法等均有助于老年人保持部分记忆。

海马是第一批随年龄增长而退化的大脑结构。大脑退化被称为失智，心脏退化即心力衰竭，肝功能退化即肝衰竭，肾功能退化即肾衰竭。失智的意思是远离心智，比起"衰竭"一词，还算是个不错的词语。阿尔茨海默病造成的大脑衰退似乎是从海马所在的颞叶开始，首先受损的便是记忆力。

前文介绍过的 HM 是真正意义上"活在当下"的人，在这一点上，他比任何一个想要活在当下的禅修家、冥想家和隐士都更加成功。他失去了形成长时记忆的能力，只能短暂记住发生在当下的事情，因为他的海马被切除了。心理学家布伦达·米尔纳（Brenda Milner）会定期对他进行测试。对 HM 来说，每一次探访都是第一次。后来，米尔纳获得了一个重大发现：HM 不是什么都学不会，他可以保留一种形式的记忆，这种记忆涉及运动技能而非认知。这说明技能学习发生在意识层面之下，涉及不同的脑区。米尔纳的发现开辟了大脑两种记忆系统——外显记忆和内隐记忆研究的先河。

成瘾被看作是一种记忆相关疾病，成瘾的根源是成瘾记忆，其属于内隐记忆，不易被遗忘。药物戒断后，成瘾记忆不受影响，甚至会反向强化。当暴露于药物和相关环境线索时，记忆将被唤起。

记忆的大脑

行为主义者对大脑的地位提出挑战，认为学习与心理过程无关，意识决策只是一种错觉。没有多少人相信这一论调，但要进行有说服力的驳斥，就需要弄清楚学习记忆的神经科学原理。

记忆有数种不同形式。感觉记忆维持不足 1 s。工作记忆能够将细节信息保持 1 min。情景记忆按顺序记录经验信息，一些内容被转化为长时记忆，并按照事实、事件、程序来分类存储。

神经科学已经有了一个富有表现力的术语——记忆印迹。记忆印迹是神经元的连接方式。美国生理学家卡尔·拉什利（Karl Spencer Lashley）是第一批研究记忆印迹的科学家，他发现记忆并非集中存储于大脑某一处。当切除部分大脑皮质后，大脑的其他部分能够将剩余记忆联系起来并加以存储。这一研究引发了一种观点，即记忆分散存储于神经网络。

神经生物学家以果蝇、海兔、大鼠为实验对象来研究记忆的神经机制。果蝇和海兔的神经系统极为简单，果蝇有 10 万个神经元，海兔只有 2 万个，而大鼠有 1 亿个神经元，人类有 1000 亿个。大鼠是哺乳动物，与人类更为接近。所有动物的神经元是一样的。进化只发生过一次，不会从头再来。

20 世纪 60 年代，埃里克·坎德尔（Eric Kandel）在学习记忆的化学机制方面取得突破，并因此获得 2000 年诺贝尔生理学或医学奖。坎德尔发现，当在海兔（是神经科学研究的模式动物，头上有两对形如兔耳的触角，生活在温暖的浅海区域，是第一种被发现可生成植物色素叶绿素的动物）尾部施加一个单独的伤害性刺激时，海兔能在几分钟内记住回避反应，但几分钟之后记忆就消失了。如果不断刺激，它记住回避反应的时间就会逐渐延长，说明短时记忆转化成了长时记忆。

坎德尔的研究证明，当海兔的感觉神经元与运动神经元之间突触部位的神经递质释放量增加时，呈现短时记忆。与此不同，促成长时记忆的多次连续刺激使神经元之间的传递效率有所提升，同时伴随蛋白质的合成和新突触的生成。也就是说，短时记忆依赖神经递质的释放，长时记忆依赖蛋白质的合成。短时记忆是一个过程，长时记忆是一次重构。

短时记忆反映了正在进行的神经过程的电化学变化，而长时记忆则是神经构型的改变。蛋白质的合成是短时记忆转换为长时记忆的关键步骤。猴子的短时记忆依赖于外侧前额叶多巴胺受体的密度，老年猴子的工作记忆缺陷与其衰老引起的多巴胺受体减损密切相关。

1949 年，加拿大生理学家唐纳德·赫布（Donald Olding Hebb）提出记忆的网络机制：神经元同步放电，相互串联。神经元通过重复刺激加强彼此联系，并在学习过程中建立新的神经元网络。只要重复激活，这个新网络就能持续存在。

研究证实，在皮质和皮质下结构之间存在某种闭合的神经环路，即反响环路。当刺激激活环路的某一部分时，整个环路便会产生神经冲动。刺激停止后，冲动并不会立即消散，而是继续往返传递并短暂持续一段时间。这就像是"袅袅余音，不绝如缕"。神经科学家将反响环路视为短时记忆的神经生理学基础。

记忆生成后，要经过一段时间才能稳定地建构起来。海马及与之紧密相连的内侧颞叶在记忆巩固中起关键作用。记忆形成后约1年将被转移存储至最初形成记忆的感觉皮质，如视觉记忆存储至梭状回，空间记忆存储至顶叶，听觉记忆存储至韦尼克区，情绪记忆存储至杏仁核。

条件反射的记忆印迹位于小脑中。有一个例子是关于兔子的眨眼反射。向兔子的眼睛吹气会引起其眨眼。将吹气和一个声音多次配对后，只呈现声音就可以引起兔子眨眼。这样，条件反射便形成了。小脑损伤将造成条件反射无法形成，但对吹气引起的非条件性眨眼没有影响。小脑损伤的患者能够想起条件化操作的过程，但不能出现条件反射动作，也就是对声音刺激没有眨眼反射。

脑功能定位是神经科学研究的终极目标。大到宇宙遥远星系的位置，小到粒子的运动轨迹，心智离不开对空间方位的理解。如果大脑功能真的无法定位，心智将崩溃，脑科学将沦为玄学，重新交给神学和哲学。

记忆定位是一个复杂的问题。20世纪30年代，拉什利训练大鼠学会一项简单任务，然后依次移除大鼠大脑皮质的不同部位，观察记忆在大脑中的定位。他发现，被移除的组织越多，大鼠的表现就越差。但是并没有因为某个部位被移除而导致对某个特定任务的记忆丧失。这个结果使拉什利得出大脑功能整体论的观点，但这种论调有失偏颇。大鼠的大脑已经足够复杂，找不到记忆在大脑皮质上的点位不足为奇。大鼠训练形成的技能是程序性的，而程序性记忆的存储位置在小脑，中介是基底神经核，切除大脑皮质没有引起记忆完全丧失是可以理解的。以记忆印迹来看，记忆存放在神经网络中，而切除的只是神经网络的一部分，不是全部。切除皮质并没有完全清除记忆印迹。拉什利没有很好地解释自己的实验，只给人留下残忍的印象。

对于有些动物，情况有所不同。例如，小鸡可能去啄食闪亮的水珠，结果总是空啄一场，于是它就不再去啄水珠了，因为小鸡产生了对水珠形状和光泽的厌恶。这种特征性的光泽和形状属性被分别存放在小鸡大脑的不同部位。小鸡没有进化出皮质，它的记忆神经网络比大鼠要简单许多。

记忆的保存依赖于记忆系统。人类新皮质占整个皮质的95%以上，与其他脑组织的比例为60∶1，远超黑猩猩的30∶1。发达的大脑额叶是人类大脑的特征。从外观上看，人类有宽阔饱满的前额，而猿类的前额狭窄低平。前额叶的一些脑区与新记忆的编码和旧记忆的提取关系密切。颞叶内部（包括海马）在记忆存储中扮演着十分关键的角色。不同脑区负责存放经验的不同方面，彼此联结成复杂的记忆系统。到目前为止，神经科学研究获得了一些一致性认识：海马在各种类型的记忆存储中不可或缺；基底神经核在程序性记忆中发挥重要作用；前额叶皮质在工作记忆和记忆推理中起作用，它既负责记忆编码，又负责记忆提取；杏仁核负责情绪记忆的存储。

每一份记忆都涉及一个记忆神经环路。陈述性记忆需要边缘系统参与，而非陈述性记忆离不开基底神经核。边缘系统的内侧颞叶、内侧丘脑和腹内侧额叶是陈述性记忆的 3 个关键区域。损毁猴的内侧颞叶皮质后，它不能完成认知性记忆的操作任务。总的来看，海马在陈述性记忆中的作用更为重要，而基底神经核在程序性记忆中的作用更为关键。然而，这种结论存在局限性，它要求必须将记忆进行陈述性和程序性的分类，而实际上大多数记忆均涉及陈述性和程序性，或存在两种记忆类型之间的转换。大脑并不会照顾人为的分类。

额叶参与了短时记忆和长时记忆过程，特别是在长时记忆编码和提取中发挥作用。在记忆的神经成像研究和脑损伤遗忘症患者的研究中，这一观点得到证实。

回忆实际上是一次充满想象的重建。有意识的回忆一般包含各种类型的知觉信息，如视觉、听觉、语言、空间等，只有将这些性质各异的信息片段在联合区整合，才能合成一份可呈现的回忆。联合区是进行信息整合的脑区。内侧颞叶被认为是陈述性记忆的联合区。知觉在联合皮质整合。记忆的精细编码位于左侧额叶，而提取需要右侧额叶激活。当人们想不起来时，会拍一下自己的右脑门。这就对了！

大脑的记忆状态是怎样的呢？理解这一点对于理解大脑非常有意义。大脑的优势在于强大而清晰的记忆，由此产生利用记忆材料进行逻辑思维的能力。记忆大脑具有四大属性。

存储量大　大脑经年累月地存储着大量信息。人生百年，世事茫茫，要有"大肚能容"的海量才行。保持容量的方法也包括善于忘记，将那些没有价值的记忆从脑海里清除。

持久存在　部分记忆需要与人相伴一生。即使垂垂老矣，忘记了一切是非功过，仍然需要保存"我是谁"的记忆。如果身份记忆先于生命而去，则将在失智的惨淡晚景中度过余生。

提取难易适度 记忆的提取应当是容易的，但又不能太过容易。如果记忆太难提取，可能要面对失忆的困扰。如果记忆太容易提取，心智会被各种各样的回忆所充斥，离精神崩溃也就不远了。

具有可塑性 记忆可以被新经验所修饰，大脑将新旧经验保存到一个整体的思想框架中，形成稳定的观念、态度、思想和行为方式，而不是各自分散独立地保存为记忆素材。

概括而言，大脑既要在有限容量的基础上保存大量信息，又要在可塑性的前提下维持记忆的持久性和可靠性，这并非易事。大脑并不完美，容易出错。认为记忆完美的说法只存在于谎言中。所谓历史，不过是为了当下的目的而重塑的。

记忆是意识和个性的基础，自我感觉依赖于回忆个人经历的主观体验。潜意识是一种内隐记忆，弗洛伊德早就知道潜意识和人格之间的关系。丹尼尔·夏克特（Daniel Schacter）认为，自我作为人类精神存在的基石，很大程度上依赖于经验中遗留的记忆。有研究表明，自我认同感主要取决于对过往经历有意识的记忆，依赖于外显记忆，而性格特征与内隐记忆关系密切。经验内隐地塑造着我们的性格、脾气及偏好。基因和环境共同作用，把我们塑造成独一无二的个体。

记忆的海马

成年脊椎动物的脑不能产生新的神经元，神经元在胚胎发育或婴儿期形成，之后只能改变形状，不能新生，但嗅觉受体细胞和海马神经元是两个例外。在成年哺乳动物的海马中，也会分化出新的神经元，这些新生神经元会被整合到记忆环路中，伴随学习而得以保存。源源不断的新生神经元使海马保持年轻，以应付新的学习任务。记忆的时间标签由新生神经元设置，一群新生神经元同时纳入不同的神经环路以标定哪些事件的构成要素是同时发生的。^{14}C 研究发现，除了凋亡神经元，剩下的神经元与人同龄。

1978 年，美国国家精神卫生研究院的神经科学家莫蒂默·米什金

（Mortimer Mishkin）用猴子研究记忆。他切除猴子的海马和邻近的杏仁核后，猴子出现了严重的记忆障碍。心理学家和神经生物学家的研究得出了基本一致的结论，即海马是储存近期外显记忆唯一的关键脑区，尤其在建立对应现实环境的心理地图方面不可或缺。人或动物要记住物体及其空间位置时，必须借助于海马。人类的海马对于短时记忆的巩固也是必要的（图 5.1）。

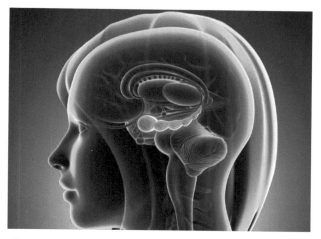

图 5.1 海马位于内侧颞叶。图中左脑只保留了海马，小脑以上的其他部分被移除

大脑会调用额叶来帮助记忆。天生记忆力不够强大的人经常会采取这种策略，即理解记忆。记忆天才往往可以记住事情的细枝末节，但这并不重要，而把握事物本质的理解更有价值。有一句格言说得好，"若要记得，必先懂得"，说明额叶和海马在记忆形成中同等重要。

海马负责储存空间记忆。囤积种子的沙鼠比不囤积种子的鼠类生来具有更大的海马。

美国科学家做了一个有趣的实验，他们比较了 4 个近缘鸟类物种的空间记忆，验证了海马在空间记忆中的作用。北美星鸦生活在海拔较高的北美洲西部。每年夏秋两季，它们都会在数以千计的地方埋藏大量植物种子，到冬天食物缺乏时挖出来食用。蓝头鸦生活的地方海拔较低，每年夏秋季节它们埋藏的食物较少，因此在冬天到来时对隐藏食物的依赖度小。西丛鸦与灰胸丛鸦生活的地方海拔更低，几乎不需要依赖储藏的食物过冬。比较 4 个物种的记忆能力和海马体积，发现北美星鸦的海马体积最大，空间记忆能力最强；蓝头鸦的记忆能力和海马体积均居第二；西丛鸦与灰胸丛鸦的空间记忆能力最弱，海马体积也最小。

海马有两个独特之处，第一个是具有位置细胞。当个体进入环境中某个位置时，位置细胞激活，细胞集群会标示出所处的空间位置。当个体迁移到新环境中时，会出现新的位置细胞，稳定数周或数月。位置细胞编码出动物周边环境的地图。第二个独特之处是海马在个体成年时仍有新神经元生成，但随着年龄增长而减少，一些环境因素可以促进新生神经元数量增加。新生神经元在记忆巩固中发挥作用，但其寿命约为 2 年，而其他神经元可以伴随人的一生。由此可见，海马在时间和空间记忆以及环境表征方面发挥重要作用。

海马的角色类似于索引系统，它为各类长时记忆提供检索服务。这些"地址"既可以作为标签编码记忆，也可以通过它来提取记忆，生成回忆。记忆编码实际上是把新信息纳入已存的知识中。知识越多越广泛的大脑，越容易记住新知识。

记忆首先在海马中进行分类，它是长时记忆的暂时储存场所，通过 LTP 机制再将这些信息传输到大脑皮质中进行长时间存储。这个过程所需的时间长短不一，有的仅几分钟，有的历经数年。经过分类的信息分散存储于大脑皮质的不同区域。这种存储方式不同于将一沓纸币放进保险柜中，可以整存整取，而是像把 100 万元存入银行，银行不会把这笔钱放在保险柜里，而是分开借贷出去并记录去向，以便收回。

记忆神经网络的结构十分复杂，也容易受损。例如，大脑缺血缺氧可引起海马神经元受损，出现顺行性遗忘；海马所在的内侧颞叶受到损伤时，情景记忆便难以形成。尽管早期记忆已经得到保存，但海马受损后过往记忆的损失依然严重。如果损伤位于穹窿（海马的传出线路），记忆消失将会是永久性的。

1973 年，两位英国科学家蒂莫西·布利斯（Timothy Bliss）和特杰·洛莫（Terje Lomo）共同研究海马，他们惊人的发现使神经科学界对海马的研究热度一直持续至今。布利斯和洛莫发现，强刺激通向海马的神经通路可使海马神经元的突触后反应增强，即神经元对弱刺激的反应较以往明显增强了。如果重复多次强刺激，海马神经元反应增强的现象可以持续数天至数周,这个时间已经足够长。LTP 实质上是神经元突触效能的长时间变化。LTP 最易在海马中被证实,而且可以持续 1 年之久。抑制海马的 LTP 可以阻断学习和记忆。LTP 被认为是学习记忆的神经生物学基础。

与 LTP 相对应的是 LTD。实施刺激后,突触后的海马神经元会受到数天或数周的抑制。也就是说,海马神经元既可以被增强,也可以被抑制。海马对长时记忆的必要性是确凿无疑的,HM 的经历就是一个很好的例子。

研究表明,前额叶的激活能够驱动海马的 LTP 作用,从而形成记忆和增强记忆。前额叶与海马之间的连接加强意味着过往经历和记忆日益融入决策过程中。

在学习过程中,内侧颞叶(特别是海马)对于记忆的初始保存非常必要,但在缓慢巩固中的作用则存在争议。记忆并不是永久存贮在海马中,而是会转移到大脑皮质的其他区域。这一点也可以经由 HM 的表现得到证明。虽然 HM 的海马被切除了,但他仍然记得手术以前的事情。

功能磁共振成像等研究工具为我们提供了有关脑功能活动的大量新知识,包括记忆。当编码新记忆时,海马激活。同样,海马也参与了长时记忆信息的提取,在信息被正确地记起时激活。

来自不同研究的证据集证明,内侧颞叶的不同子区域支持不同形式的记忆。海马支持可回想的情节记忆的编码和提取,情节记忆需要完好无损的海马。海马以外的颞叶受损会造成情节记忆的丧失,因为海马以外的颞叶区域(特别是内嗅皮质)支持基于熟悉性的再认。杏仁核支持情绪记忆的形成。回想过程中基于熟悉性的识别由颞叶的不同部分支持的结论来自于神经解剖学。

海马既是主管学习记忆的关键部位,也是调节应激反应的重要脑区。成瘾者经常处于应激状态。强迫性觅药、戒断反应、司法压力、经济负担、家庭关系紧张等众多因素使其反复陷入高度应激中。海马神经元的突触可塑性在强迫性觅药行为的产生与触发中作用特殊,对阿片类药物成瘾的异常记忆的形成和发展起关键作用。应激不仅能诱发成瘾动物在戒断后的复吸,同时也促进成瘾现象的发生及发展。对应激的易感性较高的动物,其依赖性更强,复吸的可能性更大。

心理素质人各不同。有的人情绪稳定、遇事沉稳、低应激,不易因药物和行为而致瘾。有的人神经质高，经常为情绪所困，为感官刺激所迷惑，容易借助药物和行为而致瘾。先天素质和后天环境共同决定了人或动物对药物成瘾和行为成瘾的易感性。

记忆的突触机制

尽管大脑中神经元数量庞大，但也是有限的，而且会随时间流逝而衰减。老子这两个字并不会独享两个神经元，一个存储"老"，另一个存储"子"。大脑会将老子存储在已经存有其他信息的神经元中，也就是一个神经元同时处在多个神经元网络中。

每个神经元与其他神经元之间有 1 万～15 万个突触。突触存在于灰质，它的数量一直处在动态的消长变化之中。记忆是在突触上实现的，突触修剪是学习和记忆过程中的一环。你可能希望自己拥有更多的突触，这样便会记住更多的东西。这个主意不错！一个人确实可以拥有比其他人多的突触，方法就是学习新事物！学习的方式多种多样，可以阅读，也可以弹琴，修习正念冥想，熟悉手机应用程序等。学习过程中会生成新突触，也会强化弱突触。突触越多、越强，神经网络就越复杂、越有效，你就会越聪明。学习的诀窍是重复学习，未经反复激活强化的突触会弱化甚至消失。孔子主张"学而时习之"，表明 2000 多年前他已深谙学习之道，被尊为万世师表当之无愧。突触也可以被修剪掉，无用的突触会从脑内被删除，存储的信息便会遗忘。强化学习涉及突触上的蛋白质合成，它可以将信息"锁定"到长时记忆中，这似乎很牢靠，但仍然经不住时间的锈蚀作用。因此，学习应作为一种心理健康策略保持终生。

突触存在于灰质中，但实际上那些风驰电掣的信号是在白质中传递的。记忆不是存储于单个突触，而是存储于一个完整的神经网络中。神经网络包含许多突触，有多少突触就有多少个连接点，突触的数量反映神经网络的复杂程度。位于不同神经元的两个突触之间存在一条传递神经信号的快速线路——轴突。轴突上包裹着由髓磷脂构成的髓鞘，它将一条轴突与其他轴突隔绝开来，以提高信号的传递速度。髓磷脂呈白色，故称轴突束为白质，如白色的胼胝体。

由此可见，记忆的生成至少需要突触的生成和强化、髓磷脂保护、LTP 效应以及充足的血液供应等机制共同作用才能实现。运动之所以能保持大脑健康，是由于它产生了供给神经元充足血液的效果。

神经元拥有根据经验而改变的能力。在长时记忆形成过程中，神经元会发生生物化学和基因表达的变化、蛋白质合成和结构改变。在海兔实验中，研究者观察到了伴随记忆形成的突触数量和结构的变化。记忆存储实际上是突触群效率与结构的修饰。

突触强化时有新的蛋白质合成，以便形成全新的突触，增加新的离子通道蛋白，甚至在神经元上产生新的分支。

记忆借助于突触生成。经验依赖性的突触功能修饰是长时记忆的普遍机制。在显微镜下，突触并不是静止的。它们会生长、收缩、成型、消亡和新生成。这种结构上的变化为记忆的存储提供了空间上的保证。关于记忆的奥秘，我们知之甚少，但突触机制是至今最为重要的知识之一。

冷泉港实验室的卡雷尔·斯沃博达（Karel Svoboda）等利用新型显微镜连续观察了小鼠大脑皮质的树突结构。他们发现，在 30 天内，约 25%的树突棘会消失或新生成。突触通常建立在树突棘上，因此树突棘的消长意味着突触的消长。

突触有一个重要属性便是它的强度。它可以增强，也可以减弱。突触是如何实现增强的呢？神经科学家已经有了答案，增强方式就是体积变大。这一点会让颅相学家们感到高兴。突触变大至少需要 1 h。这种改变被美国神经科学家承现峻（Sebastian Seung）称为"重新赋权"。在突触连接固定而稀疏的状态下，重新赋权的能力是有限的。

突触也可以新生和消失。在生命早期，突触会如雨后春笋般迅速生长，神经元以这种方式接入神经网络中。在记忆形成过程中，突触也会新生出来，这时会伴随附近突触的消失，以便给新生的突触腾出空间。这一变化方式被承现峻称为"重新连接"。

20 世纪 60 年代，大多数神经科学家想当然地认为，到了成年，突触就会停止生长，停止消亡，进入恒定不变的状态。也许他们是把突触当作集成电路板上的小焊点了。如今，认识发生了 180° 大转弯。即使在成年人的大脑中，突触也在新生和消失。通过双光子显微成像技术，科学家们在对活体大脑的观察中获得了有力证据。

重新赋权和重新连接在记忆中的作用已在海兔研究中得到了证实。重新赋权和重新连接如此重要，因为它永无休止地发生着，贯穿整个生命过程。伴随着突触变化，人的变化也在终生进行着。一个人无论年龄有多大，都能学习新技能，形成新记忆，他的大脑仍然具有可塑性。一旦大脑固化，生命也就终结了，像岩石一样停止变化的大脑并不是"有生命的"。

20 世纪 70—80 年代，科学家证明了皮质增厚由突触增多导致。大鼠在资源丰富的环境中成长，皮质会变得更厚。实验者计数了增厚皮质中的突触数量，获得了这一发现。于是，便有了一个貌似颅相学的结论：记忆是通过新生突触来存储的，哪个地方的突触增加得多，哪个地方的皮质就会变大增厚。

突触可以通过至少两种机制来存储记忆。第一，形成新突触或去除老突触以重建连接。第二，选择性强化或弱化某些突触。近年的研究表明，神经元和突触结构的改变是短时记忆向长时记忆过渡的神经生物学机制。相邻神经元突触结构变化、神经胶质细胞增加及神经元之间突触连接数量增多均参与其中。

神经达尔文主义认为，学习就像一种进化。在记忆存储中，突触不停地创建和消亡，这体现了用进废退。一些突触由于长期得不到激活强化，便会变弱，最终被淘汰。如果不是消长并存，大脑将失去空间。为了形成新的记忆，大脑必须消灭大量无用的突触才行。

大脑的连接策略是"稀疏连接"。突触需要空间，大脑必须对连接数量进行选择，将其建立在用进废退的策略之上。1 个神经元平均有数万个突触，大脑约有 100 万亿个突触，这个数量已经很庞大了。如果每个神经元都与大脑的 1000 亿神经元建立无选择的联系，即每个神经元拥有至少 1000 亿个突触，那么大脑将会膨胀到一个惊人的尺寸。

你可能会想到，很多神经元之间是没有连接的。这种连接缺失会造成重新赋权能力受限。例如，要回忆中学时代一位体育老师的名字时，你脑海中可能会出现一片空白，因为调用的神经网络与存有体育老师姓名的神经网络之间缺乏连接，无法通过联想的方式进行提取。

虽然我们已经在记忆的神经机制方面取得了一些成果，但由于像海兔这样的生物过于简单，迫使我们在用其理解人类大脑的记忆模式时，不得不低调行事。目前的总体认识是，记忆以突触集群的模式来存储。著名神经生理学家陈宜张认为，突触可塑性与学习记忆的关系始终是、仍然是脑科学的中心内容。

研究突触以理解脑，是十分关键的一步。但要理解脑的记忆功能，仅了解突触的运作机制是远远不够的。即使我们对神经元有了一定了解，但上升到整个大脑层面，却是一片茫然。在很多人眼中，大脑仍然是一个整体，所有的功能都纳入颅腔中的脑仁，就像一个权威人物，所有荣誉都归于他。尽管有"心理学就是生理学"的论调，说说自然可以，但不能按此行事。当代心理学家确实有必要了解神经生物学，但神经生物学不能代替心理学。在可预见的未来，心理学家仍然可以稳坐讲席，广收门徒。

我们对大脑的信息处理不甚了解，对大脑整体的感知觉、情绪、意识功能的认知，与古希腊先贤的理解并无二致。脑科学至今是生命科学中的神秘领域。现有科学方法仍无法企及复杂现象，如意识的生物学基础、记忆的储存与恢复、精神分裂症的机制等，有的仍然是禁区。

陈宜张院士把大脑研究分为 7 个层次：①分子和基因；②神经细胞的部件、树突棘、生长锥等；③完整的神经细胞；④小的神经回路（如反射）、某一传导通路等；⑤大的神经细胞回路，如丘脑与皮质的相互作用等；⑥脑的功能系统，如视觉系统、小脑、下丘脑等；⑦全脑和人的行为。他认为目前的水平只处于第 2 个层次。

可塑的记忆

人类史是一个迷人的主题，它关系到我们的身世。记载这部非凡经历的载体包括史前的化石、岩石和岩画，有史以来的石书，以及古埃及的莎草纸书、西亚和印度的泥版书、地中海和中东的羊皮书、东南亚的贝叶经。中国有甲骨文、金石文、钟鼎文、竹简、尺牍、帛书、纸书。到了现代，电脑、互联网成为存储知识的新载体。那些坚硬、有韧性的物理介质和信息设备上记载的知识能够原样保存，而位于颅腔保护中的大脑是类似于水凝胶的松软物质，它记载的信息可以久存吗？

其实，柏拉图早已认识到大脑会忘记和记错事，记忆并不是不可磨灭的。他对大脑的认识影响了几千年的西方文明。他有一段著名的比喻：

> 人人心中有一块蜡……这个记事工具是由司记忆之神……所赐。当想要记住什么东西时……我们就把这块蜡置于感知和思想中，蜡上就会如刻印一般，留下这些东西的印象。

古代，覆盖着蜡的木板是一种类似于记事本的工具，可以用尖锐质硬的东西在上面写字或作画。如果想要抹掉，就刮掉一层。柏拉图用覆蜡木板比喻大脑记忆，确实很贴切。蜡是一种可以保持形状，又允许改变形状的材料。用质地的可塑性来比喻记忆的可塑性，我们想不出更好的了。可塑性使人们可以选择记住什么，忘记什么，可以选择记住积极的记忆，忘记消极的记忆。与记忆相比，基因组学的世界观是悲观的，一切都是强制执行，没有更改的余地，除非基因发生了突变。而基因发生突变的概率很低，就像是一个独裁者，只有自己变卦，事情才能改变。

记忆的准确性是学习所追求的，学习的过程实际上是与记忆模糊性和不准确性较劲的过程。背诵一段古文时，我们总是要反复诵读，克服模糊性和不准确性，达到能够原版复述。有一门学问叫"训诂学"，是从语义角度研究古代文献的基础学科。其任务是用当今语言"道古"，重现古代文献的原意，扫清后人理解文字和语言的障碍。训诂其实就是跟模糊性和不确定性较真。

记忆歪曲和受暗示性为人们所熟知。暗示性治疗正是基于记忆的可暗示性。一些人在经历了不专业的心理治疗后，坚信自己在暗示下回想起来的情景记忆真实可靠，但这并非事实。针对记忆的可靠性，美国20世纪90年代经历了一场关于心理治疗的广泛争议。

当时的资料显示，有人在接受心理治疗时回忆起在宇宙飞船上遭外星人绑架和虐待的经历，年轻女士恢复了自己幼小时曾经受到性虐待的记忆，她们的父母对这些子虚乌有的事情深感震惊。创伤的虚假记忆会在心理治疗过程中被创造出来，而幻觉记忆是被挖掘恢复记忆的治疗师植入的。治疗师的伎俩通常是催眠和指导性想象，患者在恍惚状态下自由书写、退行和暗示。

接受治疗的人通常是年轻女性，她们回忆起多年前受到亲人、权威人物（如牧师或老师）性侵犯的经历。当她们与当事人对质时，往往会引起轩然大波，很多案例走到对簿公堂的地步，无数家庭濒临破裂，患者的人际关系发生异变。只有那些有幸脱离了有害治疗的"悔忆者"才能恢复正常生活。

我们应该意识到，记忆与事实之间的关系并不是非此即彼，要么真实，要么虚假。记忆既可以被经验塑造，也可以被外界塑造。那些有风险的治疗措施应当谨慎使用，在技术手段尚不能区分真实记忆与暗示导致的幻觉记忆的情况下尤其如此。不规范的心理治疗应该受到行业规范，这是心理学会存在的主要价值。

另一种虚假记忆是，人们从实际看到、听到的事件中推断出可能是真实的事情。例如，当一位朋友打来电话说他得了脑白质脱髓鞘病，你马上会推断他是去医院做了检查后医生告诉他这个结果的。你又会推断，这位朋友并非医生，他的词典里没有"脑白质脱髓鞘"这个词。几天后，当你们见面时，你了解到的情况与之前的推断大不一样。他并没有去医院，也没有去见神经内科医生。只是他的一个熟人跟他一样经常头晕，磁共振成像检查发现有脑白质脱髓鞘病变。他联想到自己，便推论自己也得了这种病。他约你见面是想咨询你这个医生他要不要去医院做检查。原来如此！推断竟然与事实相去十万八千里，真是太离谱了！

发生严重的记忆错误可能因为人们不能将自己真实经历的事情与推断的、想象的或被告知的事情区分开来。

记忆可能对你"不忠"，因为它在一次次重构。当人们回顾往事时，很多细节已经变得模糊不清，相隔时间越长越是如此。但讲故事不能缺少细节，不能一言以蔽之。这时，编故事的才能就会配上用场。一些细节是你自行补充进去的，还有一些是别人讲给你的，你会认为当时的情形肯定是这样的。如果总是根据记忆来回答"自己是什么人"的问题，那么自我评价将会变成一个不确定而多变的答案，最终连你自己都说不清楚。

实际上，对于"自己是什么人"的问题，能做出守恒回答的人并不多见。当一个人处在人生巅峰期的时候，他对自己的看法几近圣贤。而当他跌入人生谷底，由于自己的错误痛心疾首之时，他很可能会这样评价自己：废物！我是个废物！

记忆一次次重构，身份一次次游移。我们总是反复追问"我是谁"，不是因为它复杂，而是因为它不确定。

记忆的本质是重构而非复制，它由各种原料"烩制"而成，其中既有真实发生过的事物的片段，也有对可能发生的事物的遐想，还有当下的观念和信念。我们经常情不自禁地用"现在"涂改"过去"。

记忆＝真实事物＋遐想事物＋观念信念

格非曾说，时间的长河总是无声无息地淹没一切，但记忆却常常将那些早已沉入河底的碎片浮出水面。记忆就是由浮出无意识水面的碎片拼接而成。正是由于记忆的重构本质，我们才能想象未曾发生的事件。

大脑是进化的产物，但也要受到以下三大进化因素的制约。

大脑没有被重新设计过　进化不会从头开始。大脑是由处在进化树较低位置的祖先大脑演化而来，其策略是在已有大脑结构的基础上增加一些新结构，而不是重新设计。例如，在爬行动物大脑的基础上添加边缘系统，在原始哺乳动物大脑的基础上添加新皮质。

关闭控制系统的能力受限　大脑不能有效地关闭自身系统，即便它们在起反作用。例如，大脑不能在深夜关闭皮质的兴奋，免受失眠之苦。大脑没有专制权，其运作方式是妥协。这使得它不会因极端行为而走向自毁，保证整个生命系统不以意志为转移。妥协性是生存的前提，任何极端都将导致毁灭。

基本处理器不可靠　神经元作为大脑的基本处理器，缓慢而不可靠，信号范围也十分有限。从原始水母到灵长类动物，构成大脑的神经元没有发生实质性的进化。果蝇是神经科学实验的模式动物，简单如斯，但其神经元与人类神经元的工作原理是一样的。

大脑实际上是一个具有稳定性和可塑性的妥协体。看来，宇宙进化的最高成就是摆脱物理定律强制执行的妥协。就稳定性而言，我们内心还埋藏有远古时代的"精神化石"。人类学研究有时会对远古传说侧目而视，从中汲取一点科学养分。例如，诺亚方舟的传说可能是一次小行星撞击地球事件，它引起了一次超级大海啸，引发大洪水，使得天倾西北，地陷东南。如果完全抛弃远古传说，人类将成为无根之草。我们有时会做长尾巴的梦，这也许就是进化历史在潜意识中留下的"精神化石"。就可塑性而言，我们甚至没有保存3岁之前的记忆。

功能磁共振成像研究表明，海马对虚假记忆表现出了与真实记忆同样的高激活反应，因而不能分辨出哪些是个体真正经历过的，哪些是想象出来的。大脑似乎对真实和虚假一视同仁。保罗·约瑟夫·戈培尔（Paul Joseph Goebbels）曾说，谎言重复一千遍就成了真理。实际上，谎言比这高效多了，只说十遍就足够了，功能磁共振成像研究经常会使撒谎者很快变成了自欺欺人者。洗脑用的就是这一伎俩。

成瘾记忆

自然奖赏与药物奖赏的比较研究可以揭示成瘾的特异性神经机制，并进一步发现两者神经机制的共同之处和分离。

研究表明，大鼠对吗啡奖赏记忆的获得与对食物奖赏记忆的获得没有显著差异，但对吗啡奖赏记忆的保持时间更长。成瘾药物引起的异常学习记忆导致了成瘾行为的长期化。曾经有一位风水先生，民国时期吸过鸦片，20世纪80年代末又复吸了。目前的证据提示，尽管自然奖赏与药物奖赏的机制相似，但两者仍然存在机制上的分离。

成瘾记忆和学习记忆具有相同的神经运作方式，但将成瘾划归精神疾病的范畴是精神医学的惯常做法。从脑科学角度看待成瘾是一个尝试，能促使人们从多学科角度认识成瘾现象。事实上，成瘾药物只是启动了天然奖赏系统，并没有在脑内创建新机制。在进化适应过程中，奖赏只为自然的食物和性而设置。学习记忆的相关脑区（如海马、前额叶、杏仁核）也是成瘾形成的关键脑区，它们都属于中脑边缘多巴胺系统，是自然奖赏的神经通路。

奖赏是成瘾初成的关键。这就像婴儿喜欢乳汁和糖汁，不喜欢纯水和茶水一样。纯水无味，茶水苦涩，甘甜的乳汁和糖汁能带来初始的愉悦体验，形成最初的愉快记忆。在药物成瘾初期，奖赏学习扮演关键角色。成瘾药物能够带来正性奖励，类似于乳汁和糖汁给婴儿的奖励，而无味的纯水并不具有奖励价值，口渴时除外。

中脑边缘多巴胺系统是大脑中的奖赏系统。成瘾药物可引起中脑边缘多巴胺系统激活增加，神经递质多巴胺释放增多，浓度上升，给人带来极乐感。这种强大的欣快体验强化了用药行为，在药物与正性奖励之间生成牢固连接。为追寻奖赏，个体会出现对觅药及用药的强烈冲动，成瘾记忆初形成。

药物作用消除后，机体会陷入负性情绪状态，如焦虑、易激惹、情感痛苦及一系列躯体不适症状，只有继续用药才能消除。动物实验发现，戒断药物后，中脑边缘多巴胺系统激活减弱，杏仁核、伏隔核的兴奋性递质水平降低。影像学研究也得到类似结果，戒断造成多巴胺 D_2 受体数量减少，眶额叶-边缘下区皮质系统激活衰减，促使个体进入负强化状态，从而反向强化了觅药及用药行为。此时，成瘾记忆牢固建立。天然药物和模仿其结构的合成品可以在很大程度上影响大脑功能，这一点反映在了进化过程中，大脑是在自然环境中各种化学物质的塑造下形成的。

从经典学习理论来看，成瘾记忆的形成是一个学习过程。随着药物使用增多，频率增加，成瘾程度逐渐加深。用药环境、用药工具和用药动作等条件性刺激与药物非条件性刺激反复匹配，形成自动化连接，巩固成瘾记忆。如此一来，线索变成药物使用的预测信号，逐渐取代药物本身，产生奖赏预期，诱发渴求反应，触发自动化的寻求及用药行为。

药物使用可激活多巴胺神经元，升高多巴胺水平，但即便不用药，预示奖赏的线索也会促使多巴胺释放。线索和多巴胺释放反复匹配，使线索与奖赏之间连接加强，形成习惯化成瘾记忆。

光洁的皮肤、亮泽的头发、匀称的体型等都是象征繁殖力的线索。这些线索会给异性带来愉快感受，使其脑内释放多巴胺。实际上，药物相关线索与审美线索是相似的，没有本质的不同。想法是发生于脑内的生理过程，是神经元在特定神经通路中发送信号的结果。寻找药物成瘾区别于大脑进化功能的特殊机制，可能会一无所获。有人干脆说，心理依赖实际上也是一种生理依赖，习惯也是生理性的。

成瘾相关的学习记忆在细胞层面表现为 LTP 和 LTD。除了多巴胺突触本身，多巴胺还调节谷氨酸能突触和 γ-氨基丁酸（GABA）突触，使杏仁核、伏隔核、前额叶发生突触强度的长期变化，表现为 LTP 和 LTD。这是记忆存储的突触模型。

成瘾相关脑区会在成瘾记忆的形成和巩固中发生重塑。线索敏感化形成于中脑边缘多巴胺系统的各个记忆相关脑区，使其得到重新编码。这些脑区包括伏隔核、眶额叶、前额叶、中脑腹侧被盖区、海马等。药物可引起伏隔核多巴胺信号过量，眶额叶与前额叶释放多巴胺增加。前额叶多巴胺过量促成了线索的过度学习，提高了奖赏价值的编码。学习记忆的关键结构海马与中脑腹侧被盖区相互投射，实现线索的动机和强化信号的编码。

成瘾是一种记忆性疾病。在药物作用下，奖赏、厌恶等情绪状态的改变导致异常学习记忆的快速形成、长久保持和高度唤醒。病理性记忆学说认为，成瘾者对成瘾药物的依赖主要是由于对药物引起的奖赏和惩罚效应形成了难以忘记的异常记忆。在病理性记忆的驱动下，成瘾者不断出现强迫性用药和觅药行为。

杏仁核在情绪相关行为的记忆方面十分关键。主动寻求和使用成瘾药物带来的快乐通常是药物成瘾的始动因素。快乐记忆的获得与巩固是成瘾产生的前提条件。药物戒断产生的痛苦经验，以及戒断状态下出现的阴暗、焦虑情绪，对成瘾的形成与发展同样重要。正性的奖赏和负性的厌恶使成瘾者的情绪在高峰和低谷之间大起大落，类似于滑雪运动员的运动轨迹。日复一日，一种反复无常的病态情绪主宰了成瘾者的一切，病态情绪记忆也由此形成。

强迫性觅药行为是成瘾的本质特征，成瘾记忆使觅药行为持续和加剧。成瘾药物可使前额叶、纹状体发生长时程功能改变。线索出现时，海马对其中的环境成分进行感知，杏仁核则感知情绪线索。海马和杏仁核分别与环境和情绪诱发的复吸相关。信息经海马和杏仁核加工后被投射到伏隔核，伏隔核参与环境或压力诱发的复吸。

德国心理学家赫尔曼·艾宾浩斯（Hermann Ebbinghaus）研究了大脑的遗忘规律，绘制了著名的遗忘曲线。艾宾浩斯发现，记住无意义音节需要重复 54 次；记住诗中的音节仅需重复 8 次。也就是说，对于已经理解和感兴趣的知识，就能记得快、记得牢。成瘾药物便是成瘾者最感兴趣的事物，因此能够形成奇特而稳固的记忆。

成瘾记忆不仅是牢固的，而且是顽固的。它主导着成瘾者的一切兴趣。成瘾记忆一经写入大脑，即使经过戒断并长期保持，一旦遇到刺激因素，也会即刻复苏，诱发一系列生理心理渴求反应，引发自动觅药及用药行为。上文提到的风水先生，虽然他的鸦片瘾经历了 30 多年的戒断，但也在环境刺激下复苏了。

成瘾记忆能否改变？针对这一问题的研究已经取得进展，初步明确其在一定条件下是可以改变的。淡化甚至消除成瘾记忆，降低线索诱发的反应强度，是有希望的。

6

成瘾脑本质

大脑的奖赏

奖赏和奖赏系统

我们身上携带着遗传下来的心理机制，这些机制曾让我们的祖先在非洲大草原环境中生存下来。它们可能形成于百万年前，只要现代环境中存在相似的线索，就会开始运作。以现在的观点看，这可能是一种适应不良。因为一个事件只要曾在远古环境中成功地启动了心理机制，南方古猿时期的心理模块也会全速运转起来。实际上，我们带着自远古时代就已进化成功的大脑生活在文化飞速发展的现代环境中。适应不良是每一个现代人的共同挑战，年长者都会为应付层出不穷的手机应用程序而发愁，因为石器时代的祖先只玩过石片。

要想知道成瘾药物是怎样使人快乐的，首先要知道它对大脑做了什么。成瘾实际上是药物碰巧启动了大脑的奖赏系统，后者本来是生物为了生存繁衍而演化出来的适应器。

奖赏是让身心更接近理想状态的大脑设置。神经科学家认为，奖赏系统（多巴胺系统）本来是奖赏性行为以使物种延续。一般认为，它的功能是促使动物对性行为和食物感兴趣，从而延续生命和物种。宾夕法尼亚大学神经科学家认为奖赏的神经回路在进化过程中被很好地保存着，使动物能够进食和繁衍。这些功能在可卡因和鸦片出现之前就已经存在了。除了性和食物，我们不知道远古动物是如何享受生活的。它们也许会食用一些植物或动物，让自己疯狂一阵子，然后恢复如初。想来大致如此，不会更像现在的我们了，因为它们点子不多，而且当时没有化学。

确实，性在动物出现之前就来到了地球，而罂粟来到地球生态系统仅有约千万年。地球上性的出现有一个粗略的时间轴。38亿年前，地球降温凝结出花岗岩，空气无氧，厌氧的古细菌是生命的最早形式。35亿年前的蓝细菌"发明"了光合作用，生命延续采用细胞简单分裂复制的无性生殖方式。在地球早期的生物系统中，性并不常见。但无性生殖不经久，大多数无性生殖生物随时间推移发生了灭绝。无性生殖变异量小，35 亿年来蓝藻还是蓝藻。一旦复制，就会进化。10 亿年前多细胞生物进化出两性特征。目前绝大多数植物、动物、真菌都是有性繁殖。罂粟的花为两性花，繁殖方式为有性繁殖。

性选择是物种形成大因。异性相吸被视为自然本性，只有少数植物才对性不感兴趣。性行为是高级生物的繁殖方式，由此产生的基因交流避免了大型复杂生命因突变而灭绝。奖赏伴随着性行为而出现。果蝇可以在射精中获得快感。动物的性行为是本能行为，是一种奖赏性的脑机制。3000 万种动物特别是约 4300 种哺乳动物都在享受这一自然福利。

1932 年，遗传学家赫尔曼·马勒（Hermann Muller）认为，性通过基因重组最大限度地利用了基因变异的可能性。也就是说，性的目的是为了增加后代的基因多样性，使后代更强壮、运动更敏捷、对寄生虫更有抵抗力。

食物也具有奖赏性。酸、甜、苦、咸、鲜的味觉体验具有奖赏价值。食物奖赏因人而异，通常是个体喜欢的食物能激活脑内奖赏系统，使个体获得满足感，从而引发持续摄食倾向。当这种摄食行为发展为强迫性或失控时，即为食物成瘾。强迫性和失控让人联想到药物成瘾中的强迫性，这正是成瘾的本质特征。逐渐增多的研究表明，食物奖赏与药物奖赏存在驱动转移现象，即对食物的成瘾性可能转移到药物上，反之亦然。两者的神经解剖学基础都是脑内奖赏系统，与食物奖赏有关的神经环路和与药物奖赏有关的神经环路存在广泛重叠，均通过激活奖赏系统和多巴胺信号通路来实现。

奖赏只能由适应性过程发展出来，不会为未来做预设，进化不会"展望未来"。物种形成生殖隔离平均需要 200 万年，一种生物机制的形成也要以百万年的时间跨度来估算。现代智人出现只有 20 万～ 30 万年，人类的特殊癖好远未让大脑进化出一套有异于"食、色"的对位享乐模块。

使成瘾得以建立的神经环路并不是为了对成瘾药物产生反应而进化出来的。药物只是利用了天然的奖赏环路。这些环路进化出来是为保证动物去做它们应该做的事情，即进食、性交和形成社会联系。

花了这么长时间，人们才开始尝试在性行为、饮食与成瘾之间进行比较。这一比较不仅在进化生物学层面上，在神经生物学和生物心理学中也极具价值。

在大脑皮质以下，有一些由形态和功能相同的神经元胞体组成的灰质团块，位于白质中，被称为脑神经核。每一种脑神经核都是一个功能中心，如成瘾医学中人们熟悉的伏隔核、杏仁核、蓝斑核等。白质中以"核"命名的灰质团块不是孤立的，而是相互之间由神经纤维连接起来，共同完成某种心理功能或躯体功能，如奖赏和运动。

奖赏系统（图 6.1）是一系列强化生物特定行为的神经环路，这些行为正是生存所必需的。就人类而言，大脑可以分泌多种产生快乐、安全和成就感的物质，如多巴胺、内啡肽等。一旦体验到了满足和喜悦，生物就更愿意完成适应性的艰难任务，而不会偷懒。

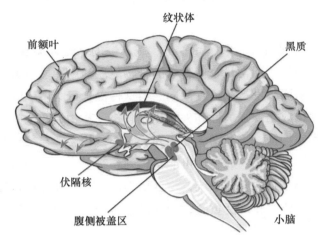

图 6.1 奖赏系统（多巴胺系统）。从腹侧被盖区、伏隔核到前额叶

1954 年，有学者发现，在自我电刺激实验中，大鼠会反复按压杠杆刺激大脑的特定部位，以获得愉快体验。在人、猴、猫、鼠等哺乳动物脑内，均存在一些与奖赏有关的区域。所有哺乳动物脑中都有"快乐中心"，即位于大脑边缘系统的伏隔核，它接受多巴胺的刺激。实际上，快乐是通过奖赏环路产生的。这个路径从中脑腹侧被盖区到伏隔核，再到前额叶皮质。包括伏隔核在内的控制情绪的边缘系统和丘脑下部是奖赏系统的中枢所在。在这个系统中，有一种发挥关键作用的化学物质——多巴胺。

多巴胺是传递快乐信号的神经递质，有"快乐分子"之名，在创造快乐中扮演主角。对多巴胺敏感者往往能有更好的心情。当一个人为了达到某种快乐目的而行动（如烟民点燃香烟）时，多巴胺对快乐的产生具有重要的意义。

威斯康星大学心理学和精神治疗学教授唐纳德·戴维森（Donald Davidson）在同行中被公认为是快乐研究之王。他认为快乐就像是人类各种积极情感的荟萃，是一种舒服的状态。在这种状态下，每个人都没有改变状态的动机，更愿意保持这种状态。在谈到高级中枢前额叶皮质时，戴维森认为它至少是某几种快乐的源泉所在。伏隔核的"快乐信号"只有传到前额叶才能产生快乐的心理体验。

动物天性中有两个重要的本能成分，追求快乐和回避痛苦。例如，当狗玩耍时，快乐中心就会释放多巴胺，使狗感到兴奋愉悦，摇尾喘气，跳跃奔跑。寻求意识状态的改变似乎是哺乳动物的天性，灵长类动物尤其擅长于此。尽管每一种由成瘾药物引起的意识改变都可以通过自然奖赏获得，没有特异性，但不管怎样，成瘾药物的作用尤其强大而简洁。

成瘾物质可直接或间接增加奖赏系统的活动，并通过两种机制实现这一作用。其一，中枢兴奋性药物可以直接刺激奖赏系统，产生奖赏作用。其二，中枢抑制性药物可阻断脑内抑制系统的活动，解除其对兴奋系统的抑制，发挥净兴奋作用。激活奖赏系统与阻断抑制系统会产生相同效果，导致快感。只要能带来快乐，大脑并不介意兴奋性与抑制性的区别。

情感本能和快乐的重要性

本能建立在底层脑结构中，为人和动物所共有。情感是与生俱来的本能，比理智更古老，但不一定可靠。这是因为情感是原始人类在漫长的前文明时期适应环境的一种策略，而今天的人类显然已经远离了那时的生存环境。

"君子报仇，十年不晚"是一种较为理智的长期策略，但在远古时代，朝不保夕，当遇到危及生命的挑战时，是即刻拍案而起、一决雌雄，还是忍辱负重、伺机行事？显然前者更为奏效。如今，这类事件被看作理智与情感的冲突。情感印证了我们祖先在远古时代的生存方式，而理智则是文明的产物。情感与理智，孰轻孰重，已成为困扰文明社会的一道难题。

自然本无情义,情感实际上是基因的一种把戏,基因的复制策略"导演"了一出出悲喜剧。人类注定无法看破红尘。获得快感的能力是进化的产物,成瘾物质只是利用了这一进化成就"导演"了一幕幕各具特色的闹剧。

这真是一件令人吃惊的事。脑成像研究显示,与成瘾有关的脑区在情欲激起、性高潮和射精活动中也是活跃的。像性一样,人们也会因为一些物质而产生强烈感受。成瘾者看到用药工具,便能被勾起强烈的渴望。但是,控制药物渴求要比陷入爱河的人控制情爱困难得多。

成瘾研究者赖以获得线索的一条途径便是研究大脑处理性的方式。滥用药物影响的神经通路是与脑内伏隔核相连的多巴胺系统。一种物质对多巴胺系统的影响越直接,所产生的渴求与欣快感也就越强烈。在期待奖赏(如看到美食或性欲激起)时,脑内会释放多巴胺。因此,多巴胺更多地与奖赏临近的感觉有关,而不是陶醉本身。雄鼠在闻到雌鼠的气味、看到雌鼠或交配时,多巴胺水平升高。

成瘾药物可以简单地接管奖赏系统,将其对性的渴求转换成药物渴求。成瘾者可能像追求性行为那样专注地追求药物。用药后的兴奋使他们认识到可以通过这种简便途径来获得满足,因此一而再再而三,越来越难以停下来。

也许爱能为摆脱药物提供一次机会。10多年前一个晴朗夏日的午后(之所以记得是夏日,是因为黄河变成了"红河",水是赭红色的),一位父亲约医生到河边一处风光迷人的茶座,评估他女儿的状况。他的女儿29岁,有10年海洛因滥用史。几年前,她爱上了一位跟自己经历相似的成瘾者,不久就结婚了。她说他们很相爱,互相支持,两人每天坚持到美沙酮门诊服药。几年来,除了美沙酮,他们没有再接触过任何药物。她说,是爱拯救了他们。她已经从以前各种不成功的戒断方法的阴影中走了出来。爱的力量真是鼓舞人心!显然,她成功了!成瘾研究要弄清楚大脑如何运作,太古板是不行的。

成瘾药物的奖赏效应远高于一般自然奖赏物质,如食物、水和补益药物。可卡因、苯丙胺、海洛因能使伏隔核多巴胺水平升高100%～400%,而自然奖赏物质只能升高20%～50%。如同药物与食物之间没有明确界限一样,成瘾物质与嗜好品之间也没有明确分界。科学不能明确界定的,可以由法律界定。

物质成瘾和行为成瘾的多样性，以及成瘾行为在动物界的广泛存在，表明成瘾并不特殊，成瘾个体不是特殊群体，不是先天就具备成瘾遗传基因。虽然有研究认为成瘾是可遗传的，但非孟德尔因素的确切贡献尚不清楚。况且，即便基因论者试图以基因作为认识一切人类行为的基础，以遗传认识成瘾并指导干预，仍然是极不靠谱的。我们需要从快乐的重要性这个角度去思考。

快乐对动物的生存是必需的。食物中的糖对于生物体是一种必不可少的能源，意识所体验的"甜"其实就是一种愉悦感，它引诱个体尽可能地去尝试这种物质。坏鸡蛋很不好闻，但并不是所有生物都这么认为，只是因为它对人体有害，臭味引起的厌恶警告我们要尽可能远离它。更进一步说，情感也正是这样一种对于个体的生存密切相关的体验，它提示我们应该如何更好地面对这个瞬息万变的世界，接近和喜欢什么，远离和厌恶什么。而我们所厌恶的，可能是其他生物所喜欢的，反之亦然。自然就是这样，力求让每一样东西都有用，似乎有时候力求荒唐。实际上，荒唐只是人类的意识，自然并无荒唐之说。

情感可分为正性情感和负性情感。最为强烈的正性情感与性紧密相连，这决不是偶然的，因为在这种情感中，成功延续基因的可能性最大。在动物界，这是一种强烈的生殖欲望的表现。为了实现基因延续，个体有时会陷于危险之中。例如，发情期不发生性行为的雌性雪貂会因大量雌激素充斥血液导致再生障碍性贫血而死亡，蜜蜂在与蜂王交配之后便会死去。实际上，完成繁殖任务之后，长寿不一定有利。在动物中，老年个体会和下一代争夺资源。繁衍是一切生命的本质，自私的基因只会让其自身长盛不衰，而不会让躯体长生不老。当然，人类长寿是有理由的，一些人认为其理由是祖辈可以为孙辈提供资源，这确实不假！

快乐保证了有性生殖的延续。如果没有快乐作为奖赏，性行为便会变成一种纯粹的付出甚至是牺牲，生命将不能延续。有性生殖的缺点是成本很高，只有奖赏才能为高成本提供有意义的价值。

多巴胺的释放是产生快乐情感的基础。当我们为爱而痴狂，为美而陶醉时，神经生物学却告诉我们，这仅仅是大脑中化学物质的作用。这未免有点将问题简单化了，但其实我们一直以来都喜欢删繁就简。科学喜欢一切简洁的努力。

奖赏本是论功行赏，神经科学借用这一概念表示使用某种药物或发生某种行为会带来明显的快乐。行为主义者斯金纳曾说："行为是由其结果塑造和维持的"，用在此处恰如其分。

成瘾之所以发生，首先与成瘾物质或成瘾行为的奖赏作用密切相关，有奖赏才成瘾。不同物质和行为的精神作用包括愉悦、兴奋、幻觉、提高觉醒度、提升情绪、增加运动和探索行为等，其中最重要的是带来快乐。

奖赏能够指引行为，使行为趋向能够获得快乐的途径，并设法回避不快乐。它有两个主要功能：一是激活行为，立即改变行为的方向和活跃程度；二是强化，改变未来行为。强化可以说是奖赏效应的一部分，它总是伴随奖赏出现，但并不是所有的奖赏都有强化功能，一些偶发性的奖赏就不具备强化作用。

成瘾现象的存在，以及动物对成瘾物质的反应与人类相似，表明动物成瘾和人类成瘾有相似的神经基础。神经生物学解释了成瘾的生物学部分，而不能解释精神的奥秘，两者之间存在从分子到行为的巨大鸿沟。关于动物和人快乐的区别，恐怕没有人会知道，这会陷入"做一只蝙蝠感觉如何？"的陷阱中。

易成瘾的大脑是在进化过程中获得的。动物脑内的奖赏系统是在不断适应外界环境、维持机体存活及繁衍的过程中进化而来。天然的奖赏性刺激均通过这个系统发挥奖赏效应。一些成瘾者报告，某些药物引起的兴奋就像是全身"性高潮"。从进化视角看，两者确实难分伯仲。

精神活性物质的确是帮助人们应对压力的工具。在生存压力下，大脑需要一时的放松和享乐，而有些自然物质能够让人沉湎于轻松应对一切人生难题的幻觉，给心灵以消遣，给精神以慰藉。享乐具有适应性价值。奖赏系统是大脑的古老部分，它以"奖励动物性命攸关的行为"为己任，但也为享乐留下了便门。

奖赏机制的动物研究

脑科学是全部科学的前沿，针对成瘾本质的研究可能成为其突破口。目前已有18项诺贝尔奖授予神经科学研究。脑计划将加深我们对大脑的认识，理解大脑的运作方式，阐明意识发生、思维过程、成瘾本质等一系列科学难题。

在遵循动物伦理学和动物福利的前提下，神经科学以动物为研究对象。从果蝇、鼠到人的神经系统都涉及在进化上保守的神经元及分子机制。模式动物包括果蝇、大鼠、小鼠、树鼩（qú）、斑马鱼和非人灵长类动物等。

果蝇是神经科学研究常用的模式动物。它以附生在发酵水果上的酵母菌、真菌为食，广泛分布于热带、温带地区，在夏秋季节的果园、花园、草坪和菜市随处可见。其胚胎发育快，生活史短，繁殖快，为生物学实验赢得了宝贵时间。果蝇的神经系统结构简单，神经元数量少，但功能全面，具有与哺乳动物相近的复杂神经行为，神经结构清晰，尤其是与学习记忆相关的结构，极大地推动了学习记忆的研究。果蝇与人类相似的复杂行为特征，如觅食、求偶、学习记忆、睡眠等，显示出在细小身躯中蕴藏着数量惊人的科学信息。学习记忆与成瘾密切相关。因此，果蝇既是神经科学研究的模式动物，也是成瘾神经生物学研究的优选动物。

大鼠、小鼠、树鼩、斑马鱼、非人灵长类动物等也以其独特优势在神经科学研究中做出了贡献。其中，非人灵长类动物在亲缘关系上与人类最接近，在基因、脑结构、生理学、解剖学和行为等方面与人类高度相似，并具有知觉、高级认知、情绪反应、高智力和复杂社会行为。黑猩猩与人类有超过95%的基因同源性，与成瘾密切相关的单胺类转运体基因同源性超过98%。它们较长的生命周期也更适合长时程的药物成瘾研究，可以更好地模拟人类的成瘾和复吸。

动物与人类有或近或远的共同起源，在基因上的相似性毋庸置疑，在精神心理上也有遗传联系。实验动物成瘾虽然是被人类强加的，但其成瘾潜力可以跟人类等量齐观。认为动物是作为一张白纸来到这个世界上的观点是十分荒谬的。用动物进行成瘾实验本身就证明了动物和人类都有精神世界和心理，只是复杂程度不同而已。诚然，用粗糙的现代技术研究精神意识这样复杂的问题似乎仍然不得要领，但缺乏研究技术和由此获得的粗浅认识不能成为否认动物复杂心理的理由。

自然状态下，除了酒精，动物较少对其他物质成瘾。虽然一些植物（如罂粟、古柯、大麻、恰特草）有成瘾性，但它们不是植食动物的菜肴。其汁液苦涩有毒，通常不招大多数动物喜欢。更重要的是，具有成瘾性的植物一般会导致营养不良，这与"摄食养膘"的自然选择原则相悖。

药物可引起大脑结构和功能的改变，早期动物实验证明中脑腹侧被盖区、伏隔核、前额叶皮质、海马、杏仁核等脑区与成瘾密切相关。近年来，神经影像学技术飞速发展，非人灵长类动物的脑容积和皮质沟回较大，适合进行脑成像研究。单光子发射计算机断层扫描（SPECT）、正电子发射计算机断层扫描（PET）、功能磁共振成像（fMRI）已被应用于非人灵长类动物的成瘾研究。

我们用果蝇和斑马鱼研究突触，用鼠研究心理依赖，用非人灵长类动物研究成瘾机制及药物疗效。

在成瘾脑科学中，动物模型有数十种之多。条件性位置偏爱、自身给药、行为敏化、药物辨别实验被反复应用。自身给药模型能较好地模拟成瘾的行为学特征，是成瘾研究的主要动物模型。

通过行为药理学方法，可使动物形成依赖性，产生渴求。渴求是心理体验，动物心理只能通过行为来间接观察。以条件反射方式建立的动物模型包括自身给药、药物辨别和条件性位置偏爱。

自身给药　实验中，猴和大鼠可通过触碰实验装置中的踏板得到药物注射。一旦成瘾，强化效应将促使它们主动踏板，踏板次数反映了心理渴求的程度。

药物辨别　利用辨别实验装置，训练动物可区分药物和生理盐水引起的主观感受，并产生相应的稳定行为反应，如给予药物后压一边的杆，给予生理盐水后压另一边的杆。部分成瘾药物可建立动物稳定的辨别行为。辨别的正确率愈高，药物的心理效应愈强。

条件性位置偏爱　条件性位置偏爱实验常用偏爱箱来进行。成功建立条件性位置偏爱的动物喜欢停留在能够得到药物的伴药箱内。如果药物使动物在伴药箱中的停留时间显著延长，则表明药物产生了偏爱效应，具有奖赏效应和心理依赖潜力。

只有脊椎动物才有明显的脑结构和足够的心智能力形成瘾癖，而占动物物种总数 95% 的无脊椎动物似乎不谙此道。药物和行为致瘾，其首要作用是情绪价值，鸟类和哺乳动物的大脑均具有情绪功能，会恐惧、兴奋、喜悦。恐惧和兴奋是基本情绪，是进化适应性的。就恐惧而言，动物惧怕天敌，是恐惧模块在起作用。例如，人类对猫科动物的恐惧与生俱来，在

150万～500万年前，恐猫曾是地球上的顶级掠食者，它的体形与现代顶级猎食者老虎不相上下，在远古时期捕杀过不少南方古猿，是南方古猿的天敌。因此，对于大型猫科动物的恐惧不适合由理性来负责，而是作为心理模块存在，在出生之前就已"安装"好了，遇到合适的刺激便会自动运转。食草动物对食肉动物的天生恐惧源自基因，后天经验仅起修饰作用。

对成瘾本质的研究是解决成瘾问题的关键。只有正确理解一个系统的设计特征，才能在系统出现问题时有更大的把握将它修好。现有的成瘾治疗和干预策略主要建立在医学观念的基础之上。即便对大脑一无所知，医学仍然可以拿出一套套治疗方法，因为它是对付症状的。有这样一种现象，越是无法治愈的疾病，越有众多的疗法，如低血糖的治疗方法只有一种，而失眠却有无数种疗法。

大脑的受体及配体

阿片受体的发现

在被发现之前，受体是一种想象中的存在。从 1905 年开始的约一个世纪里，药理学被危险地建立在受体假设的基础之上，打开任何一本药理学教科书都能看到这个假设，即药物之所以产生效应是因为存在受体，只有药物及其他一些化学分子才适应于受体。在整个 20 世纪，药理学家就像算命先生一样使用受体概念，但从没有人证实过它的存在。1974 年，美国的一本药理学教科书中提示：这里给想跟教授们搞好关系的学生一个友好忠告，不要要求教授用样品瓶带一个受体到教室来，也不要要求他写出受体的精确化学结构。在目前，除极少意外情况之外，受体只是一个概念化的东西。

20 世纪 60 年代，毒品问题成为美国社会的热门话题，1971 年美国总统理查德·米尔豪斯·尼克松（Richard Milhous Nixon）宣布向毒品开战。在这一背景下，把受体假设变成现实显得尤为紧迫。许多科学家指出，只有在分子水平上了解成瘾的机制，才能解决成瘾问题。

人们意识到，海洛因及其他鸦片制剂成瘾必然是因为它们对体内某种实体造成了实质性影响。据药理学的一贯假设，这种实体应当是阿片受体。尽管证实阿片受体的存在并不一定能够解决海洛因成瘾，但仍是朝着了解成瘾机制迈出的一大步，有可能据此找到治愈阿片成瘾的方法。

阿片受体存在的证据逐渐增加。首先，阿片受体拮抗剂（如纳洛酮）不产生欣快感，也不镇痛，却可以阻止海洛因欣快效应的出现。给海洛因过量者打一针纳洛酮，还没等到针头从静脉中拔出来，人就已经清醒过来了。这种奇迹般的复苏有一个合理的解释便是，受体被纳洛酮抢占，把海洛因从中排了出来，无法发挥作用。另一种现象便是饱和。如果受体真的存在，注入药物越多，药理效应就会越强，直至全部受体都被占满为止。事实上，包括阿片类药物在内的大部分药物都是如此发挥效应的。用量少药效小，用量多药效大，直到达到一定剂量后加量便不再增加效应。

除了以上线索，最吸引人的便是药物立体化学方面的证据。有关原子的空间排列影响分子特性的研究发现，阿片类药物的分子结构相似，而微小的结构变化足以将其变成自身的拮抗剂，反之亦然。这一点使受体存在变得确定无疑。同样的碳氢氧氮，以同样的方式排列，只因一种物质的排列结构是另一种的镜像，便造成了差异，导致一种物质可在体内发生作用，另一种却无效。

为何如此呢？这是由于药物手性的缘故，好比右手的手套不能戴在左手上一样。尽管左右手形状相同，但无论怎样都不能将两只手重叠在一起，这便是手性。药物结构有左旋和右旋之分，发挥生物学效力的大多是左旋结构，阿片类药物亦是如此。例如，合成麻醉药羟甲左吗喃是左旋结构，其效力比吗啡高 5 ～ 10 倍，而右旋结构右羟吗喃则没有镇痛作用，可能是与阿片受体不匹配。

以上线索均提示，一定存在某种物质对阿片类药物极为敏感，或许是一个分子，或许是一种结构。在科学领域，只有确凿证据才能确认事实。直到 1971 年，尚无人证实阿片受体存在。

1971 年，约翰·霍普金斯大学医学院的所罗门·哈尔伯特·斯奈德（Solomon Halbert Snyder）对海洛因的了解仅限于知晓，但考虑到当时在尼克松已向毒品开战的情况下可能获得资金资助，以及作为总统毒品政策核心人物的朋友的游说，斯奈德开始对阿片受体感兴趣了。

同年夏天，在一次分子药理学的会议上，斯奈德聆听了斯坦福大学药理学家阿夫拉姆·戈尔茨坦（Avram Goldstein）的演讲，他记的笔记比所有其他演讲者的总和还要多。戈尔茨坦的实验目的是寻找阿片受体，其论文发表于 1971 年的美国国家科学院院刊上，成为此后阿片类药物相关研究的开山之作，其实验策略也成为后人效仿的典范。戈尔茨坦谈到了实验技巧，有很多细节要素，极富启发性，是一个实验老手的宝贵经验分享。斯奈德在戈尔茨坦的论文上写下了几条实验改进思路，接下来需要做的就是挑选一个学生来完成实验。最终，他指定研究生甘德丝·珀特（Candace B. Pert）进行了这项实验。

一切皆有定数，这句话用在珀特身上颇为合适。在谈到是什么引导自己对阿片受体感兴趣时，她说起自己骑马摔伤后的疼痛，以及医生开具的阿片类药物让她成瘾的经历，这促成了她的研究。

在斯奈德的学生中，没有一个能比得上珀特。她的性格独特，永远在追求新的东西，奇思妙想层出不穷，且条理分明，十分清新。她接触过许多领域，生物学是她唯一喜爱的学科。后来，她了解到约翰·霍普金斯大学斯奈德和他的研究，并顺利地通过申请，成为他的博士生。当时还没有大脑分子生物学这门学科，而这恰恰是斯奈德从事的研究，也是珀特感兴趣的方向。

1970 年春，珀特来到这所学术氛围非常浓厚的大学，有了自己的研究课题——发现阿片受体。同年，珀特从马上摔下来，造成第一腰椎压缩性骨折，医生开具的哌替啶（又称杜冷丁）却给她带来了欣快感，使她上瘾。塞翁失马焉知非福，成瘾体验竟成了激发珀特科学探索之心的一剂猛药。这种亲身经历不是单纯的兴趣所能代替的。经过无数次实验和失败，1972 年 9 月 22 日，实验成功了！珀特终于证明了阿片受体的存在。这项研究使她和导师获得了世界声誉。

珀特的论文于 1972 年 12 月 15 在《科学》杂志上发表。这篇论文满足了戈尔茨坦两年前的研究中确立的所有验证标准。正是吗啡（而不是羟甲左吗喃）可以干预阿片受体与纳洛酮的结合。药效越强，会越激烈地与纳洛酮争夺受体，这与受体理论的预计完全一致。除了吗啡，珀特曾用过所有可以想到的非阿片类药物，包括 5- 羟色胺、阿托品、咖啡因、组胺及其他药物，以观察它们是否会与纳洛酮争夺受体。好在这种情况没有发生，不然新发现的受体就不是阿片受体了。

他们的进一步实验考察了大脑的每一个区域，而不是像首次那样观察整个大脑。在首篇论文中，他们报告纹状体显示了最大程度的受体结合，而后续的论文指出，在与疼痛感知有关的大脑边缘系统中，阿片受体异常丰富。

阿片受体的发现是一项划时代的成就，在理解阿片类药物成瘾的机制方面具有特殊意义。在静息状态下，阿片受体与内源性阿片肽结合，以调节痛阈，维持机体内稳态。

阿片类药物进入动物体内，通过阿片受体发挥作用。根据对激动剂和拮抗剂的选择性和分子生物学特征，阿片受体分为 3 种：μ 受体、δ 受体和 κ 受体。其内源性配体是阿片肽，包括内啡肽、脑啡肽、强啡肽、孤啡肽等。不同的阿片受体在阿片类药物成瘾中作用不同。动物对 μ 受体、δ 受体激动剂可以产生不同程度的依赖性，而 κ 受体激动剂则可对抗阿片类药物依赖的形成。缺乏 μ 受体但 δ 受体和 κ 受体正常的小鼠对吗啡不再产生依赖性。因此，μ 受体在阿片类药物依赖的形成中起决定性作用。反复使用吗啡后，其可与未被占领的阿片受体结合，增强阿片肽系统的镇痛作用，连续使用吗啡会让受体"超载"，通过神经反馈机制减少或停止阿片肽释放，因此必须使用较大剂量的吗啡进行替补。

大脑的神经递质

神经递质是突触传递中的信使，由突触前膜释放，与突触后膜上的受体结合，引起突触后神经元兴奋性升高或降低。它既可以是一次性，也可以被多次使用。在被释放到突触间隙发挥短暂作用后，神经递质有两种中止途径，一是再回收，二是酶解失活，其半衰期仅 5 ms。

神经递质的一些性质可将其与其他生物分子区分开来。1958 年，一篇颇具影响力的综述中提出了判定神经递质的 5 项标准，后来其他学者又提出了第 6 项标准：

（1）在神经元中合成，突触前神经元必须有合成这种物质的酶。

（2）贮存在突触前纤维并在神经冲动发生时释放一定的量。

（3）设法让这种物质作用到突触后细胞，应该能够准确地模拟正常突触传递的作用。

（4）突触部位必须有能够终止设想中的递质作用的机制。

（5）外源性药物分子类似于内源性神经递质。

（6）突触后细胞必须具有接受该物质的受体。

脑内神经递质包括乙酰胆碱、谷氨酸、γ - 氨基丁酸（GABA）、5- 羟色胺、去甲肾上腺素、多巴胺等。氨基酸是主要的脑内神经递质，其种类多样、作用多样、失活机制多样。神经递质的多样性赋予脑功能以极端的多样性。还有一些脑内化学物质被称为神经调质，它们尽管不能传送信息，但能调控靶细胞对输入信息做出最终反应。这种调控神经元信号的作用被称为神经调制。如此看来，大脑基本上是一个化学系统。

神经递质被包含在突触小泡中。电子显微镜下的突触小泡是透明的细胞器，每个突触含有 21 ~ 25 个小泡，每个小泡含有约 200 个蛋白质分子。4 ~ 8 个小泡位于释放池，可迅速释放；17 ~ 20 个位于储存池。中枢神经突触的再循环池数目很少，因为神经末梢的小泡总数约为 200 个。这提示存在第 3 个非常大的静息池。小泡的唯一已知功能是摄取和释放神经递质。由于功能单一、蛋白质数量有限，突触小泡可能是所有细胞器中被研究得最清楚的。

神经递质的释放是量子释放。量子是一种多分子小泡，1 个量子相当于 1 个突触小泡的内容物。当一个动作电位到来时，根据突触类型的不同，同步释放的量子数目为 1 ~ 300 个。也就是说，量子释放的数量是 1 个小泡内递质分子数的倍数。例如，1 个小泡含有 100 个分子，量子释放的数量便是 100 的倍数，即 200 个、400 个或 600 个，而不会是 250 个。静息时，低速的自发量子释放可引起自发微突触电位。有量子释放就有非量子释放，神经末梢也存在递质的持续非量子释放。

20 世纪 70 年代利用冷冻断裂技术的研究显示，小泡的外排正好是一个量子的递质释放。统计分析表明，小泡同质膜融合，互不干涉，结果与生理学研究完全一致。生理学研究认为，量子是独立释放的。某些突触含有数百个小泡，直径 20 ~ 150 nm，像半透明的、大小不同的塑料小球，其内填充着各种颜色的色子。乙酰胆碱、谷氨酸、甘氨酸都是按照量子方式释放的。例如，中枢兴奋性突触前终扣含有圆形的小泡，直径为 35 ~ 50 nm，通常充满兴奋性神经递质谷氨酸。小泡与突触前膜融合释放其内容物，该过程被称为"胞吐"，也叫"外排"。其相反的过程被称为"胞吞"，是指收回小泡的膜组分和递质，储存在胞吞小体中，再循环成新的突触小泡的过程（图 6.2）。量子释放是所有化学突触的共性。

光学显微镜下的突触是位于神经元轴突末梢的膨大小体。这些小体可与神经元的胞体或树突建立连接。在电镜下，突触是由前膜、间隙和后膜构成的二维结构。多数神经元含有超过 10 000 个兴奋性突触，可见大脑信息存储量的巨大。脑内不同神经递质突触的数量不同。谷氨酸是中枢神经系统最常见的兴奋性递质，其突触数量约占 50%，乙酰胆碱突触的数量约占 5%，多巴胺、去甲肾上腺素、5- 羟色胺突触均各占 1%。GABA 是主要

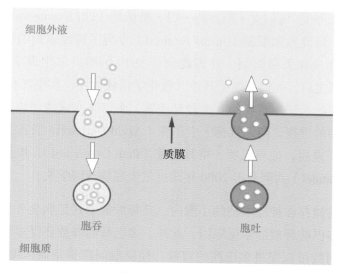

图 6.2 胞吞和胞吐

的抑制性神经递质，不同脑区中其突触占 25% ～ 40%。神经肽是阿片受体的内源性配体，中枢神经系统有 50 ～ 100 种神经肽，只有不足 1% 的突触含有神经肽。

成瘾的神经机制十分复杂，但理解的关键是神经递质和受体，特别是多巴胺神经系统。

多巴胺及其受体

人脑内约有 50 万个能生成多巴胺的神经元，位于中脑。一部分负责奖赏，一部分负责运动。以多巴胺为神经递质的突触约有 1 万亿个，占全脑突触总数的 1%。45 岁以上的人每年会损失约 1% 的多巴胺神经元。如果减少 20% ～ 30%，就会出现帕金森病症状，表现为身体平衡失调、动作幅度变小、走路呈小碎步、易摔倒、活动迟缓。只要寿命足够长，任何人最终都将如此。左旋多巴可被大脑利用生成多巴胺，从而减轻多巴胺缺乏所引起的帕金森病症状。已有多位科学家因多巴胺相关研究而获得诺贝尔奖。

亨利·哈利特·戴尔（Henry Hallett Dale）和奥托·洛伊（Otto Loewi）首先发现 1 个神经元每次只能合成并在终端释放 1 种神经递质，确认迷走神经的递质是乙酰胆碱，并因此获得 1936 年诺贝尔奖。伯纳德·卡茨

（Bernard Katz）、乌尔夫·斯万特·冯·奥伊勒（Ulf Svante von Euler）和朱利叶斯·阿克塞尔罗德（Julius Axelrod）发现了神经末梢的体液递质及其储存、释放和失活机制，并因此荣获 1970 年诺贝尔生理学或医学奖。继乙酰胆碱之后，人们查明了其他几种化学信使物质，其中就有多巴胺。

作为神经系统中重要的一类神经递质，多巴胺在成瘾和快乐研究中受到越来越多的重视。阿尔维德·卡尔森（Arvid Carlsson）首次发现多巴胺是一种神经递质，他与保罗·格林加德（Paul Greengard）、埃里克·坎德尔（Eric Kandel）共同获得 2000 年诺贝尔生理学或医学奖。

多巴胺储存在神经末梢的小泡内，其释放的形式是胞裂外排。神经冲动是刺激多巴胺释放的常见原因。此外，多巴胺的释放还受多种因素的影响，如苯丙胺可以促进多巴胺的释放，使突触间隙聚集高浓度的多巴胺。这些多巴胺与突触后膜上的受体结合，创造了非凡的快感。

多巴胺被释放入突触间隙后，大部分被突触前膜重吸收，小部分被代谢降解，及时终止其作用，实现突触传递的灵活性（图 6.3）。因此，触动我们心弦的快乐就像阳春白雪，稍纵即逝。

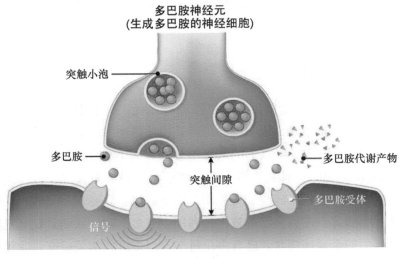

图 6.3　多巴胺的释放和失活过程

多巴胺受体是由 7 个跨膜区域组成的 G 蛋白偶联受体。目前已发现 D_1、D_2、D_3、D_4 和 D_5 五种。其中，D_1 和 D_5 为 D_1 样受体，D_2、D_3 和 D_4

为 D_2 样受体，其功能各不相同。1958 年，瑞典药理学家卡尔森首次发现，纹状体内多巴胺含量极高，约占全脑含量的 70%。20 世纪 70 年代，科学家证实了多巴胺受体的存在。多巴胺神经元胞体位于中脑黑质、腹侧被盖区和弓状核，其可产生多巴胺，通过轴突输送并集中在黑质和纹状体内，约占脑内多巴胺总量的 80%。其他部位含量很少。

中脑多巴胺神经元胞体可发出 3 条纤维通路（轴突路径）：①黑质纹状体系统：纤维起于黑质，止于纹状体。该系统主要与运动控制有关，可促进随意运动的发起。黑质多巴胺神经元的退变是发生帕金森病的主因。②中脑边缘系统通路：纤维上行终止于伏隔核、嗅结节及纹状体。这一复杂的投射系统可以调节情感和认知。一些成瘾药物就作用于该区域。有证据表明，启动了该投射系统就启动了奖赏系统，奖励或强化某些令人愉快的行为。腹侧被盖区是这一通路的起点。无论是饮食、性行为等的正常强化，还是成瘾的异常强化，均经过这条通路。海洛因、尼古丁、可卡因成瘾的关键位点位于这条通路上。③结节漏斗系统：纤维终止于正中隆起，作用是释放多巴胺影响垂体功能。

在上述 3 条通路中，成瘾脑科学主要关注中脑边缘系统通路。

多巴胺受体主要存在于纹状体、伏隔核、杏仁核、前额叶和海马等区域，总数量约万亿个。这些脑区是多巴胺神经元轴突末梢到达的部位，而其胞体位于中脑腹侧被盖区和黑质。神经冲动发生时，多巴胺释放到上述脑区，其效应之一就是发挥奖赏作用。破坏伏隔核或用 D_1、D_2 受体拮抗剂阻断受体可削弱吗啡、可卡因、苯丙胺的奖赏效应。相反，给予 D_2 受体激动剂溴隐亭可模拟可卡因效应。

感受快乐的能力实际上与年龄有关。脑内多巴胺会随着年龄增长而减少，其受体数量也会随着岁月流逝而衰减。在大脑的老化过程中，多巴胺也扮演了一种角色。人类和非人灵长类动物会随着年龄增长出现认知能力下降。脑成像研究表明，多巴胺功能下降、认知能力下降与脑老化明显相关。多巴胺水平与认知能力呈正相关，与年龄呈负相关。人类前额叶皮质的多巴胺 D_1 受体密度及其高效激动剂亲和位点随年龄增长呈明显下降趋势。海马神经元多巴胺受体 mRNA 的表达水平呈年龄相关性下降。

"有牙没锅盔，有锅盔没牙"，说的是享受生活的能力随增龄而衰减的趋势。经验表明，进入老年，药物依赖的患病率会直线下降。除成瘾者不长寿外，另一个原因是多巴胺及其受体衰减，感受快乐的能力也减弱了，更容易摆脱成瘾药物的控制。有一种享乐主义人生哲学：人只走这一遭人生，能享受的玩意儿，一样也别放过。这对青少年有不良诱导作用。

几乎所有成瘾药物都可增加多巴胺在脑内的释放。阿片类物质、可卡因、酒精、烟碱等成瘾物质都可增加鼠脑边缘系统细胞外多巴胺的浓度。实际上，其他成瘾物质（如苯丙胺、大麻）也是通过增加大脑边缘系统多巴胺的浓度起作用的。只是药物不同，多巴胺增加的方式有所不同。所以说，多巴胺是所有成瘾药物的致瘾元素。

由于多巴胺的奖赏价值，成瘾药物可以引起动物自身给药行为。药理学实验显示，多巴胺参与动物对成瘾药物的自身给药过程。当出现成瘾药物相关暗示（线索）时，动物脑内多巴胺水平升高，表现为条件性奖赏作用（正性强化）；药物戒断时，大脑细胞外多巴胺水平低于基础水平，处于迫切渴望药物的状态，表现为负性强化效应。药物成瘾与多巴胺及其受体的关系有两个关键点：一个是多巴胺释放增加，另一个是多巴胺受体激活启动的一系列细胞内生物学过程。多巴胺点燃欲望，正是欲望统治着这个世界。

哺乳动物对致瘾性刺激物情有独钟。在一些年长哺乳动物中发现各种各样的偏爱行为，并不是什么稀奇事。有一点小癖好是生物体的共性，它能帮助动物们在这个危机四伏的星球上度过一些快乐时光，而不是为了生存疲于奔命。

多巴胺的分泌在青春期最为旺盛，随着年龄的增长，日益依赖于外界刺激。寻求自然物质的刺激是人类与生俱来的秉性。

去甲肾上腺素及其受体

从化学结构上看，多巴胺和去甲肾上腺素极为相似。去甲肾上腺素是在多巴胺分子上增加了 1 个羟基（—HO）。多巴胺曾一度被认为是去甲肾上腺素合成过程的中间产物，后来才被确认作为独立的神经递质。

发现去甲肾上腺素是一种神经递质经历了漫长的历程。1895 年发表的第一篇有关肾上腺提取物的论文指出，这种提取物具有升压效果。1904

年，托马斯·伦顿·埃利奥特（Thomas Renton Elliott）提出，肾上腺素可能是一种化学刺激物，当神经冲动到达外周时被释放出来。直到 1946 年，去甲肾上腺素才得以确认。瑞典科学家成功地证实从哺乳动物交感神经中提取出来的主要成分是去甲肾上腺素（而非肾上腺素），自此药理学家才开始接受去甲肾上腺素是神经递质这一事实。后续的研究证实，去甲肾上腺素满足作为神经递质应具备的所有条件，如它能在神经末梢上合成、储存、释放和失活，交感神经末梢上有储存去甲肾上腺素的突触小泡，还可以重新摄取。

肾上腺素受体是 G 蛋白偶联受体家族成员。去甲肾上腺素受体分为 α_1 受体、α_2 受体和 β 受体。肾上腺素对 α 受体和 β 受体都有作用，而去甲肾上腺素主要激动 α 受体，对 β_1 受体的作用很弱，对 β_2 受体几乎没有作用。肾上腺素和去甲肾上腺素主要作用于心血管系统，产生快速、强烈而短暂的心血管兴奋作用，增强心肌收缩力，加快心率，收缩小血管。如果古人知道有这些结果，就会将其与去甲肾上腺素产生快感的作用联系起来，更加相信"心"才是灵魂出没的地方。

肾上腺素受体分布范围广泛。β 受体分布于中枢神经系统，其在大脑皮质、海马中大量分布，伏隔核、纹状体和杏仁核也有分布。以往不够重视中枢神经系统中肾上腺素受体的作用，近年来已逐渐转向这方面的研究。

联合注射去甲肾上腺素和育亨宾（阻断 α_2 受体）至杏仁核基底外侧部能选择性激活 α_1 受体，改善记忆。吗啡可激活蓝斑核上的 μ 受体，抑制去甲肾上腺素能神经，减轻焦虑、疼痛和交感神经功能。撤除吗啡 8 h 后，去甲肾上腺素能神经发生脱抑制性兴奋，强化焦虑、疼痛和交感神经功能。洛非西定和可乐定能激活 α_2 受体，抑制蓝斑核去甲肾上腺素能神经，可用于治疗吗啡戒断症状。

20 世纪 60 年代，科学家发现绝大多数去甲肾上腺素神经元的胞体集中在脑干一个小小的神经核——蓝斑，以及脑桥和延髓的几个细胞群里。蓝斑是一个非常独特的结构，仅有数千个神经元，但它的轴突可延伸出相当距离，支配许多脑区。蓝斑是中枢神经系统中去甲肾上腺素分布最密集的区域，其产生的去甲肾上腺素占全脑的 70%。

谷氨酸及其受体

谷氨酸是脑内主要的兴奋性神经递质，对神经系统中几乎所有神经元都有类似的兴奋作用。阻断谷氨酸，大脑便瘫痪。如此广泛的作用也曾遭到过质疑。20世纪60—70年代，多维度证据回答了质疑，确立了谷氨酸作为神经递质的地位。

脑内至少有4种受体亚型可接受谷氨酸，其中包括N-甲基-D-天冬氨酸（NMDA）受体和 α-氨基-3-羟基-5-甲基-4-异噁唑丙酸（AMPA）受体。没几个人愿意记住一长串化学名称，因此记住AMPA受体和NMDA受体即可。拮抗剂可以把NMDA受体和其他类型的兴奋性氨基酸受体区分开来。

NMDA受体激活对于长时程增强（LTP）是必要的，而LTP不仅是学习记忆的神经基础，也是成瘾记忆形成的关键。脑室注射阻断LTP可以选择性地损伤空间分辨学习能力。AMPA受体随大脑发育而缓慢生成，它在刚出生的婴儿脑内并不存在。AMPA受体和NMDA受体存在于许多脑区的同一突触上，相当一部分AMPA受体位于细胞内而不在细胞膜上。AMPA受体发送到突触膜是一个受调节的过程，是许多突触可塑性的关键机制。

谷氨酸作为多巴胺的"助手"起作用。谷氨酸及其受体可调节中脑腹侧被盖区至伏隔核的多巴胺通路。阿片类药物可导致腹侧被盖区NMDA受体和AMPA受体表达上调，同时使AMPA受体对谷氨酸的亲和力增加。撤除药物后，谷氨酸作用于超敏的AMPA受体，使多巴胺神经元活动增强，促发心理渴求。

γ-氨基丁酸及其受体

1950年，科学家在动物脑内发现了 γ-氨基丁酸（GABA）。1963年，克拉维茨（Kravitz）等发现，抑制性神经元中GABA的浓度显著高于邻近感觉神经元。后续实验显示，刺激龙虾抑制性神经时会释放GABA，表明抑制是由GABA引起的。在甲壳类节肢动物实验的基础上，人们发现哺乳动物脑内GABA也扮演着类似角色。用微电泳方法施加GABA于大脑皮质表面可以模拟局部抑制性神经元的作用。放射自显影实验表明，抑制性神经元可以摄取 GABA，并将其运输到轴突末梢。

GABA 是神经系统中主要的抑制性神经递质。在中脑腹侧被盖区，同时存在多巴胺神经元和 GABA 神经元。在生理状况下，腹侧被盖区多巴胺神经元的活动受 GABA 神经元的紧张性抑制。当 GABA 神经元上的 μ 受体被阿片类药物激活后，GABA 神经元受到抑制，GABA 释放减少，多巴胺神经元的紧张性抑制被解除。腹侧被盖区中多巴胺神经元活动增加，使释放到伏隔核的多巴胺增多，从而完成阿片类药物的奖赏作用。

在中枢神经系统中，抑制与兴奋同等重要，有兴奋就要有抑制，缺乏制约会导致疯狂。为了实施某一行为，兴奋与抑制需要协调工作，就像吞咽时呼吸停止、屈膝时站立受制一样。

5- 羟色胺及其受体

5- 羟色胺在中枢神经系统的作用直到 20 世纪 80 年代才逐渐被认识。1953 年，有人发现脑内存在高浓度的 5- 羟色胺，紧接着发现边缘系统和下丘脑是其浓集部位。这些知识的重要性被后来的一项发现所证明，该研究表明，精神药物 LSD 具有 5- 羟色胺拮抗剂的性质。

20 世纪 60 年代，研究者发现大部分 5- 羟色胺神经元胞体局限于脑干中缝的两个核群，轴突投射到下丘脑和边缘皮质，尾侧投射到脊髓，其作用之一便是阻止疼痛传递。5- 羟色胺受体（又称血清素受体）是一种 G 蛋白偶联受体，位于神经细胞膜上，发挥内源性配体、药物和致幻剂结合位点的作用。5- 羟色胺受体能调节许多神经递质，包括多巴胺、去甲肾上腺素、谷氨酸、GABA 及激素，并影响多种心理过程，如认知、学习、记忆、情绪、攻击和焦虑。

5- 羟色胺神经系统的功能状况与饮酒行为呈负相关，即当 5- 羟色胺神经功能低下时，动物和人的饮酒行为增加，而提高 5- 羟色胺的神经功能，饮酒行为减少。遗传性 5- 羟色胺功能不足的啮齿类动物易嗜酒成瘾，灵长类动物和酒精依赖者中也有类似表现。冲动型酒精成瘾者中枢 5- 羟色胺神经系统功能明显降低，是动物和嗜酒者酒精成瘾的原因之一。

饮酒时可引起 5- 羟色胺水平暂时性升高，并易化其功能。这种易化作用会随着反复饮酒导致机体出现适应性调节而减弱，初始阶段升高的 5- 羟色胺水平会转而明显降低。戒酒时，酒精替代或模拟 5- 羟色胺功能的作用被去除，出现明显的戒酒反应。

内源性阿片系统

20 世纪 60 年代，在确定了几种神经递质之后，人们将目光转向神经肽，20 世纪 70 年代成为神经肽的 10 年。20 世纪 80 年代中期，许多神经肽得到鉴定。在发现多种神经递质后，人们意识到这些递质已经足以占满整个大脑，还有哪个神经元需要使用神经肽这种看似多余的东西呢？

神经肽引起人们的兴趣是在发现阿片受体并确定其内源性配体脑啡肽之后。脑啡肽是一种仅有 5 个氨基酸的小分子，高度局限于产生它的部位。吗啡能高度模拟神经肽的作用。托马斯·霍克弗尔特（Tomas Hökfelt）提出"伴递质"的证据，消解了人们对大脑被神经递质占满的忧虑。现在的观点是，神经元很少只含有 1 种神经递质，大多数神经元的突触小泡中除含有 1 种氨基酸类神经递质外，还可以同时包含生物胺类神经递质和神经肽，不足 1% 的突触含有神经肽。这样一来，大脑就不会因为再增加一个神经肽而惹出麻烦。

神经肽存储于神经末梢，通常与一个或几个神经递质同处于一个小泡之中，与递质一起释放。它作用于邻近细胞，但作用特点不同于神经递质，起效缓慢。肽类尚有自分泌和旁分泌，更像是神经调质。由于神经递质和神经肽的多样性及其作用的复杂性，很难确定神经递质和神经调质的界限。什么是神经递质？纵观整个神经科学史，这仍然是一个很难回答的问题。为了折中，便有了"神经调质"这个含糊的名词。科学日新月异的原因是由于我们知道的总是太少，有无尽的探索空间。知识越多越谦卑。

神经肽类递质的受体是一种跨膜 7 次的 G 蛋白偶联受体，离释放部位有一定距离。脑啡肽的作用是通过阿片受体实现的。神经肽与阿片受体的亲和力高，作用缓慢而持久，而神经递质结合受体的效应是直接传递兴奋，引起突触后神经元发放动作电位。神经肽结合受体可改变突触后神经元的兴奋性水平，调节其发生动作电位的能力，还具有影响突触生成和神经胶质细胞构成的广泛能力。

内啡肽（endophin）是体内自生的具有类似吗啡作用的肽类物质，属于神经调质，有天然鸦片之称。它由脊椎动物的脑分泌，能与阿片受体结合，产生与吗啡、鸦片相同的镇痛作用，缓解压力，产生欣快感。性行为、药物、美食、花香、运动、歌唱、笑都能刺激内啡肽分泌，让人感到轻松愉悦。

阿片类药物是与大脑自身内啡肽有相似结构的外来物质，能与阿片受体完美结合。它们不像内啡肽那样会很快分解，而是持续发挥刺激作用，激活受体系统。此时，大脑会试图让受到过度刺激的内啡肽受体系统正常化，使其功能弱化，受体数量减少，结果导致成瘾者必须不断增加阿片类药物用量。如果突然停止药物摄入，内啡肽系统就会因受体数量太少而无法正常工作，引起生理和心理危机，但仅需几周时间便可恢复原样。这意味着，生理依赖可以自行消退，即具有自限性，而心理依赖无法自行消退。

运动能让大脑分泌内啡肽，产生疲劳之后的舒泰感。而性幻想时出现的情意也是大脑释放内啡肽的结果。这种内啡肽释放与多巴胺释放的性质不同。内啡肽催生情意，多巴胺催生欲望。

笑是进化获得的，是人类行为的一大利器。大笑能让人瞬间感受良好，发自内心的微笑被称为"杜乡的微笑"，以发现它的法国神经学家吉尔玛·杜乡（Guillaume Duchenne）的名字命名。大笑和微笑都能促使大脑分泌内啡肽，改善心情。即使不那么发自内心，微笑总比满面愁云要好上百倍。

认知可以改变大脑化学。安慰剂效应可以用内啡肽释放解除疼痛来解释。加州大学旧金山医学中心的霍华德·菲尔茨（Howard Fields）团队进行了一项很有说服力的试验。他们给拔智齿的医学院学生发放吗啡和安慰剂，并告知他们服用之后可以减轻疼痛。结果显示，服用吗啡或安慰剂的学生在手术中经历的疼痛比没有服用任何药物的对照组轻，说明被认为会减轻疼痛的安慰剂能促使大脑内源性镇痛物质的释放。

认知促使大脑分泌，这让我们想起安布罗斯·格威内特·比尔斯（Ambrose Gwinnett Bierce）在《魔鬼辞典》所说的："思想是脑分泌的一种神秘物质。"

人们在感受到压力时，吃点东西会感觉好起来。富含碳水化合物的食物（如冰激淋、巧克力、糖果）能促进内啡肽分泌，放松心情，安慰心灵。丁香花、薰衣草、烟草、大麻等植物也有类似效果。

黄河风情线上有不少丁香树，开出满树的丁香花，夜晚尤其芬芳，令人心醉。每到开花的季节，就让人不由得想歌唱。唱歌与闻花香有异曲同工之妙，都能提高肺活量，增强活力。实际上，是多巴胺和内啡肽的释放调整了身心，产生了旺盛的活力。

2001 年，美国加利福尼亚大学福斯特·奥利弗（Foster Olive）等的研究首次发现，滥用成瘾药物会引起前脑伏隔核的内啡肽浓度升高。酒精、可卡因及苯丙胺均可致伏隔核内 β - 内啡肽的浓度显著升高。

内源性阿片系统功能低下也是导致成瘾的内在原因。酒精成瘾者血 β - 内啡肽水平明显降低，造成其以饮酒方式提高内啡肽含量的欲望更加强烈。酒精在体内可代谢生成四氢异喹啉和四氢罂粟碱，占据并激活脑内阿片受体。

脑内致瘾蛋白

脑内的蛋白质与成瘾也有密切联系，但不属于神经递质。在成瘾形成过程中，多巴胺的作用十分关键，而名为 AGS3 的脑内蛋白质能协助多巴胺传递神经信号。2004 年《神经元》（Neuron）杂志发表的文章表明，AGS3 蛋白在可卡因成瘾的形成过程中扮演关键角色。

实验中，研究人员连续 1 周为实验鼠注射可卡因，使其成瘾，然后停止注射。在随后 8 周内，产生可卡因成瘾的实验鼠脑内 AGS3 的水平比普通鼠高 30% ~ 100%。这种蛋白主要集中在前额叶皮质及伏隔核，这两个区域是药物成瘾的关键部位。

为了进一步确定 AGS3 水平的升高是否与成瘾相关，实验者给未形成可卡因成瘾的鼠注射了 AGS3。结果发现这些家伙吃了极少量的可卡因后就疯狂地抓住分发的玻璃棒不放，突然变成了"瘾君子"。而当鼠脑内的 AGS3 蛋白作用被阻断后，它们又对可卡因不闻不问了。因此可以认为，AGS3 蛋白水平过高是导致可卡因成瘾者在戒断过程中复吸欲望高涨的原因。

总之，在药物成瘾的形成中，多巴胺及其受体是主角，其他脑内化学系统、神经递质及受体也扮演着各自的角色。大脑成瘾不是单一的生物机制，脑内机制要比脑外复杂千百倍，因为它涉及错综复杂的神经连接地图，也是物质和意识互动的"热闹之都"。

不同成瘾的脑机制

阿片成瘾

曾经有人认为，脊椎动物还没有进化出专门为外界物质准备的受体。这怎么可能呢？生物体的大小受地球资源和环境条件的限制，而外部世界的化学分子数以亿计，体内没有如此大的空间为这些分子预设特异性的结合部位。后来发现，大脑可以产生内源性吗啡样物质，正是这类物质与自身阿片受体结合，发挥天然镇痛作用。这个发现很重要，因为它表明阿片类药物是通过作用于大脑中的受体来发挥药效的，而不是像想象的那样作用于疼痛部位。

阿片类药物成瘾的机制相当复杂。成瘾研究是脑科学研究的路标。神经科学只要搞清楚成瘾的脑科学，就同时搞清楚了大脑的运作机制。

阿片类药物发挥奖赏作用的重点部位是中脑腹侧被盖区神经元。该类神经元可释放GABA以抑制多巴胺神经元的激活。通过阻止这种抑制性神经递质的释放，阿片类药物间接兴奋了多巴胺神经元，并通过其轴突末梢将多巴胺释放到伏隔核中，即中脑腹侧被盖区→边缘系统→前额叶皮质通路。伏隔核和前额叶皮质是阿片类药物强化效应的最终部位。

阿片类药物成瘾的分子机制是：吗啡分子作用于GABA中间神经元的μ阿片受体，抑制神经元的活动，解除GABA对腹侧被盖区多巴胺神经元的抑制。中枢神经系统内的多巴胺含量增加并在较高水平建立适应性平衡。其中，D_2受体的作用专一。应用基因敲除技术敲除D_2受体基因后，成瘾鼠虽未出现行为改变，却能抑制觅药行为和位置偏爱。

阿片类药物急慢性给药的起效方式略有不同。急性给药启动中脑边缘多巴胺系统，慢性给药激活伏隔核和前额叶皮质的多巴胺能突触，均导致多巴胺释放。

除奖赏系统外，学习记忆的神经环路也参与阿片类药物的慢性效应，如对奖赏信息的编码贮存与成瘾的形成有关。正电子发射断层扫描（PET）证实，成瘾引起的海马、杏仁核及皮质区域改变伴随着药物渴求，而这些脑区均参与了记忆形成。

阿片类药物可直接兴奋去甲肾上腺素神经元，阻碍去甲肾上腺素重摄取，抑制单胺氧化酶活性，使突触间隙去甲肾上腺素增加，提高情绪，引发快感。

兴奋性氨基酸参与成瘾记忆的形成。谷氨酸神经元促成了吗啡的奖赏作用及条件性位置偏爱，参与了吗啡的精神依赖。

5-羟色胺在脑内发挥多重作用，其中包括促进多巴胺释放。给予实验动物吗啡后，其脑内 5-羟色胺合成增加，水平增高。减弱 5-羟色胺功能的阻断剂可阻断吗啡所致的位置偏爱。选择性损毁伏隔核 5-羟色胺能神经末梢可减弱吗啡位置偏爱。

一氧化氮（NO）是一种信息传递分子，于 20 世纪 80 年代被鉴定。它以自由扩散的方式自突触后膜释放，作用于相邻突触前膜和周围星形胶质细胞。有观点认为 NO 是神经递质，是逆行性长时程增强（LTP）信使，其在阿片成瘾和耐受中的作用可能是借助于神经元的学习记忆过程来实现的。

阿片成瘾尚有大量其他神经递质和神经调质的参与，如神经肽、糖皮质激素、乙酰胆碱等。在耐受、成瘾、戒断的不同阶段，它们各自发挥作用并存在相互作用。阿片成瘾的脑机制仍然迷雾重重。研究大脑是一件伤脑筋的事。就我们知道的一点点结论而言，有时还要加上"可能"二字。

苯丙胺类物质成瘾

苯丙胺类物质进入脑内可促使神经细胞膜上的多巴胺转运体重新分布，阻止多巴胺重摄取，提高突触间隙多巴胺含量，并促进多巴胺神经元末梢释放多巴胺。这两种途径引起的统一后果是突触间隙多巴胺浓度飙升，产生强烈欣快感。

除了上述机制，大多数苯丙胺类兴奋剂可通过多条途径升高中枢单胺类神经递质水平，造成突触间隙多巴胺、去甲肾上腺素和 5-羟色胺水平上升，产生奖赏作用。

甲基苯丙胺（冰毒）有多种效应：①作用于 5-羟色胺再摄取转运体，

促进 5- 羟色胺的生成和释放，内生 5- 羟色胺又可增加多巴胺的合成与释放。②增加腹侧被盖区谷氨酸神经元的活性，诱发伏隔核、前额叶皮质释放多巴胺。③直接损伤 GABA 神经元，降低其对多巴胺神经元的抑制，增加多巴胺的释放。

功能磁共振成像研究发现，冰毒可致眶额叶皮质中部、扣带回皮质前端和腹侧纹状体 3 个脑区激活，兴奋程度与相关脑区的激活水平有关。

为什么很多人对冰毒成瘾缺乏戒备，甚至认为不会成瘾呢？我们团队于 2020 年完成的一项研究回答了这个问题。冰毒的初期使用大多呈间歇性，通常以周或月为时间单位计算频次，即每周几次或每月几次，而阿片类药物成瘾者常以日来计算频次，如每日 1 次或每日数次，以避免出现戒断症状。以冰毒初期使用的行为特点将冰毒滥用理解为周期性发作，似乎更投合医学的表达习惯。1 个发作期通常会持续 1 天至数天，滥用者随后进入睡眠状态数日，整个周期约为 1 周。在尚未陷入失控性滥用之前，很多滥用者会间隔一段时间发作，表现为境遇性，遇到合适的时机或场合时发作 1 次，而平时没有征兆，也不会出现戒断症状。以这种方式滥用到发展为失控要经历一个或长或短的时期。研究表明，超过四成的冰毒成瘾者的潜伏期为 1 ～ 28 年。这里的潜伏期是指从首次使用到失控的时间间隔。失控的标志是"被查获"。冰毒滥用的隐秘性很高，将被查获作为失控的标志是不得已而为之，很多人是因为受到牵连才被查获的。苯丙胺类物质的早期滥用似乎迎合了一个奢望，那就是只享乐不成瘾。由于潜伏期长，且不易形成躯体依赖，便给人以不易上瘾的错觉。

可卡因成瘾

可卡因有两种药理作用：①阻断神经传导，产生局部麻醉作用，早期曾广泛用于五官手术的麻醉。但由于表面麻醉会引起角膜混浊，因此已被新的麻醉药取代。②刺激大脑。使用者表现为情绪高涨、思维活跃、好动、健谈，能较长时间从事紧张的体力和脑力工作，甚至胜任繁重的、平时难以承担的任务。可卡因可使呼吸加深加快，换气量增大，心率加快，心脏收缩力加强，血管平滑肌松弛，对肺血管、冠状动脉及全身血管有不同程度的扩张作用。以咀嚼古柯叶的方式微量摄入可卡因，有增强体力和脑力的价值。以提纯方式大量滥用可卡因可产生很强的心理依赖，导致可卡因精神病。

可卡因能通过与多巴胺转运体结合提高突触间隙多巴胺水平，从而产生奖赏强化效应。其快感的产生需要多巴胺转运体阻断率大于 50%。它不仅是多巴胺转运体的阻断剂，也能阻断去甲肾上腺素转运体，使大量去甲肾上腺素滞留在突触间隙，对突触后受体产生持续作用。去甲肾上腺素突触与多巴胺突触各占脑内突触总数的 1%。尽管占比不高，但由于分布局限，作用仍然是相当可观的。可卡因是个"双料"角色。

大麻成瘾

大麻含有四氢大麻酚（THC），因为它的味道非常不好，所以可以保护自己不被食草动物吃掉。服用大麻后的心理效应是产生主观体验的强化和时间变慢的幻觉，伴随着记忆和认知损害。大麻有不同品种，至少含有 85 种大麻素，药理作用各有不同。为了充分利用其特定成分，园艺家们培育出了不同种类的大麻，有的消除了 THC。

1988 年，大脑中的大麻素受体被发现，这为解释大麻的精神作用提供了途径。大麻素受体是哺乳动物脑中数量较多的受体，因此大剂量使用大麻不至于危及生命。正如阿片受体的发现引发了内源性阿片肽的发现一样，大麻素受体的发现引导科学家们找到了它的配体——内源性大麻素。

脑内受体一般存在于突触后膜上，而大麻素受体的特别之处在于其位于突触前神经元的轴突末梢上。当神经元兴奋引起轴突去极化时，突触后神经元释放大麻素作为逆向递质，通过突触间隙结合突触前末梢的受体，抑制神经递质释放。在一些情况下，大麻素可抑制兴奋性递质谷氨酸的释放；另一些情况下可抑制 GABA 的释放。也就是说，大麻素可改变神经元的信号传输，在一些突触中产生兴奋作用，而在另一些突触中引起抑制作用。那么，它是如何让人愉快和成瘾的呢？大麻素间接地实现了伏隔核中多巴胺的释放，并可抑制中脑腹侧被盖区的 GABA，这一区域的多巴胺神经元的轴突可延伸到伏隔核，在那里释放多巴胺。当大麻抑制 GABA 中间神经元时，减轻了 GABA 对多巴胺神经元的抑制，其净作用是造成多巴胺神经元兴奋，释放多巴胺到伏隔核，产生欣快和成瘾。

大麻还有让人感觉时间变慢的效应，其机制尚不明确。使用后，会有一种一切都放慢了的感觉，进入慢动作状态，事件好像慢动作电影一样展开。这是大脑产生的关于时间的错觉，是类似精神分裂的状态。地球上有近 80 亿颗人脑，还有数万亿颗动物大脑，实际上并不存在统一的时间概念，每一颗大脑都有自己的真相。大麻使人的大脑对时间的感受与以往不同，产生了对世界的新认识，带来一种别样的时空经验，这也是它吸引人的地方。

酒精——兴奋还是抑制

少量饮酒让人放松，其解除压力的结果是情绪高涨，豪情万丈。有研究表明，适量饮用葡萄酒有保护心脏的价值。然而，长期大量饮酒造成的酒精成瘾与药物成瘾并无二致。

酒精具有全身性抑制作用，是一种镇静剂，能抑制脑内所有神经元，而并非人们常说的让人兴奋。一定量的酒精可致兴奋，是因为它解除了大脑皮质对皮质下的监控。起初的兴奋现象是由于脑的抑制性机制受到抑制，使前额叶以外区域的功能活动无约束地释放出来的结果，似乎是将"超我"溶解在了酒精里，给了"自我"以登台表演的机会，也让本能蠢蠢欲动。小剂量镇静药能引起抑制解除而诱导出欣快感，机制亦然。

酒精分级抑制突触传递。在顺序上，首先抑制大脑皮质，其次为脊髓，最后为延脑。一般认为，对抑制性突触的抑制作用早于兴奋性突触。因此，小剂量酒精可解除抑制并产生欣快感，而较大剂量则可将兴奋性突触也抑制掉，导致睡眠、全身麻醉，甚至昏迷。

酒精之所以能导致成瘾，除了消除焦虑、减少紧张的正性强化作用外，还能激活中脑边缘系统奖赏环路的多巴胺系统，促使多巴胺神经元释放多巴胺。但抑制毕竟是酒精的本性，它并不直接启动受体，而是联合抑制性递质 GABA，产生比单独的 GABA 作用更持久的效应，还可阻断谷氨酸与其受体结合。这两种作用都会导致大脑功能下降。

烟草成瘾

烟草中至少含有 3500 种化学成分，其中的致瘾元素是尼古丁。现代研究认为，尼古丁有一定的医疗价值，如防治阿尔茨海默病（老年痴呆）、帕金森病等老年病。吸烟或喝咖啡的人较少患帕金森病。尼古丁虽然要对烟瘾负责，但它是天然的抗氧化剂，能清除活性氧自由基，抑制多巴胺自氧化，避免诱发帕金森病；抑制导致阿尔茨海默病的 β 淀粉样蛋白对脑细胞的损伤。研究人员用患有阿尔茨海默病的转基因鼠进行了实验，在喂食尼古丁一段时间后，小鼠脑中 β 淀粉样蛋白的沉积明显减少。

吸烟的欲望和行为是通过血液中尼古丁的含量来调节的。它能够促使脑内多巴胺释放，多巴胺的产生又强化了继续摄取尼古丁的欲望，从而陷入一种互促循环。

很久以前人们就知道尼古丁可以刺激一种乙酰胆碱受体，即烟碱型乙酰胆碱受体（又称尼古丁受体）。它在释放多巴胺的神经元上分布较多。烟碱进入大脑后，当其浓度达到能兴奋腹侧被盖区多巴胺神经元的水平时，可经尼古丁受体使多巴胺神经元的轴突末梢在伏隔核释放多巴胺。吸烟时，吸入的烟碱在脑内只能达到低浓度，因此优先激活非突触、高亲和力的尼古丁受体，使大脑记住尼古丁带来的微弱欣快感。

反复接触尼古丁会使大脑反应越来越迟钝，吸烟者需要摄入更多尼古丁来获得以往的效果。陈宜张院士认为，是受体的脱敏导致吸烟成瘾。

烟瘾堪比药瘾。在一次旅行中，我们的小轿车正在高速公路上全速行驶，突然间，司机身体抖动起来，车身也跟着抖了起来。他马上将车停靠在应急车道上下了车，同时点燃两支香烟猛吸起来，一转眼的功夫烟就不见了。上车出发时，一切都恢复正常，车轻人精神。原来是司机的烟瘾发作了。他遵守着不在车内吸烟的规定，一直忍到烟瘾发作的地步。大多数人吸烟只是一种习惯，真正成瘾的并不多见。就烟草成瘾而言，其依赖程度不亚于海洛因，复吸率也很高。只要沾上瘾，它就拿住人。

网络成瘾胜似药物成瘾

网瘾难戒，这是为什么呢？其实网瘾也像阿片成瘾，也是通过多巴胺起作用。网瘾者会在网络游戏等上网活动中产生愉悦体验，反复上网，时间越来越长，难以自拔。这种渴求与任何其他成瘾行为一样，是心理依赖的表现。

关于网络成瘾脑机制的研究并不多。脑成像研究表明，网瘾者纹状体（与奖赏系统相关）的结构和功能出现了明显改变。大量研究一直集中在物质成瘾方面，在理解行为成瘾时，不得不借助于物质成瘾。有一篇博士论文，主题是网络游戏成瘾的机制研究，但通篇都在讲物质成瘾，对网络成瘾仅做了一般性描述，核心议题仅有无关宏旨的区区两行文字。显然，这位博士查到的只有物质成瘾的文献。

赌瘾诱人在于结果未卜

多巴胺曾是动物探索自然、满足求知欲和好奇心的唯一奖励。探索自然包含着冒险，同时也意味着可能发现此前从未发现过的新事物。这种前景未卜的心理状态能刺激大脑释放多巴胺，带来欣快感，从而激励探索者一次又一次地投入新的行动。但是如今，刺激物的种类大大增加。成瘾药物成了现代社会主要的刺激源，成瘾行为紧随其后，不落下风。

一旦尝到多巴胺带来的欣快感，很多人都会重复与之相关联的行为，赌博恰恰触到了大脑中释放多巴胺的那根筋。无论赢钱、输钱、打平手，赌徒一定会忍不住再去尝试。药物滥用和好赌这两种违反法律或健康准则的行为都具有不能自已的成瘾性，使人为了一时快乐而丧失理智，甚至不惜以倾家荡产为代价。

抛硬币时，人们总有一种能掌控的错觉。每当要抛掷时便会兴奋，不管结果是正面或是反面，大脑都在分泌多巴胺。

瑞士弗里堡大学神经生理学教授沃尔弗拉姆·舒尔茨（Wolfram Schultz）曾做过一个有名的实验。他把微电极植入猕猴中脑多巴胺群集处，将猕猴放入一个装置，里面有两个灯泡和两个盒子。实验开始后，每隔一段时间亮一个灯泡。一个灯亮提示右边盒子有食物，另一个灯亮提示左边盒子有食物。一开始，猕猴会随机打开盒子。找到食物后，大脑的多巴胺神经元会激活。经过一段时间，猕猴每次都能准确找到食物。到了这个阶段，多巴胺释放的时间点便从发现食物时转变为灯亮起时。这意味着惊喜的感觉完全来自亮灯，而不是来自食物。由此他提出假说：多巴胺不是快乐的制造者，而是对可能性和预期的渴望。

人类的多巴胺冲动也来自类似的让人期待的惊喜，如赌博时对结果未卜的渴望。当结果出现时，这种反应已经结束了。对赌徒来说，重要的是过程而不是结果。赌博实际上是用强迫行为来改变强迫观念，并不单纯是为了赢钱。它胁迫大脑，使人成为附庸。

成瘾难题

虽然多巴胺系统在成瘾中发挥了关键作用，但成瘾的机制非常复杂，大脑中的很多脑区、神经递质和神经肽参与了成瘾的形成过程，还有更复杂的神经机制仍然处在人们从未涉足的未知领域。科学界仍然通过类比认识成瘾的本质，但类比并不能形成机制，认识需要恰当的比喻和实际的机理。

人类对脑的了解十分有限，要了解成瘾的本质，必须首先了解脑。

我们要么对大脑功能的基本原理没有充分了解，要么尚未对一起工作的神经细胞进行充分的模拟。如果是后者，就是好消息。大型计算机成本逐渐下降，速度加快，人们距离享受科幻小说里描写的情景理应不是很遥远了。但大多数神经科学家都认识到，我们距离认识大脑和心智是多么遥远。一直到现在，心智似乎不能检测到大脑的存在，大脑也不知心智从而来。

成瘾研究远不是那么诱人。看来构成成瘾基础的不是单一的机制或单一的大脑区域。无论成瘾是什么，它都不处于人类特征的中心。其他物种也有成瘾现象，但是人类成瘾更加复杂，不能将动物研究的结果照搬到人身上。这就意味着，对鼠和猴子的研究可能是搞错了家谱。

在研究像脑这样以连接为特征的系统时，现代科学各自分离的学科体系，以及传统还原论的长于条分缕析、短于整体联系的科学模式能否奏效，仍然是值得怀疑的。所以有这样一种看法：对脑的研究，可能是人类智力所及的最后一个领域。意识是大脑特定区域的属性，是认知的最后疆界，也是一个让现今最睿智的思想家张口结舌、思维混乱的论题。

成瘾不仅涉及生物学，还涉及心理学、医学和社会科学多个领域，不能单一地从生物学角度理解，不能把意识建立在宏伟的生物学大厦之上。人和许多动物都有社会性，正是这一点使成瘾问题变得更加扑朔迷离和复杂，以至于科学界在理解人类成瘾的实质问题时，仍然不得要领。

成瘾现象在人类身上尤其不是一个单纯的生物学问题。我们能够仅通过在脑内发现几个与成瘾有关的受体或化学物质，就声称弄清了成瘾的机制吗？成瘾研究是脑科学研究的一部分，甚至有可能是最难的那一部分。

7

成瘾的心身问题

成瘾药物脑损伤

脑结构损伤

成瘾是一种大脑疾病，即由长期滥用成瘾药物所引起的一种大脑神经细胞形态结构、生物化学和功能改变的慢性病。其特点表现为复发性过程，并伴随明显的心理障碍、行为障碍和法律问题。

人们一直认为，成瘾药物对中枢神经系统的影响主要是功能性的，一般不会造成神经细胞形态和结构的损害。但近年来的研究显示，所有滥用药物都具有神经毒性，可造成神经细胞形态和结构的改变，进而影响其功能。这种形态、结构和功能的损害有时是慢性、永久性和不可逆转的。

研究表明，长期使用吗啡的大鼠中脑腹侧被盖区（VTA）多巴胺神经元的形态学发生改变，体积皱缩 3/4，且合成、储存和释放多巴胺的能力明显降低。阿片类药物可使神经细胞树突和突触变性坏死，数量减少，信息传导通路与功能相应衰减。中枢兴奋剂同样可使树突和突触变性坏死，而在其他部位形成新的神经末梢，建立新的信息传导。反复使用中等剂量冰毒可使小鼠大脑感觉区的锥体细胞、多巴胺神经细胞及 5- 羟色胺神经细胞的末梢死亡，其原因可能是药物引起高热和过度运动所致。

脑功能损害

一项利用正电子发射断层扫描（PET）检测脑内多巴胺含量的研究显示，冰毒可使脑内多巴胺含量明显减少，其程度接近帕金森病。冰毒可降低纹状体突触的多巴胺转运功能。单次和反复使用冰毒后，纹状体突触多巴胺运输分别减少 33% 和 78%。多巴胺运输的明显减少分为两个阶段，第一阶段与多巴胺转运蛋白功能暂时缺乏有关，第二阶段与多巴胺受体被激活、高热和自由基形成有关。

冰毒成瘾者右侧额叶及内囊后肢的神经纤维密度降低，髓鞘损伤，神经胶质增生和细胞凋亡，神经元轴突变性。其可导致额叶白质完整性降低，影响成瘾者的社会认知、执行控制和情绪加工等功能，降低其对负性情绪和攻击行为的控制能力，从而变得冲动且具有攻击性。内囊后肢区域白质完整性的降低可能与躯体感觉障碍、幻听和幻视等有关。

四氢大麻酚（THC）是大麻的一种活性成分。研究发现，THC 可干扰小鼠大脑海马区域神经细胞间的协同作用，这也许能解释为什么大麻会损害记忆。

正常情况下，海马内的神经细胞会形成团簇，以每秒 4 ～ 10 次的速度激发神经脉冲。但是，将 THC 注射进海马后，这种协同作用被破坏了。在 THC 的作用下，小鼠的记忆水平低于正常。由此推测，神经细胞的同时放电对海马功能的正常运行很重要。

吸食大麻会造成部分大脑组织萎缩。墨尔本大学的研究人员曾为 15 名男性大麻吸食者（平均年龄为 39 岁，20 年里每天吸食至少 5 支大麻烟）进行了脑扫描，发现他们的海马和杏仁核体积分别比不吸大麻的男性小 12% 和 7%，且记忆测试表现欠佳。海马的主要功能是调整记忆和情感，而附着在其末端的杏仁核则对控制情绪特别是恐惧情绪起作用。

成瘾药物的心脏损伤

心脏演化与熵增

　　成瘾药物的心脏损害普遍而持久，可以引起心脏重构。为了深入理解这一点，了解心脏的进化结构及其可靠性会有很大帮助。心脏起源于能搏动的血管。脊椎动物的腔室心脏起源于约 5.3 亿年前，其演化经历了管状心→环状心→二腔心→三腔心→四腔心 5 个阶段。

　　鱼类：单心室单心房，完全混合血。

　　两栖动物：单心室双心房，不完全双循环。

　　爬行动物：双心室双心房，心室间不完全分隔。

　　鸟类：双心室双心房，呈完全分隔的四腔心，完全双循环。

　　哺乳动物：双心室双心房，呈完全分隔的四腔心，完全双循环。

　　心脏演化高度保守，基因表达不尽可靠，如遗传性心脏病婴儿猝死综合征（SIDS）、长 QT 综合征、Brugada 综合征、室间隔缺损、房间隔缺损、单心室畸形等心脏遗传缺陷都是心脏在进化上不完全可靠、也不完美的证据。

　　熵增定律是物理学定律，也是系统混乱程度的度量。小到一个粒子，大到宇宙，总是趋于熵的增加，最终达到熵的最大状态，也就是最混乱无序的状态。熵增是不可逆的。薛定谔在《生命是什么》一书中提到了"负熵"的概念，认为生命是依赖负熵为生，与周围环境进行物质交换，从外界吸收低熵物质，使机体的总熵变小，从而处于协调有序的状态。知识也是负熵，学习和经验使得大脑神经细胞排列更加有序，即熵值变小。生命体的熵值增大表现为衰老和疾病。

　　在生命进程中，心脏磨损增加可使熵值增加。发病率随年龄增长而升高的心律失常是最常见的心脏熵增现象。成瘾药物可以通过损害心肌、心脏传导系统和离子通道等心脏功能系统，引起心脏熵增，促使心脏发生心肌重构、神经重构、电重构和离子通道重构，最终造成整个心脏重构，诱发多种心脏病。之所以将成瘾药物的心脏重构进行单独叙述，是由于它引发过很多死亡。

成瘾药物的心脏毒理

虽然成瘾药物不等于毒药，但成瘾者总是超量、长期使用，从而产生毒理作用。除了精神活性，成瘾药物的第二大作用便是毒理作用。精神活性作用于大脑，毒理作用损害器官。

冰毒可致 QT 间期延长、心室肌细胞凋亡。阿片类药物可致心肌冬眠，引起缺血性心肌病、中毒性心肌病、扩张型心肌病和心内感染。成瘾药物常是冠心病、心肌病、瓣膜病、高血压性心脏病的致病因素。

心脏重构

长期滥用成瘾药物引起心肌重构的作用是明显的，表现为以下几个层次：

器官组织：心肌增厚或心壁变薄。

细胞：心肌细胞肥大、凋亡、排列紊乱、成分改变。

基因：心肌纤维化基因表达增加。

冰毒的心肌毒理作用可致心肌坏死、纤维化和心肌梗死。而心肌梗死和炎症的结果是心肌纤维化，这是由心肌重构所致。

有一位 29 岁的成瘾者，从 13 岁开始滥用海洛因，最终死于心力衰竭导致的急性肺水肿。由于死者年纪尚轻，心脏病致死的结论不易被常识所接受，便进行了解剖，发现其心肌存在纤维化改变。其发病过程可能是：使用海洛因→心肌冬眠→感染→心肌炎→心力衰竭→急性肺水肿→猝死。这一进程持续了 16 年之久。

冠心病、心肌病、瓣膜病和高血压均会导致心肌重构，引起心力衰竭和猝死。

心脏神经支配心脏活动。成瘾药物能引起心肌纤维化，而纤维化的组织中缺乏神经分布，心脏神经重构就在此基础上发生，主要包括以下过程：①损伤后去神经化。②神经出芽。③过度再生引起神经纤维密度显著增加。

心脏神经重构使神经对心肌活动的支配出现不均一性。去神经化和交感神经重构常可引起室性心律失常，导致猝死。

在啮齿类动物、非人灵长类动物和人类中，神经末梢损伤可持续 2 年之久。苯丙胺类药物导致的末梢神经损伤表现为肿胀、歪曲、退化，随后会发生心脏神经重构。

离子通道是由跨膜蛋白构成的孔道，允许高度选择的离子通过。离子流保持心肌兴奋性，是心脏电活动的本质。成瘾药物可以重构离子通道，包括钾离子通道、钠离子通道、钙离子通道和氯离子通道。

冰毒可使通道亚基的基因表达下降，抑制钾离子和钙离子通道。同时使通道数量减少，引起离子通道重构，导致心律失常。阿片类药物可开放钾离子通道，关闭钙离子通道，引起离子通道重构。钙离子通道、钾离子通道重构合并传导不均一易引起心律失常。

心脏电重构是恶性心律失常的病因，也是心源性猝死的原因。电重构分为原发性和继发性。继发性电重构为心脏结构重构的结果，原发性电重构可独立于结构重构而单独发生。成瘾药物可造成心脏结构重构，在此基础上发生电重构。短期大量滥用也可在没有结构重构的基础上发生电重构。

冰毒可引起心脏电流重构。其过程是电流重构→电不均一→心脏传导异常→心律失常→猝死。冰毒过量可致猝死，电重构是其元凶。

一旦成瘾药物引起心脏重构，生理依赖将变得和心理依赖一样顽固。戒断期间，除了心理渴求，心律失常和冠心病引起的心悸、气短、头晕等症状也会引发复吸行为。摆脱成瘾药物难在心理依赖的观点并不完全成立。药物滥用引起的永久性器质性心脏损害也是成瘾难以摆脱的重要生理原因。

曾有一位滥用海洛因 38 年的重度成瘾者患有严重的病态窦房结综合征，表现为缓慢型心律失常，戒断期心率低于 30 次／分，同时伴有头晕、心悸、无力，病情严重时生活难以自理。而药物治疗仅能短暂缓解自觉症状，不能明显提升心率，迫使成瘾者借助海洛因将心率维持在 50 次／分左右，以进行日常活动。由于瘾深难填，每日一小包含有大量杂质的海洛因根本产生不了任何快感，他实际上是把海洛因当作药物来用。更有效的治疗是放置心脏起搏器，但需要住院，对于一个家徒四壁的人来说，这是不可想象的。相比之下，每日一小包劣质海洛因相当于一包香烟的价格，还可以"以贩养吸"。他不得不以依赖海洛因的方式勉强度日。这种严重的生理依赖根深蒂固，比心理依赖更难对付。

对瘾深者而言，心理依赖和生理依赖在依赖的构成上难分伯仲。有时，心理依赖可随时间延长而淡化，但伴有严重躯体并发症的生理依赖将随着岁月流逝而加重，上升为长期药物依赖的首要因素。

成瘾的心血管并发症

成瘾药物会对心血管的舒张和收缩、电节律、凝血功能、血脂水平造成严重影响。同时，药物及其杂质还是病菌和污染物的载体，让这些物质借助用药途径进入体内，导致感染和异物伤害。

吗啡是治疗急性心肌梗死胸痛和急性肺水肿的首选药物，治疗剂量下能够适度降低血压、减缓心率，对心脏起保护作用。但是，成瘾的特征是产生药物耐受，需要大剂量甚至超大剂量使用才能获得精神效应。耐受可达到惊人的程度，使成瘾者的用药剂量大大超过正常人的致死量。在这样的剂量下，阿片类药物会引发强烈的拟交感作用，造成心率加快、血压升高。若偶尔用药，上述作用具有改善心功能的价值，但长期滥用会引起心血管系统的自调节功能紊乱，出现舒缩过度、血管硬化、心脏扩大、血管内膜损伤。在滥用史超过 20 年的阿片类药物深度成瘾者中，高血压、冠心病、心肌梗死的发病率高，猝死多见。

可卡因的药理作用是阻止突触间隙多巴胺和去甲肾上腺素的重摄取，表现出拟交感效应，包括升高血压，加快心率，收缩动脉，诱发心律失常、心绞痛、心肌梗死、出血性和缺血性卒中、心室扩张肥大。严重心律失常和器质性心脏损害可引起心源性猝死。

长期大量饮酒易伴发高血压，严重影响心脏功能，造成心肌肥厚、心脏扩大、心肌坏死和纤维化。酒精性心脏病是由酒精及其代谢产物乙醛的心脏毒性所致。

在原有心脏病的基础上使用大麻可引起心肌缺血，因此心肌梗死患者使用大麻十分危险。吸烟是心血管疾病的独立危险因素。

其他心身问题

成瘾是一个全身健康问题

药物成瘾被视为一种脑病，这忽视了成瘾药物长期作用重塑身体器官、改变器官功能的病理生理过程。成瘾是一个全身健康问题，是与药物滥用行为和成瘾药物的药理毒理作用相关的一系列身体损害。与成瘾性脑病一样，成瘾性躯体疾病也是慢性的、难以治愈的。

对于药物滥用史超过10年的成瘾者，躯体疾病的诊断不止一种，通常是多种诊断的组合，形成一个疾病谱。药物滥用损害健康并不是轻描淡写的比喻性疾病。长期的药物滥用造成的身体改变也可能是不可逆的。

成瘾医学如果只局限于研究成瘾精神疾病、心理健康问题、戒断综合征、药物中毒，而不包括成瘾内科学和相关临床学科，是不完整的。成瘾相关疾病涉及所有身体系统。

成瘾并发症是成瘾物质使用风险中最普遍、最棘手的临床问题。然而，在临床和成瘾者的就医行为中，成瘾并发症经常被无视。究其原因，一方面是成瘾者深陷药物依赖及伴随的经济问题而无视自身健康，另一方面来自于急诊系统知识视野狭窄和社会歧视。

就成瘾者而言，除非出现急性危重疾病，他们很少接触医疗系统，很少获得医疗服务。他们会因心绞痛发作而就医，但在症状缓解后，往往放弃继续留院治疗，因为就医与维持成瘾状态占用相同经济资源，治病是为未来打算，而药物滥用满足当下急需，两者是冲突的。就急诊系统而言，由于成瘾相关知识储备不足、回避和受成瘾者"见好就收"的影响，一般仅提供急诊服务，较少住院进行系统治疗。

成瘾者存在全身性营养问题。饮酒会引起营养不良，降低机体葡萄糖的生成量，出现低血糖症。阿片类药物的消化系统药理作用可使胃肠蠕动减慢，消化液分泌减少，食欲下降，消化减弱，排便困难，营养不良。中医十分重视脾胃对全身的营养之源作用，认为"脾为后天之本，气血生化之源"。生化乏源、营养不良会引发一系列躯体疾病。海洛因、苯丙胺类等成瘾药物均可抑制食欲，造成营养摄入不足，引起重度营养不良，甚至恶病质、贫血、骨髓造血异常等。

成瘾药物可通过干扰糖代谢引发全身健康问题，成瘾者糖尿病的高发是由其生活方式决定的。糖、脂肪、蛋白质是三大供能物质。动物体内的血糖水平对于维持大脑清醒和运动不可或缺。血糖存在偏向高水平的现象，因为低血糖对机体的伤害远远超过高血糖。血糖过低瞬间可致晕倒，而高血糖的不利后果需要 15 ～ 20 年才能显现出来。血糖偏高有利于生存和生命活动。成瘾药物抑制食欲，很多成瘾者便以获取高热量的甜食来维持基本的能量需求。

药物对血糖的影响很复杂。药物滥用诱发的糖尿病是一种继发性、由人为因素导致的糖尿病。很多成瘾药物可引发严重的非胰岛素依赖型糖尿病，特别是阿片类药物。可卡因、酒精、咖啡因也可引起血糖升高，尼古丁可增加胰岛素抵抗。酒精可损伤分泌胰岛素的胰岛 β 细胞和分泌胰高血糖素的胰岛 α 细胞，导致糖尿病。酒精性胰腺炎和胰岛素抵抗均会使血糖难以控制，并造成营养不良，引起低血糖症。虽然这并不常见，但易引起昏迷甚至死亡，须及时治疗。

据兰州戒毒康复医院统计，2 型糖尿病约占全部住院患者的 25%；血糖升高者约占全部海洛因成瘾者的 10%。药物滥用年限越长，糖尿病患病率越高。

重要脏器损害

肺与外界直接相通，最容易受到外邪侵犯。将鸦片加热升华为气雾经口吸入肺是传统吸食方式。清代名医叶天士有外邪入侵"首先犯肺"之说，中医称"肺为娇脏"。除了大脑，肺部也存在药物受体。因此，从受体作为药物首先发挥作用的部位来讲，无论吸食还是注射，成瘾药物对肺的损害都是首当其冲的。

由于操作简单、起效快且避免了肝的首过效应，吸入是使用成瘾药物的首选方式。药物及其中的杂质可作用于呼吸中枢、气管系统及肺泡，造成呼吸抑制、局部感染、气压伤和肺泡破裂。严重器质性损伤包括肺气肿、肺大疱（图 7.1）、肺不张、慢性肺纤维化等。病程后期会发生呼吸衰竭而致命。

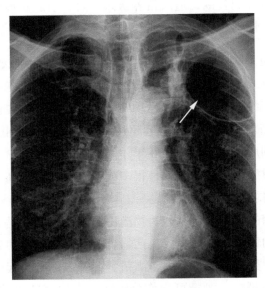

图 7.1 烫吸海洛因 20 年的成瘾者出现肺大疱（箭头）

吸烟和吸大麻时，热烟气会刺激呼吸道并破坏气道上的保护性纤毛。烟草几乎可以引起成瘾药物所能诱发的所有肺部疾病，但肺癌风险最高，因为成瘾者吸烟量很大。阿片类药物能诱导组胺释放，诱发超敏反应和急性缺氧，增加肺毛细血管通透性，引起急性肺水肿，这是 40 岁以下成瘾者的常见致死原因。可卡因是强效支气管收缩药物，能诱发危及生命的哮喘发作，还可诱发心源性和非心源性肺水肿、弥漫性肺出血、肺梗死、可卡因肺和组织肺炎。苯丙胺类兴奋剂可收缩血管，易致高血压和心源性及非心源性肺水肿。饮酒能加重睡眠呼吸暂停。其他成瘾物质（如镇静催眠药、类固醇激素、挥发性有机溶剂和笑气）都能造成肺部损伤。

药物滥用引起的肺部损伤有成瘾药物的直接作用和间接作用。严重肺损伤是不可逆的，表现为肺部结构破坏，影响肺功能，致使成瘾者很难摆脱成瘾，必须用药维持躯体稳态。如果得不到系统的专业治疗，戒断可能意味着丧命。

注射方式引起的肺损害与吸食类似。

消化系统是阿片类药物引起营养与健康问题的焦点。无论口服、吸食，还是注射，阿片类药物均能表现出强大的食欲抑制作用。抑制食欲和减少进食是阿片类药物造成机体免疫力下降的主因。成瘾初期的表现是消化不良，日久可形成营养不良。中医理论认为，脾为后天之本，五脏六腑之大源。脾虚不能供养五脏，就会形成肺、心、肝、肾五脏虚损证候。

阿片受体分布于大脑、脊髓和胃肠道系统，阿片类药物通过结合阿片受体发挥作用，其对消化系统最显著的作用是干扰胃肠动力，减少小肠和结肠收缩的频率，减弱肠道蠕动，造成严重便秘。此外，其可在中枢水平抑制食欲，减少进食，使成瘾者出现严重营养不良。

长期大量饮酒导致的消化系统损害是全方位的。酒精会引起口腔溃疡、龋齿，导致酒精性胃炎，损伤胃黏膜，引发消化系统出血和溃疡。酒精性胰腺炎在酒精成瘾者中发病率高，发生机制是胰腺的自身消化和氧化应激。急性胰腺炎可能致死，也可以慢性化。酒精抑制糖、氨基酸、脂肪、维生素和矿物质等营养物质在小肠的吸收，引起营养不良和腹泻，且与胃肠道癌症有关。虽有"酒是粮食精"的说法，但酒精的营养价值很低，只能提供热量。

苯丙胺类物质具有强大的抑制食欲作用，不少成瘾者是因将其作为减肥药使用而成瘾的。烟草可以增加消化性溃疡发生的风险，与胃癌、胰腺癌的发病也有一定关系。

肝是以代谢为主的器官。俗话说，是药三分毒，而肝是解毒器官。外来或体内代谢产生的有毒物质均要在肝解毒，变为无毒或溶解度大的物质，随胆汁或尿液排出体外。成瘾药物具有毒理作用，大量摄入会产生肝毒性。肝是酒精及其他成瘾物质发生毒性作用的主要器官。

酒精性肝病包括3个病理过程：酒精性脂肪肝、酒精性肝炎和酒精性肝硬化。酒精性肝硬化是肝癌的高危因素。酒精经过肝代谢，生成乙醛和乙酸。乙醛通过干扰 DNA 修复、线粒体功能、脂肪酸氧化和纤维化激活等途径损害肝细胞功能。酒精氧化过程中会产生氧自由基，即氧原子失去 1 个电子而具有氧化活性。氧自由基非常活跃，可以与各种物质发生作用，引起一系列对细胞具有破坏性的连锁反应。在氧自由基的作用下，肝细胞发生纤维化，脂肪细胞发生过氧化。

长期大量饮酒与病毒性肝炎密切相关，其他类型的药物滥用也存在同样的风险。可卡因引起肝炎，冰毒和大麻可造成肝损伤。

肾的主要作用是滤过血液，由肾小球和肾小管组成的滤过结构是脊椎动物的一个典型适应性特征。无脊椎动物也有排泄系统，昆虫具有的一种被称为肾原细胞的过滤细胞也发挥着类似作用。

肾是药物排泄器官，药物引起的肾损害随其种类增多而日趋增多。目前，药物研发能力不断提升，种类繁多，全球药物滥用问题日趋严重，由药物引起的急慢性肾衰竭更加多见。

药物滥用引起的肾损害已成为成瘾医学必须面对的一个重要而棘手的问题。阿片类物质可引起多种肾病，多见海洛因肾病。可卡因造成的急性肾衰竭、高血压肾病发病率高。酒精是肝肾综合征、急性肾衰竭的致病因素。氯胺酮导致的肾衰竭是十分棘手的临床问题。对于肾衰竭，透析和肾移植是最后的治疗手段。透析已成为药物成瘾治疗机构的日常业务。

其他躯体损害

感染是死亡的重要原因。成瘾药物均能不同程度地削弱机体免疫力，使感染发生率增加，且很难通过抗生素治愈，形成多年不愈的慢性感染。其药理毒理作用是对非特异性和特异性免疫功能的全面抑制。阿片类药物还可通过神经-内分泌-免疫调节网络影响免疫系统，作用于中枢阿片受体，介导发挥免疫抑制作用。

机体免疫功能降低的直接影响是使患者对外界病原体入侵的抵抗力降低，一旦有细菌或病毒侵入，很容易形成感染灶，造成全身扩散。尤其是与他人共用注射器时，很容易将外界病原体尤其是肝炎病毒、人类免疫缺陷病毒（HIV）带入体内，引发肝炎和艾滋病。在一些地区，几乎所有成瘾者都合并肝炎。

在美国，阿片类药物滥用每年夺取成千上万人的生命。在非药物滥用人群中少见的感染性疾病，在成瘾群体中则是多发病。在戒毒医疗机构，抗生素的使用占比趋升，与其他医疗机构形成反差。在一个成瘾者身上，往往存在多重感染，因此治疗应精细设计，否则很难奏效。

成瘾药物与性不可分割。进化给了性行为以奖赏，而药物滥用是为了直接生成快感和间接增加性行为而发生的。经常地，药物与性会同时让人上瘾。阿片类药物有镇静作用，能降低性紧张而使人性欲亢进。成瘾初期性欲强烈，中后期降低血清睾丸酮水平，减少精子活动性，造成男性性无能。适量饮酒可解除中枢抑制，降低性紧张，释放性欲。中枢兴奋剂可引起强烈性兴奋，易发生不安全性行为。吸烟会造成精子数量减少和质量下降，降低女性雌激素水平，使绝经期提前。

每个人都应该感谢自己的母亲。母亲的自律给了我们健全的身体，母亲的爱赋予我们健全的人格。很多女性在知道自己怀孕后会停止饮酒和停用成瘾药物，但受依赖深度的影响，一些成瘾者却办不到。药物可以透过胎盘进入胎儿体内。因此，药物滥用对孕妇的影响会波及胎儿，引起发育障碍、畸形、流产、早产和死胎。在妊娠期间滥用阿片类、苯丙胺类、苯二氮䓬类的母亲，其胎儿出生后会出现戒断症状，表现为烦躁、颤抖、惊厥发作、呼吸急促、尖叫、反胃和呕吐等。

孕期戒断阿片类药物会引起胎儿窘迫和早产。与生命相比，戒毒并没有那么重要，如果需要脱毒，可用美沙酮进行替代和维持治疗，不能使用纳洛酮或纳曲酮。苯丙胺类物质易引起胎膜早破、胎盘早剥和胎儿发育迟缓。由于苯丙胺类物质成瘾者戒断不会出现严重躯体症状，故应在孕期停止滥用，戒断时出现失眠和烦躁症状时，可使用小剂量苯二氮䓬类药物短期治疗。

成瘾者对疼痛敏感。在孕妇面临疼痛折磨时，医生应果断使用镇痛药，不能因顾忌其成瘾性而将其推向继续滥用成瘾药物的覆辙。医者仁心，在把生命放在首位的宗旨下，应尽量权衡医学伦理、价值取向、法律、社会等因素，进行全方位把握。对成瘾孕妇的心理和社会支持十分重要，心理干预和专业社会工作者的介入非常必要。心理和社会工作者有科学理论的导航并接受过专业方法的训练，因此能够提供专业服务。

药物滥用对胎儿的影响很复杂。阿片类药物可引起胎儿宫内生长迟缓，这是其抑制母亲食欲引起胎儿营养不良导致的。苯丙胺类物质也可引起胎儿宫内发育迟缓。可卡因具有神经毒性作用，可导致新生儿、幼儿及少年发育及行为方面的问题。酒精和烟草最可能造成胎儿畸形，酒精还能引起胎儿酒精综合征、出生缺陷、神经发育障碍。苯二氮䓬类药物可以导致唇裂和腭裂。

对新生儿戒断症状的治疗主要采取非药物支持治疗，如保持环境安静、温暖、清洁、少量多次哺乳、避免强光刺激等。若出现需要用药的情况（如呕吐、腹泻导致脱水），应进行药物治疗。

皮肤覆盖于机体表面，占体重的 5% ~ 15%，面积为 1.5 ~ 2 m²，是人体最大的器官。两栖动物进化出有腺体的皮肤，能产生激素，布有血管，能防止体内物质丢失，保护体内组织器官免受外界侵袭。皮肤病是发生在皮肤及其附属器的一大类疾病，药物滥用是皮肤病的致病因素。

希特勒喜欢发表演讲，经常会在演讲后满脸通红，大汗淋漓，因此医生用麻醉剂让虚脱的希特勒重新恢复清醒。皮肤科医生台奥多尔·莫勒尔（Theodor Morell）几乎每天都给希特勒注射兴奋剂。在用药过程中，希特勒抱怨皮肤搔痒，把耳朵和脖子挠得血淋淋的。

药物滥用会导致内分泌失调，注射用药会使情况变得更加严重。成瘾初期的皮肤表现为瘙痒，这常被视为快感来源的一部分，有越搔越痒越舒服的特征。痒是皮肤的一个功能，药物刺激产生的瘙痒类似于对性感区的轻微刺激，可以带来快感。

药物滥用者皮肤过敏、银屑病、疥疮等皮肤病的发病率远高于普通人群。急性蜂窝组织炎、皮肤脓肿、坏疽、继发性细菌性手部淋巴性水肿、接触性皮炎和过敏性皮炎等更常见。

在人类心灵深处，隐藏着自毁欲望。人们总是深陷负面思维，极具负能量意识。至于那些拥有被称为自毁型人格的人，不过是将这种欲望强化、放大，发展到了极端水平。药物滥用总是伴随着自毁行为，事实上，其本身也是一种自毁行为。

自毁型人格有一种期望最差结果的极端想法，他们无惧疼痛，对伤痕万般痴迷，爱往伤口撒盐，为逃避或遗忘将自己陷于无法自拔的毁灭境地。

药物滥用的危险行为有各种表现，如安全意识淡化；为获得毒品铤而走险；因社会歧视、众叛亲离、抑郁而悲观厌世；苯丙胺类物质引起思维混乱、妄想所致的自毁行为；非同寻常的戒断症状引起自伤自残，如感到蚂蚁噬骨而割肉清除蚂蚁等。成瘾者的自杀率较普通人群高 10 ~ 15 倍。

药物滥用者的外伤事件司空见惯。与普通人群相比，他们更易致残或致死。酗酒者的外伤更加普遍，其外伤发生率是不饮酒者的 2 ~ 3 倍。饮酒外伤包括交通事故、烧伤、溺水、伤害、自杀未遂和跌伤等。可卡因成瘾者易出现交通事故、伤害和杀人。苯丙胺类物质是诸多残忍自伤及伤害事件的"导演者"。

由于治疗依从性不高和经济原因，药物滥用人群的外伤事件常会留下残疾。手术后易形成慢性伤口、骨折长期不能愈合、形成习惯性关节脱位、反复发生吞噬异物，这些问题均使治疗变得复杂而棘手。一旦深度成瘾，就不会珍爱生命，也不会重视治疗。

神经精神障碍

有镇静作用的成瘾药物有助于睡眠。研究表明，鸦片可以促进睡眠。在意识仍然清醒的状态下，鸦片可以诱导使用者进入睡眠状态，使身体睡眠与意识睡眠分离。虽然意识没有入睡，但没有烦恼，没有焦虑，有时似梦非梦。实际上，镇静与催眠完全是两码事。酒精也可以助眠，但过量饮酒诱导的睡眠类似于昏睡，睡眠质量不高。醒酒时，要比平时睡得更久，醒来后仍会感到精神疲惫、无精打采、身体不适、头脑不清晰。而一夜无药的高质量睡眠会令人头脑清晰，精神健旺、精力充沛、心情大好。

苯丙胺类兴奋剂可以振奋精神，减少睡眠，改善情绪，增强耐力。用药间歇期使用者可出现抑郁淡漠和连续睡眠，恢复常态后又进入下一个滥用周期。大麻催眠可以是药理作用的直接效果，也可以是因其减轻焦虑、疼痛的间接作用。茶碱是一种中枢兴奋剂，可以干扰睡眠，造成入睡困难。长期喝茶的人，睡眠似乎没有受影响，但偶尔喝茶会干扰睡眠。

成瘾者的睡眠问题比其他人群更为突出，其作为脱毒之后的慢性残余症状参与诱发复发。阿片类药物成瘾戒断期间的失眠症状是一个令人烦恼的问题。中枢兴奋剂导致的睡眠失调表现为睡眠效率降低、夜间觉醒时间延长。大麻的戒断反应包括睡眠质量下降和时间缩短，这会导致持续滥用。戒酒者睡眠不足，噩梦频繁，这种情况将持续数年。有的人试图重新饮酒以改善睡眠，减少噩梦，这对于维持操守确实是一种挑战。失眠加速衰老进程，深度成瘾者会早衰约 20 年，在 50 岁左右时即老年病多发，进入老年状态。

奇怪的是，无论医学、心理学还是灵性治疗，对失眠的治疗结果都不太理想。促眠药物治疗是有效的，但长期使用易形成依赖，特别是已经患有药物依赖的人。对于成瘾者的睡眠障碍，既要治疗失眠本身，也要考虑药物渴求和其他慢性症状，取效更加不易。中正的治疗要考虑生理、心理、生活嗜好、精神疾病、睡眠环境等多方面的因素，从而进行综合干预。一般来说，将成瘾者的睡眠障碍作为一个纯粹的医学问题是不够明智的。

在成瘾人群中，心脑血管疾病十分常见。最常见的脑血管疾病是缺血性脑梗死，其中腔隙性脑梗死的发病率最高，大面积脑梗死病情危重。其可能的机制是不溶性杂质随静脉或动脉流入脑内，造成微小血管梗死。大面积梗死一般见于患有高血压、糖尿病、心脏病等疾病的成瘾者。这些因素会导致血管壁受损、血液成分及血流动力学改变，尤其是心房颤动使心脏内附壁栓子脱落，进入脑动脉，导致大面积梗死。

海洛因引起脑血管疾病与以下因素有关：①心内膜炎继发中枢神经系统血管病变。小包海洛因纯度不高，含有滑石粉、淀粉、咖喱粉、士的宁、咖啡因、甘露醇、奎宁、乳糖等掺杂物。静脉注射含有掺杂物的海洛因可致心内膜炎，并继发脑栓塞。②对血管的毒性损伤。海洛因所含杂质到达脑内对血管壁产生毒性作用。③呼吸抑制引起脑缺氧，导致脑病和双侧苍白球坏死。④高血压并发症。⑤超敏反应。超敏性血管炎性血管壁改变，见于易感素质者。

成瘾药物直接发挥作用的部位大多集中在脑内，其对于中枢神经系统是一种刺激，因此不可避免地会产生直接毒性作用，导致神经细胞或组织不可逆的病理性改变。其中阿片类药物、巴比妥类药物和苯丙胺类物质的危害更大。神经毒性作用的范围可能仅限于脑内的某个区域，也可能弥漫全脑，可以仅发生于中枢神经，也可能波及外周神经。

成瘾者常共患其他精神疾病，称为共病。这在药物成瘾中是一种普遍现象。共病不是某些特定疾病的组合，一种药物成瘾可共病任何一种或几种精神障碍，反之亦然。例如，海洛因成瘾共病重度抑郁症、酒精滥用共病惊恐障碍、多药滥用共病精神分裂症及边缘型人格障碍等。药物成瘾与抑郁症等多种精神疾病的关系密切，共病现象普遍且复杂。50% ～ 70% 的成瘾者共患精神疾病，20% ～ 50% 的精神疾病共患物质成瘾。

如何识别共病并区分成瘾者的精神症状是由成瘾物质引起还是独立的精神疾病，是困难的。根据第 5 版精神疾病诊断与统计手册（DSM-5），发生在成瘾物质中毒或戒断期间，以及戒断后 1 个月内的精神、情绪症状常由成瘾物质引起，不诊断共病。但是，如果在滥用期间或戒断后表现出严重的精神、情绪症状，并且远远超过了成瘾药物在相应的用量和时间上可能引起的症状，即可能是由独立的精神疾病引起，需要考虑诊断为共病。筛查和诊断精神疾病通常使用量表，并需要一个连续的观察过程，不能仅通过一次单一的评定就做出诊断，应尽可能避免和减少成瘾药物对诊断结果的影响。

苯丙胺类兴奋剂可导致精神分裂症，这是一种不能被任何人理解，也不能被自己理解的疾病。记忆损害是其核心症状，识别特征是幻觉、妄想和不自知。药物滥用比精神分裂症更易产生幻觉。精神分裂症并不会像药物滥用一样流行，因为自然选择不会保留精神分裂症的基因。除了精神分裂症，药物滥用还可引起精神症状，以幻觉和妄想为主。这一点支持了精神分裂症的多巴胺假说。这一假说认为，精神分裂症源于某些大脑区域多巴胺的过度活动，而药物滥用的大脑特征也是多巴胺神经元释放过量多巴胺。

除了精神分裂症，成瘾药物还能引发精神障碍，对于先天性精神异常或人格缺陷者尤为危险。精神障碍与成瘾药物的中枢毒理作用有必然联系。成瘾药物所致精神、意志的麻醉和瓦解作用致使成瘾者能感知客观环境中并不存在的感官刺激，并信以为真。在幻觉的支配下，成瘾者会做出危险动作和意外行为，极为危险。另一种精神障碍是思维障碍，表现为妄想，其内容多荒诞不经、离奇恐怖，有被迫害及罪恶感。在这种思维支配下，成瘾者会出现伤（杀）人或自伤（杀）行为。

疼痛的脑机制

疼痛及其生存价值

汉传佛教讲究吃素，原因便是肉食来源于杀生，这也体现着佛教对动物痛苦的怜悯。那么，所有动物真的都有痛觉吗？

蜜蜂研究者曾观察到一只正在采蜜的蜜蜂突然遭到一只狼蛛的袭击，它的后半身被吃掉了，但仍然不停地吸蜜，蜜汁从断裂的腰间流出来，似乎它对发生的事情浑然不觉。螳螂交配也是人们所熟知的例子。身体小巧的雄性螳螂在和身躯庞大的雌性螳螂交配时，一不留神就被一口咬掉大半个身子。雄性螳螂的蛋白质进入雌性螳螂的消化道，为孕育下一代提供营养物质。类似的现象还发生在蜘蛛和蝎子的某些种群内。这是动物延续物种的一种特殊方式。

长期以来，人们似乎认为至少某些动物（如昆虫）是完全没有感觉、不知疼痛的。如今，已有不少研究昆虫的学者在关注这一问题。昆虫其实对伤害也有反应，生物化学研究显示它们受伤后会立即分泌激素。显然，生物能对伤害做出反应，而我们理解的疼痛是心理反应。

对疼痛的感觉与神经系统相联系。我们对鼠、狗、马、猴子等哺乳动物的疼痛十分熟悉。当一匹马在疼痛中战栗时，我们的心也会为之紧缩。

对人类而言，疼痛和痛苦是一种无处不在的体验，是大脑的功能。

符合人类认知的疼痛应具有两个硬件，即伤害性感受器和大脑。植物能够对伤害做出反应，蚯蚓也能回避伤害，但由于缺乏必要的神经机制，说树枝和蚯蚓也会像我们一样疼痛是不好理解的。人类和其他脊椎动物（特别是哺乳动物）有相似的神经系统，这代表狗的疼痛和我们相似。哺乳动物有情绪，暗示着它们的疼痛和痛苦与我们别无二致。生物学家认为，鱼类如同鸟类和哺乳动物，也能感受疼痛。疼痛和痛苦在生物界是普遍现象。

虽然疼痛总是让人产生消极情绪，但疼痛在动物适应环境过程中是不可或缺的防御机制。疼痛的实际功能不是折磨我们，而是提醒我们有危险。法国哲学家勒内·笛卡尔（René Descartes）于 1644 年首次提出了疼痛效用理论：疼痛是一种警告信号，以阻止进一步的伤害；同时也是一种惩罚，教你学会躲避伤害，如一旦被火烧伤，你就会缩回手避免更严重的组织伤害，并变得对火更加敬畏。

那些有基因缺陷的先天痛觉缺失者丧失了最重要的保护反应机制，在遭遇生活中随处可遇的危险时，会因不能及时回避而受到严重伤害，乃至因过多身体伤害而夭折。先天痛觉缺失者的肢体上布满各种伤害留下的伤疤。有一个更常见的例子，阿片成瘾者身上常会留下一些被烟头烫伤的痕迹，这是由吸食鸦片后暂时的痛觉麻木造成。生活中，如果遇到肢体上有圆形伤疤的人，你应该首先想到他是阿片成瘾者。毕竟，先天痛觉缺失者甚是罕见。

疼痛具有三重生理学意义：第一，短时疼痛使动物从有害刺激源退缩，避免进一步伤害。第二，长时疼痛促发退缩，促进进食、喝水等行为，有助于康复。第三，疼痛的表达是一种社会信号，既警告同类不要步其后尘，又要求社会成员有照料行为，以提升受伤者的存活率。

在动物活动中，战斗和交配意义重大。在战斗和交配中，抑制疼痛具有特殊意义，否则基因传递将无法进行。因疼痛而影响战斗或交配是动物不能承受的物种遗传损失。野外观察和实验室研究发现，动物和人都会在战斗中全力以赴，哪怕是皮毛撕裂、伤口流血，仍勇往直前。只有战斗结束平静下来时，才会呜咽着舔伤口并表现出疼痛。除了猎食与保护领地，战斗的作用还包括争夺配偶。用玻璃棒轻轻碰触雌鼠阴道会导致痛觉缺失，这一机制显然有利于使交配不受干扰而增加受孕机会。在人类身上也有同样现象，刺激性器官能减低对疼痛刺激的敏感性，但并不影响触觉感受。

疼痛与脑

疼痛是一种有意识的大脑活动，实际上是一种意识。胎儿在母体内成长到 28 周（即 7 个月）时便有了疼痛感。这时，胎儿脑内才发育出能对疼痛刺激做出反应的神经组织。在此之前，胎儿只对刺激做出伸缩四肢的自然条件反射，是无意识的。大脑的痛觉中枢是丘脑、下丘脑及脑内的部分核团和神经元。疼痛涉及广泛的脑区，因此必然进入意识领域。

疼痛有学习的成分，因为对神经元的集中刺激会增强突触，使得未来受到同样刺激时反应更强烈。这种机制对于学习和记忆很关键，但不幸的是，疼痛也采取同样的机制。疼痛刺激的集中作用会增强痛觉神经元。事实上，是大脑学会了疼痛，并越来越擅长于此。可见，对于急性疼痛的早期治疗是多么必要。极端地限制麻醉药品的临床使用会使疼痛慢性化。

对于常见的轻微伤害，人们只要咬咬牙，很快就消失了，这是大脑自助机能的功劳，是本体镇痛药内啡肽在发挥作用。

动物体内存在内源性镇痛物质。一个英国研究小组从猪的大脑中获得了与鸦片制剂作用相似的小蛋白质，他们按照表示"头"的希腊语"Kephalos"将其命名为"Enkephalin"，即脑啡肽。机体在紧张或疼痛状态下会生成这类物质。

在生理和心理应激条件下，脊髓、脑干、下丘脑和垂体的神经细胞都能产生高水平的内啡肽，使机体进入兴奋状态，这时痛觉会变得迟钝，肌肉耐力增强，出血时间缩短，以便进行战斗或交配，从而保全个体，延续物种。

疼痛的心理成分

疼痛是一种意识体验，所有感觉都有意识性，但疼痛感觉和意识的关系更加复杂。

疼痛的心理因素不亚于生物因素。疼痛感更多来自于对疼痛的理解和解释。无助者痛甚，富于自我效能者能应付疼痛。外控倾向者易焦虑、抑郁，对疼痛采取无效应对；内控者能有效应对疼痛而易于康复。恐惧者活动减少，功能失调，引起疼痛慢性化。愤怒可加重疼痛。过度注意往往使疼痛持续，变成生活的主调。如果生活是空的，疼痛会填满它。有医疗福利者，疼痛治疗效果差；诉讼能延长疼痛病程；社会支持缺失增加疼痛体验。身体素质低下者抗痛能力下降，生活混乱者疼痛治疗的依从性降低。

更多现象表明，疼痛不仅是一个生理症状，更是一个心理社会议题。

人类每平方厘米的皮肤上有 200 多个感受疼痛刺激的敏感点——游离神经末梢，而只有约 25 个压力感受器和相近数量的毛发。如果皮肤受到伤害性刺激，这些对疼痛敏感的神经末梢就会把感觉化作电化学冲动，沿着神经到达脊髓后角，上行至脑干，再抵达丘脑。信息在丘脑经过加工处理，最后到达大脑皮质，那里的十几亿个神经细胞接收到疼痛信息，加上情绪色彩而被人感知。在抽开反射的参与下，运动神经会风驰电掣地做出反应，受到疼痛刺激的肢体便在刹那间缩回了。由于神经传导速度非常快，整个过程在瞬间发生，且神经越粗，发生得越快。

虽然疼痛是一种神经反射过程，但我们不能把疼痛简单还原为机械的反射活动，它是一种不愉快的感觉和情感体验，即一种以感觉和情感为特点的主观认知。疼痛不仅有躯体标准，如强度、部位和性质，还有情绪考量。

毫无疑问，疼痛伴随着强烈的情绪反应：恐惧或愤怒。丘脑被视为疼痛中心，带有强烈情绪色彩的痛觉是伤害性刺激经过丘脑加工后的产物。有人曾损毁丘脑相关部位，使人虽能感到疼痛，但不那么烦恼。搅和着疼痛出现的消极不良情绪使人更加难以忍受疼痛。心绞痛患者总处在焦虑和紧张之中，这种不良情绪通常会使病情恶化。除生存意义外，疼痛引起的其他情绪反应对生存不利。

对付疼痛

原始人治疗疼痛的方法不外乎巫术、药物和酒精。在伤口上撒一撮土，念念有词，巫术起到了安慰和催眠作用。酒精可以麻醉神经，减轻对疼痛的感受。而草药能够治疗各类疼痛，其中一些至今仍是治疗疼痛的主药。然而，大自然为我们准备了一样东西，无论是在消除疼痛还是在改善情绪方面，它都卓越无比。人类从中获益的同时，也付出了代价。这就是"声名显赫"的鸦片！

人类学家研究人类的牙齿化石时发现古人类主要吃植物。在寻找食物的过程中，他们常因食用了某些植物而使病痛减轻，有时甚至能使病痛得以消除，由此发现一些植物具有治疗疾病的作用，也因此有"医食同源""药食同源"之说。为了治疗疾病，远古人在发现并熟悉了某些自然产物的功效后，又开始有意识地尝试，进行身体试验，逐渐积累了药物学知识。动物药、矿物药和炼金术扩充了药学宝库。

考古证据显示，在商代金文中已有"药"字出现。西周时期的宫廷已设有专业的"医师"（《周礼·天官冢宰下》）。现存最早的药学专著《神农本草经》中，载药 365 种，以应一年 365 日之数。其中记载了许多能治疗疼痛的药物，如乌头、细辛、川芎等。疼痛圣药延胡索始载于唐朝陈藏器的《本草拾遗》，距今已 1200 多年。

西方医学之父希波克拉底不仅重视饮食疗法，也重视药物治疗，其著作中记载了约 400 种草药，许多具有镇痛功效。公元 78 年，欧洲第一位权威草药医学专家古罗马军医戴奥斯柯瑞迪（Diostorides）出版了《药物学》一书，记载了 600 种药用植物，主要记述了创伤药，是最早的创伤医学专家。

在 15 世纪的明朝，中国陆续引进了一些外来药，如《本草纲目》收载的曼陀罗、番红花、阿芙蓉等。阿芙蓉就是罂粟，当时用罂粟"止心腹胫骨诸痛"。后来，有的医家认为罂粟是治疗疼痛的最有效药物。未成熟的罂粟蒴果浆汁的干燥物就是鸦片。当时鸦片早已被西方广泛用于镇痛。

鸦片的出现使所有镇痛药都黯然失色。与其他镇痛药通过外周发挥作用不同，鸦片直接通过大脑中枢起作用。独一无二的强大鸦片是人类史上的一个伟大发现。从此，人类在治疗疼痛中开始走向成功。

疼痛是疾病信使，痛觉最难适应，约 1/4 的人因疼痛就医。疼痛是诊断疾病的重要信息。剧烈牙痛常使人心烦意乱，坐立不安。头痛患者几乎什么也干不了，不能思考，不能阅读，不能投入精力工作，眉头紧蹙，愁眉不展。对于在事故中受伤的人，疼痛和伤残是对心理和肉体的双重打击。

疾病总是伴随着疼痛，所以病痛并称。消除病痛成为医学的追求，成为千百年来的医疗宗旨。成立于 1974 年的国际疼痛研究协会对疼痛的定义是：疼痛是一种与实际或潜在的组织损伤相关的不愉快的感觉和情绪情感体验，或与此相似的经历。这一表达表明，疼痛不仅是一种症状，它本身也是需要认真对待和治疗的疾病。

以前，疼痛一直被视为疾病的伴随症状，认为只要病治好了，疼痛就会不药而愈，因此，"头痛医头，脚痛医脚"被贬斥为"庸医"策略。如今，疼痛已成为一门学科，很多医院设立了疼痛专科，形成了专门致力于疼痛研究和治疗的医疗队伍。对疼痛的重视和治疗是 20 世纪医学的重要进步之一。对付疼痛需要"治病不求本"的庸医式方略，因为很多时候，我们都不知道"本"在哪儿。

当初，医生们感到惊奇，极少量的吗啡（通常 10 mg）居然就能起到镇痛作用。如果要让它在所有细胞上发挥作用，这个剂量显然太小了。因此，一定有特殊的作用部位能优先结合吗啡分子。进化不可能为外来物质创造这样的结合点，因此势必有自身生成的化合物，结合它们才是阿片受体的本来任务。科学家们果真找到了与吗啡有相似作用的体内蛋白质——内源性阿片肽。阿片发挥作用的方式与内源性阿片肽完全一样，它与脑内阿片受体具有良好的亲和力。在包罗万象的生物界，除了罂粟，还有其他能够如此神奇地模仿本体镇痛剂的物质吗？在制药工业中，100多年来，也只有寻找吗啡衍生物这样一条最成功的道路。自近代以来，人们以吗啡为蓝本寻找衍生物开发镇痛药。

鸦片的首要作用是镇痛。在这一点上，它比任何自然物质都要强大，在已知的物种中，没有哪个物种在对付疼痛方面像鸦片一样无可替代，这保证了人类持续种植它。它对伤害性疼痛具有强大的镇痛作用。对绝大多数急性疼痛和慢性疼痛的镇痛效果良好，且有高度选择性，在消除痛觉的同时，不影响其他感觉，触觉、视觉、听觉一如平常，运动、神志和意识不受影响。注射 5 ～ 10 mg 吗啡就能起作用，药效可持续 4 ～ 6 h。

鸦片的另一大作用是改变情绪。它能改善由疼痛引起的紧张、恐惧、绝望、沮丧、愤怒、焦虑等情绪反应，提高患者对疼痛的耐受力。使用鸦片几秒钟内即可产生极为深刻的欣快感，将人带入一种飘忽无定的美妙游离状态中。鸦片的作用在数分钟内消退，转入一种无忧无虑的安谧宁静之中。鸦片还有良好的镇咳作用，它直接抑制咳嗽中枢，而不与外周神经"较劲"。其止泻、催眠、治喘等效用也一直为中医和西方传统医学所熟知。但鸦片的副作用也不能等闲视之，最令人担忧的便是成瘾性。连续使用可产生耐受性和成瘾性，一旦停药即出现戒断现象，包括疼痛、失眠、焦虑和流泪等数十种症状，让成瘾者苦不堪言。为避免痛苦，成瘾者常不择手段地想要得到鸦片。

鸦片制剂能够很容易地透过血脑屏障，结合脑中阿片受体，通过中枢发挥作用，影响行为。血脑屏障由致密的组织细胞组成，用来保护大脑免受血液中有毒物质的侵害。许多药物都不能穿透血脑屏障，而海洛因通过两个挂在吗啡分子上的乙酰基能轻易地越过血脑屏障，使大脑中吗啡的浓度急剧上升，结果便是即刻出现的精神快感和心醉神迷。

直至今日，疼痛科医生的选择也并不多，吗啡、哌替啶（杜冷丁）、美沙酮、丁丙诺啡、曲马多……这些十分有效的药物无一不是属于阿片制剂或阿片的衍生物。没有哪种药物能满足全部要求，但这些药物在治疗疼痛上均各具本领。显然，生物进化并非围绕人类需要的主题进行。当以人的需要来考量时，没有什么是十全十美的。但是，换一种眼光，从进化的角度来看问题时，我们会发现无数神奇的事物。对于阿片，我们只能正视它的成瘾性，合理地利用它，让它为人类的福祉服务。

慢性疼痛是一个令人生畏的挑战。成瘾药物通常都有镇痛作用，阿片类药物以直接镇痛著称，酒精因麻醉而消痛，镇静催眠药具有镇静、镇痛、抗焦虑作用，可卡因、咖啡因可增强镇痛药物效果，大麻能改变大脑对疼痛的感知。

疼痛作为最难适应的自觉症状，是患者求医的主因。由于鸦片的强大镇痛作用，它成为古代西方的万应灵药，经历了一个"没有鸦片就没有医学"的时代，而这个时代竟然长达上千年。在没有实验室和影像技术的古代社会，有病无病全靠诉说和观察，而疼痛是被诉说得最多的症状，为"医不叩门"的传统医疗行为创造了条件。

疼痛与成瘾密不可分。人类在探索自然的过程中拥有了鸦片，在探索自身的过程中迷失于鸦片。疼痛医学史为理解药物成瘾提供了一条途径。

8

成瘾的干预

成瘾医学

医学问题

人们一直将成瘾者表现出的极富戏剧性的人格和行为特征视为品行问题。由于吸毒行为的社会危害性，很久以来又将其视为社会问题，采用限制自由的强制措施进行非专业对待。世界卫生组织将成瘾定义为一种脑病。脑成像研究正在提供越来越多的证据，证明成瘾大脑存在结构和功能的改变。

经验证明，将成瘾视为品行或社会问题所采取的措施成本高昂且效果欠佳，而源于医学的干预措施却有明确疗效，如药物维持治疗。经验和科学研究以越来越强有力的证据支持成瘾是一个科学问题。国际麻醉品管制局的报告指出，获得药物依赖治疗应被视为健康权的一个要素。治疗应当是自愿的，并尊重人的自主权。这是将成瘾视为健康问题所得出的结论。

戒毒治疗

成瘾治疗具有其相似性，以阿片类药物成瘾为例，脱毒治疗以阿片受体激动剂、半激动剂半拮抗剂为主。激动剂包括美沙酮，半激动剂半拮抗剂包括丁丙诺啡。尚有针对急性戒断症状相关受体的药物治疗，如作用于去甲肾上腺素受体的可乐定和洛非西丁。福康片、济泰片、益安回生口服液等中成药也是国内常用的药物。

防复吸治疗是脱毒后续治疗。复吸的诱因十分复杂，包括躯体诱因、心理诱因和环境诱因，在这些类别中，又有许多具体因素。防复吸的药物治疗仅针对阿片受体，用药物占据受体，从而阻止阿片类药物发挥药效。阿片受体拮抗剂纳曲酮就是这样的药物。这是一种尝试，其疗效受制于多种因素，如依从性。

药物维持治疗是戒毒治疗的重要组成部分。阿片类药物成瘾是慢性病，难以治愈，根治只是一个奢望。戒毒治疗的目的不应设定为改写大脑程序而实现根除，复发间隔延长便是治疗成功。寿命是有限的，一个人的吸毒史不可能很长。经验表明，随着复发次数增多，间隔时间趋于延长。有 10 年以上吸毒史的人，两次失控的药物滥用行为的间隔时间可长达 20 年，甚至更长，间隔 10 多年的情况十分常见。从这个意义上说，有很大一部分成瘾者是可以摆脱成瘾药物控制的，但另一部分成瘾者却难以实现这个目标。共病或并发无法治愈的躯体或精神疾病（如艾滋病、哮喘、肝硬化、恶性肿瘤、糖尿病和心脏病）的成瘾者很难摆脱毒品。对于此类成瘾者，药物维持治疗就变得必要。

美沙酮维持治疗起源于 20 世纪的美国。它的作用并不是"戒毒"，而是"维持"，是用有治疗优势的、合法的美沙酮替代海洛因，维持成瘾状态。美沙酮的成瘾性毋容置疑，但它具有血药浓度维持时间长（每天只需用药 1 次）和口服有效两大优势。在合适的剂量下，美沙酮不产生欣快作用。

除了美沙酮，丁丙诺啡也可用于阿片类药物成瘾的维持治疗。除了是阿片受体的半激动剂半拮抗剂外，它的特殊之处在于其"封顶效应"，即呼吸抑制作用不会随给药剂量增加而加强，使用安全。研究显示，持续使用丁丙诺啡一段时间后，停药不会出现明显的戒断症状，纳洛酮催促试验阴性。

药物维持治疗的主要价值是减少危险的药物滥用行为，降低危害（如注射吸毒感染 HIV）。同时，维持成瘾者身心平衡状态，保持一定的社会功能。

在美国，成瘾者能够选择的治疗方式包括门诊治疗、住院（所）治疗和治疗社区。国内成瘾者可选择社区治疗、住院治疗和隔离治疗。社区治疗是在社区、家庭的支持、监督和保障等措施下进行。住院治疗一般选择专门的戒毒医疗机构，除了药物脱毒，还可以提供心理干预、精神科治疗，给予成瘾者一个缓冲期，为后续治疗奠定基础。由于成瘾治疗没有真正的"自愿"，且存在成瘾程度深、合并精神疾病和严重躯体疾病、缺乏必要的社会支持等情况，隔离戒毒治疗对成瘾者而言可能是唯一选择。

除了由社会提供的治疗手段，许多个性化方式受到不少人的青睐，如旅游戒毒、宗教戒毒、自我隔离、移居他乡避开原有环境等。有时，这些方式能成功。曾有一位深度成瘾者，10多年来一直边工作边旅行。流连山水之间，保持心智的清醒，摆脱了成瘾药物的控制，过上了自主的生活。

成瘾涉及精神心理紊乱、全身器官功能性和结构性重构，是一系列病理生理状态。这一状态维持的时间越长，并发症的发病率就越高。例如，成瘾药物对心血管系统的长期药理毒理作用可使心血管系统发生功能和结构两方面的变化，形成高血压、冠心病和心律失常的病理生理基础。

成瘾并发症的病理生理变化与内科疾病相似但不相同，治疗方法不完全相同，难度更大。由于往往共存多种并发症，用药须考虑细致周全，兼顾多重损害，同时考虑精神心理因素，与精神心理治疗同步进行。单纯精神科或普通内科治疗的疗效欠佳。

成瘾治疗的范围包括成瘾本身和躯体疾病。无论躯体疾病是并发症还是共病，治疗都要考虑成瘾因素，在诊断评估、用药、疗效判断诸方面均有别于常人。

由药物成瘾引发的疾病包括成瘾性脑病、成瘾性精神病和躯体并发症。精神疾病常与药物成瘾共病。成瘾10年以上者并发症显著增多，其病情轻重和病症多少与成瘾年限相关性强，而与年龄相关性弱。

成瘾相关疾病发生与成瘾物质的关系是多方面的：①成瘾药物的药理、毒理作用。②成瘾者的不良生活方式和营养不良。③身体适应性改变。如药物受体的上调和下调。④成瘾药物易化和加重精神疾病。⑤成瘾行为造成的感染。⑥成瘾者危险行为造成的损伤。

成瘾者躯体疾病的医疗是零散而不系统的，且常被忽视。急诊是大多数成瘾者唯一能接触到的医疗服务。患有严重躯体疾病的成瘾者，戒毒机构一般不予收治。至少有1/4的深度成瘾者无法得到任何形式的医疗服务。有调查表明，因躯体疾病导致药物滥用频率上升及成瘾程度加深者占75%，其中大部分人因躯体疾病而复吸。但在国内，成瘾医学似乎不包含躯体疾病，也不包括内科，这也许是药物滥用防治领域的权威专家主要是精神科医生的缘故。流行病学也很少涉及有关躯体疾病的研究。成瘾医学重"瘾"轻"病"，背离了"瘾深则病"的规律。这种忽视导致戒毒医疗设施欠缺，医疗服务不专业，将规模庞大的深度成瘾者群体拒于各类医疗机构之外。

成瘾并发症在发病和治疗上有其自身规律，可以自成学科。它有独特的致病因素和发病规律，伴随急性或慢性戒断症状，可形成多重诊断，躯体疾病诊断以成瘾为背景，有多药耐受，部分患者需要隔离措施以完成治疗。诸如此类，都是成瘾性疾病与非成瘾性疾病的差别，只有从事戒毒治疗的专业医生才可以处理。

成瘾治疗既包括药物依赖的治疗，也包括躯体疾病的治疗。

成瘾的中医治疗以"证"为依据。阿片类药物依赖会形成 3 组症状群，即成瘾症状群、戒断症状群和稽延症状群。成瘾症状群出现于依赖形成之后，戒断症状群出现于急性戒断期，稽延症状群是戒断之后的残余症状。3 群症状涉及多系统，是一系列全身性失调。针对阿片受体的激动剂和其他受体的靶点治疗对这种复杂局面作用有限，对稽延症状无效。稽延症状是成瘾症状的延续，是戒断症状的残余，需要多系统、多靶点的合成疗效。由于中医的整体思维，以及中药多成分、多靶点的优势，对稽延症状群表现为多器官、多系统损害者很是适宜。

中医观点认为，一旦成瘾便生成"证"，"瘾"即是"证"。药物滥用期间，由于很少有戒断症状，标准的受体激动剂或半激动剂半拮抗剂治疗便无价值，但中医可以针对已经出现的"证"进行辨证论治。成瘾的众多并发症实际上是在滥用阶段形成和发展的。阿片类药物具有镇痛、改善心境、增加心血管系稳定性等掩盖作用，使身体损害从依赖形成之时即开始累积，从成瘾症状、戒断症状，一直延续到稽延症状。

中医辨证论治的整体方法可以应用于成瘾治疗的任意阶段。虽然它不能完全控制急性戒断综合征的部分症状，但较长疗程的治疗能够发挥针对单个受体的药物所难以企及的整体疗效。著者和西北师范大学心理学院丁小斌教授、上海交通大学医学院袁逖飞教授课题组合作进行的经颅磁刺激＋中药福康片戒毒治疗研究，以及由著者牵头的省级专家组开展的一项为期 3 年的戒毒中药临床多中心研究表明，福康片可以作为全程治疗药物，应用于阿片类脱毒期和康复期的治疗，充分显示了其多靶点、全方位的优势。中医治疗对成瘾药物的类别并无特殊选择性，这完全符合中医治"证"的特点，而西药针对特定受体，仅能治疗由该受体功能失调引起的少数症状，对成瘾药物的种类有选择性。中医药显示了作用于非单个受体的全面性，对成瘾引起的症状群均有疗效，可用于治疗阿片类成瘾，对其他类型成瘾药物引起的躯体损害也有治疗价值。

人们对成瘾共病和并发症药物治疗的必要性似乎没有争议，但对于成瘾本身的药物治疗，在认知上存在巨大差距。脱毒治疗不是可有可无，它涉及人权、生命和健康。药物脱毒是传统意义上治疗的开始。对成瘾者而言，有效的药物脱毒治疗强烈暗示着戒毒治疗的有效性，因为普遍观念认为，有好的开始就有好的结局。对合并严重躯体疾病的患者而言，安全无痛苦的药物脱毒可以避免病情恶化，减少死亡风险，是可以救命的，不仅是减少痛苦那么简单。

对于那些认为成瘾源自品行问题、相信单纯法律措施足以解决问题并主张惩罚的人来说，实施规范的药物脱毒治疗仍然是一个挑战。

成瘾的统合治疗

药物成瘾的全身健康问题使其共患的精神疾病和合并的躯体疾病成为治疗中的棘手问题，对细化专业分科背景下的临床医生提出了挑战。各类戒毒机构常规开展脱毒治疗和身体康复，有的还能提供心理咨询服务。实际上，部分戒毒机构缺乏开展标准化脱毒治疗的能力，更不用说统合治疗。其关键是人才匮乏、人才单一。众多因素中的一个决定性因素是戒毒机构的社会地位因服务对象的污名化而被拉低。人们在因药物滥用引发的非道德行为歧视成瘾者或因成瘾行为反复而丧失对成瘾者信心的同时，也对戒毒机构及其工作人员存在刻板印象，缺乏信任。

尽管针对躯体依赖和精神依赖的治疗是有益的，但统合药物依赖、精神疾病、躯体疾病的全方位治疗的优点尤其突出。这种一站式的统合模式可以避免机构分割、分段操作对成瘾者的拒斥作用，克服成瘾者求医动机缺失的不足，还可以消除地域分离造成的就医成本增加和实施不便等因素。最大的好处是可以实现全方位的统合治疗，达到理想的疗效。

目前国内已有这样的统合治疗机构，如兰州戒毒康复医院，即具备成瘾医学、心脏内科、神经内科、内分泌科、精神科、感染科、中医科等多方面的专门人才，可以对成瘾及其并发症、精神疾病进行专业治疗，一站式解决问题，消除了部门隔离、运行低效的弊病。

共病的治疗是一体化的，包括物质成瘾和精神疾病两方面。心理治疗、药物治疗、危机干预、康复治疗和社会支持等措施均可融合在一体化程序中，涉及医学、心理、社会和文化等多个领域。在药物治疗共病前，须慎重考虑治疗药物本身的毒副作用、耐受性和成瘾性。原则上首先选用非药物治疗，如疗效不理想，则考虑选用非精神活性药物治疗，如抗抑郁药、抗精神病药、锂盐和非苯二氮䓬类抗焦虑药丁螺环酮等。非药物治疗和非精神活性药物治疗的疗效均不理想时，再考虑选用苯二氮䓬类药物、阿片类药物和中枢兴奋剂。应注意，成瘾者共患的精神疾病不同，供选择的治疗药物也有所不同。各种治疗措施之间存在互补关系，如心理治疗等非药物措施不能有效缓解抑郁症状时，可加用抗抑郁药作为补充，而不是用抗抑郁药替代心理治疗。

成瘾治疗原则和伦理

美国国家药物滥用研究所（NIDA）组织专家制定了 13 条成瘾治疗的基本原则。就成瘾是疾病而言，这些原则具有普适性。

个体化治疗原则　每个成瘾者药物滥用的起因、遗传、初始状态、基础疾病、共病、并发症、家庭关系、社会支持和药物滥用史等治疗相关因素千差万别，综合考虑个体诸多因素的治疗是最适用的。个体化治疗就成败而言至关重要。

治疗的方便性和可及性　成瘾药物的血药浓度随成瘾者理性程度的变化而改变。受到药物强迫的成瘾者，是无法自主的。就改变自身处境而言，在没有戒断症状和心理渴求困扰的情况下，很多成瘾者都希望摆脱药物依赖状态。但当戒断症状出现、渴求强烈时，用药的想法就会战胜一切，包括理性。成瘾者没有灵魂自由，让其维持稳定的戒断愿望是不现实的。如果成瘾者在理性恢复时寻求戒毒治疗而不可及，很可能就会失去机会。因此，治疗途径应多样且方便可及。

采取综合性治疗措施　成瘾作为脑病，涉及与大脑功能相关的躯体、认知、心理、社会等诸多方面的改变。一揽子打包的方法才能解决簇集的问题。是否采取综合措施关乎治疗成败。

治疗方案的灵活性　成瘾是一个复杂问题，治疗过程是一个探索过程。治疗进程中会出现预料所及和意想不到的挑战，故应制订灵活的方案，并在实施过程中不断修正。

足够的治疗时间　成瘾治疗的时间因人而异。成瘾程度浅者，治疗时间不宜过长；程度深者，治疗时间不宜过短。致瘾因素多者，治疗时间宜长；因素少者，治疗时间不宜长。总之，治疗周期不是越长越好，特别是就隔离戒毒而言。隔离时间过长会让成瘾者气馁，也使其错失大好时光，丧失发展机会。等到年老路窄，就可能一条道走到黑了。

重视心理行为治疗　成瘾心理和行为是成瘾的基本特征，有针对性的治疗是其难点和关键点。

积极采取药物治疗　药物以前是、将来也必然是成瘾治疗的希望所在。实际上，只有药物治疗的突破才可能从根本上解决成瘾难题。如果将药物成瘾视为慢性病，当作糖尿病、高血压一样对待，药物治疗便是控制疾病发展的主要方法。现有药物美沙酮、丁丙诺啡均是有效的戒毒治疗药物。

积极治疗共患精神障碍　成瘾共患精神心理疾病十分普遍，要想取得持久疗效，就应当同时解决成瘾和共患的精神心理障碍。

脱毒治疗只是治疗的第一阶段　脱毒治疗是戒毒治疗的前提。虽然脱毒对于戒毒的成败并不起决定作用，但良好的脱毒是基础，是好的开端。药物脱毒不光是减轻痛苦，对患有严重躯体疾病者而言，是安全的必要措施。

治疗并非自愿才有效　虽然出于自愿的理智选择可为治疗提供动力，但过分强调自愿、轻视甚至否定由于社会压力或司法干预而进入治疗程序的做法是有失偏颇的。由于成瘾药物的强迫作用，稳定持久的自愿极少见，绝大多数成瘾者在理智恢复时能够做出戒毒决定，但在症状逼迫下会放弃以前的明智选择。研究证明，迫于社会压力和司法干预进入治疗程序的成瘾者的治疗参与率和保持率显著升高，治疗效果提升。

定期监测成瘾物质的使用　无论戒烟、戒酒还是戒毒，通常都要经历一个渐进的过程。因此，戒断期间偶尔使用成瘾药物是很常见的现象。监测成瘾者的药物使用情况对于其保持无药状态和调整治疗方案具有一定价值。

艾滋病和其他传染病的评估与咨询　成瘾者是艾滋病及其他传染病的高危人群。成瘾治疗不仅意在摆脱毒品依赖，也包括降低艾滋病及其他传染病感染风险的干预，如艾滋病自愿咨询监测服务。

治疗的长期性　成瘾涉及大脑物理结构的变化和躯体多系统多器官的永久性伤害。即使治疗非常成功，也应防止复发。为此，有必要主动防范，如加入自助组织、做正念冥想练习等。

伦理原则是医疗和科研活动中的最高准则。在成瘾治疗中，遵守伦理原则遇到众多难题和严峻挑战。僵化伦理原则会使治疗一筹莫展，放弃伦理原则会使治疗失去价值。药物滥用的隐私性和敏感性、成瘾者的谎言和对治疗的抵触、医学伦理和法律的冲突、不同身份工作人员的价值冲突，都是造成治疗伦理复杂化的因素。成瘾治疗需要坚持一些基本的伦理原则，以下 4 条至关重要。

第一，尊重自主权。要充分尊重患者的自主权。即使出于专业考量，也不能将治疗者的想法强加于患者。经常发生的情况是：理论上的最佳方案就某些个体而言是不适合的。例如，支持治疗中常用维生素 C，但有消化道戒断症状的成瘾者使用后会产生胃酸增多、胃部不适或恶心呕吐的不良反应。有过这种治疗经历的患者通常会拒绝治疗。遇到类似情况时，治疗者应充分尊重患者对治疗方案进行选择的自主权利。任何时候都不要以权威自居，忽视患者选择。

第二，尊重人格。在成瘾治疗中，尊重人格更加重要。成瘾的后果之一便是背离社会伦理，乖常的成瘾行为引发的歧视根深蒂固。人们很少对成瘾者以礼相待，特别是管理人员，而成瘾者对人际交往的气氛却异常敏感。建立信任关系是医疗的前提，而尊重是建立信任关系的前提。治疗者应尽量跳出道德评价的窠臼，以脑病看待成瘾，以患者对待成瘾者。在尊重人格的大前提下，尊重患者的决定和个人权利。语言表达要中性、科学、客观，消除偏见，如询问病史应尽量避开具有评价性的"吸毒"这一表述，而使用中性词汇，如"使用冰毒"。治疗者的仪表也是尊重的要素。

第三，保密。成瘾行为涉及很多个人隐私，导致成瘾者会以说谎作为防御策略。治疗者应只关注对治疗有价值的信息，消弭窥探他人隐私的非理性兴奋。除伦理原则允许的少数情形外，医者应为患者严格保密，诚信正直，履行承诺。与药物滥用无关的信息，更应严格保密。

第四，具备能力。这是对治疗者资格的要求。成瘾医学涉及内科学、精神医学、药学、流行病学等学科，是一个交叉学科。若不经过专门训练，任何相关学科从业者或专业人士都不能在短期内成为合格的成瘾治疗者。在进行成瘾治疗之前，治疗者要对自己的学科局限和个人局限有清醒的觉察，弥补学识和经验的欠缺，而不能将自己视为一块砖，哪里需要哪里搬。成瘾治疗早期确实出现过由于缺乏知识和经验等造成生命流失的情况。

　　成瘾治疗中会遇到一些情况需要进行伦理选择，以下常见情况供成瘾治疗者在临床工作中思考和抉择：①成瘾者拒绝承认存在药物滥用或成瘾问题。②成瘾者感染传染病。③成瘾者因精神或心理原因有产生暴力行为的可能性。④管理人员希望了解成瘾者的一些敏感问题。⑤成瘾者因希望破灭而拒绝治疗。⑥成瘾者希望延长麻醉药品的治疗周期。⑦成瘾者拒绝服用含有麻醉成分的药物。⑧体内药物检测的知情同意。⑨诈病、自伤等其他问题。

心理治疗

慢性脑病

药物成瘾是一种慢性脑病。目前成瘾机制的研究主要集中于奖赏系统，以及与情绪活动和记忆有关的杏仁核及海马区域。人们一直认为，成瘾药物对中枢神经系统的影响是功能性的，一般不会造成神经细胞形态和结构的损害。

实际上，成瘾者的大脑发生了结构重塑，是无法"被说服"的。以语言为工具的心理治疗可以在一定意义上重塑大脑。心理治疗针对认知，而认知改变伴随着大脑微观结构的变化，可以引起突触重塑。但与长期的成瘾重塑相比，其作用并不强大。因此，对于深度成瘾，心理治疗可以作为辅助手段，但在初尝毒品阶段和滥用早期介入有根本性的重要价值，可以发挥一级或二级预防作用。

治疗入手

虽然语言改变大脑连接方式的作用与成瘾药物重塑大脑的作用相形见绌，心理治疗在成瘾者滥用期间介入的效果不佳，但在完成脱毒治疗之后，针对复吸因素的心理干预能发挥防复吸作用，即心理治疗要在脱毒之后，从复吸原因入手。在初尝毒品之时进行心理干预是最佳时期，但由于药物滥用的隐匿性，这一阶段经常被错失。

初染成瘾药物的原因和复吸原因是不同的。针对初染因素的心理干预难以实行，心理治疗的目标通常只能定位于复吸因素的心理干预。过于关心成瘾者的人格特征和个性特点对治疗无益。经验表明，成瘾者的人格及个性特征似乎并不存在明显的非同寻常之处。

治疗方法

药物依赖的心理治疗尚无公认的特异性有效方法，但目前认为心理治疗有效。其形式包括个体治疗、家庭治疗、集体治疗等。认知治疗是最适合的语言治疗。一般认为，认知治疗可促进成瘾者的认知转变，减轻其现实生活中的精神压力。认知行为治疗的主要目的包括：①改变导致适应不良行为的认知方式。②改变诱发药物滥用和复吸的行为方式。③帮助成瘾者应对急性或慢性渴求，强化不复吸的正常行为。

复吸预防 基于认知行为治疗，帮助成瘾者增加自控能力，以避免复吸。基本方法包括：讨论对吸毒、戒毒的矛盾心理；找出诱发渴求、复吸的情绪及环境因素；找出应付内外不良刺激的方法、打破重新滥用药物的恶性循环。负性情绪引起复吸，消除负性情绪的意义显而易见。

集体治疗 使成瘾者有机会发现他们之间共同的问题、制订切实可行的治疗方案；促进相互理解，学会如何正确表达自己的情感和意愿，有机会共同交流戒毒的成功经验和失败教训。相互监督、相互支持。

家庭治疗 强调人际间、家庭成员间的不良关系是导致成瘾和复吸的主要原因。有效的家庭治疗能打破否认模式，消除对治疗的阻抗，促进家庭成员间的感情交流。

正念冥想

正念的本质和要义

正念是佛学八正道（正见、正思维、正语、正业、正命、正精进、正念、正定）之一，含有当下念头之意。具体来说就是要时时刻刻觉察自己的起心动念、行为举止，持之以恒，不放纵欲望。芸芸众生，实际上花掉约 50% 的清醒时光来走神，沉湎于杂念、欲望、焦虑、烦躁、自责、不满等情绪状态中（席大红，2021）。

正念即刻意集中注意力，集中全部精力于此时此地，达到愉悦、松弛、好奇、全心接受。它是一种身心调节方法，主要用于减压、管理情绪和优化效率，使人们从无意识的昏睡中清醒，体验意识和无意识的极限。长期处于压力之中会对脑产生毒性作用，很多国家将正念用作减轻心理压力的自我疗愈方法。近年来，正念冥想被越来越多地应用于药物依赖的治疗中。

身体和心灵是一个整体，呼吸是连接身体和心理的桥梁，能够协调身心、促进知行合一。正念训练可以提高注意力，回笼无法掌控的思维。当思维限于无法掌控的负性状态时，压力、焦虑会产生压力激素，让身心浸淫其中，而正念能产生多巴胺，带来欢愉、平和、安宁。紧张消耗能量，正念聚集能量。

正念强调对当下的察觉和采取不评判、开放、接纳的态度，不悲过去，非贪未来，心系当下。世界上没有全能的休息场所，如内心无法安定、焦躁不安，就永远无法拥有真正的休息。而正念让人活在当下，在任何环境都能获得平静安宁。正念具有如下要义。

专注　对目标的全情专注。

现时此刻　感知当下的存在。

非反应　响应而非反应。凡抗拒之物，将持续存在。

非判断 看清事物本源，不做判断。

全心开放 内心注满慈爱、激情、温暖和友爱。

接纳 将不良行为与人区分开来，全然接纳自己。愿意看到事物的真实样貌。无论生活中发生什么事情，都能看清事情的原貌，不被评价、欲望、恐惧和偏见所蒙蔽，从而采取适宜行动。

放下 是一种顺其自然接纳事物本来样貌的态度。对于所经历的一切，应放下心中刻意看重或排斥的倾向，让各种经验如其所是地呈现，保持时时刻刻的观察。

无为（不争） 达成目标最好的方式就是不要用力追求所渴望的结果。取而代之的是分分秒秒如其所是地观察所有人和事物，进而接纳当下所呈现的一切。

信任 要训练自我负责的能力，学习倾听与信任自己。有趣的是，越是培养对自己的信任，就越能信任他人，并看到他人善良的一面。

耐心 训练耐心使我们明白，更多的活动或思考无法让我们活得更富足，反向操作才有可能。耐心，就是单纯地对每个瞬间全然地开放，承接蕴含其中的圆满，明白事物只能如蝴蝶般、依其自身的速度展开与呈现。

非评价 首先，对于各种内在或外在经验，要能觉察内心川流不息的评价与惯性反应。其次，学习从这些评价与惯性反应中后退一步。当开始学习关注自己的内心状态时，我们会惊讶地发现，原来我们总是不停地评价各种体验，对于所见的一切，几乎都以自己的价值和偏好为基准，不断地分类并贴上标签。对某些人或事物给予积极评价，是出于若干理由对他们感到愉悦。抱怨某些人或事物，是因为对他们感觉不好。其余的则归类为中性，因为他们与我们不相干，几乎不会注意其存在，也不会引起兴趣。

如果要找到一种更有效的方式来面对生活中的种种压力，第一要务就是能觉察这种自动评价的习惯。当这些想法浮现时，以下的做法非常重要：首先，明白这些都是评价性的想法；其次，提醒自己先搁置这些评价，既不追随这些想法，也不给出任何惯性反应，只是单纯观察心中所浮现的一切，全心全意觉察呼吸。

实际上，正念正在被视为一种人生态度和生活方式。良好的生活方式可以抵消岁月摧残。

正念训练方法

进行正念训练时，首先应掌握正念练习方法。其次，每天安排固定的时段，在宽敞明亮、温度适宜，以及配有音视频设备、瑜伽垫和座椅的空间里，自行练习或组织同步练习。无上述条件者，选择安静舒适的环境即可进行。

正念呼吸法 呼吸十分关键，是心身的桥梁。正念呼吸法的具体步骤包括：①基本姿势。坐在椅子上，稍挺直背部，离开椅背；腹部放松，手放在大腿上，双腿不交叉；闭眼。②用意识关注身体的感觉。感受身体与周围环境的接触，如脚底与地板、臀部和椅子等；感受身体被地球重力吸引。③注意呼吸。注意与呼吸有关的一切体验，如空气进出鼻孔、胸腹的起伏、呼气与吸气之间的停顿、空气温度等。不必深呼吸，也不用刻意控制呼吸，感觉像是等待呼吸的自然到来。尽管可以用意识控制呼吸，但呼吸本质上是自主的。也可以计数呼吸次数"1、2、3……"，使效果更明显。④抵抗杂念。呼吸是意识的锚。一旦杂念浮现，就以呼吸为锚点，将注意力重新拉回来。即便产生了杂念，也是正常现象。⑤习惯养成。练习不分时间长短，5～10 min 皆宜。重要的是每天修炼，形成习惯。

正念全身扫描法 具体步骤如下：①平躺并关注呼吸。如果环境不适合平躺，也可以坐在椅子上进行，有意识地关注呼吸时腹部的起伏。②将注意力集中在左脚尖。脚接触袜子或鞋的感觉如何，脚趾与脚趾之间的触感如何。③扫描全身。从左脚尖开始扫描全身。吸气时，设想空气从鼻孔进入，流经全身后进入左脚尖；吐气时，设想聚集在左脚尖的空气流经全身，从鼻孔呼出。全身各个部位都可以这样做。从左脚尖到左大腿的扫描结束后，可以从右脚、右手、左手和腹部等其他部位开始扫描全身，观察有痛感的身体部位，并扫描这一部位。

正念动态冥想法 具体步骤如下：①步行冥想。采取任意步行速度，但在开始时慢一些；有意识地留意手脚肌肉和关节的变化，感受其与地面的接触；给动作分类，如手在摆动时，留意手部动作的不同状态，帮助进一步集中注意力。②以站姿进行动态冥想。站立，双脚打开与肩同宽，伸出双臂在身体两侧缓缓抬高；将注意力集中在腕部肌肉的变化，仔细感受血液的下流和重力；慢慢将手臂抬高，再慢慢放下，反复几次。③以坐姿进行动态冥想。坐在椅子上，从后向前慢慢转动肩膀，用心感受肌肉和关节的变化；转动1次后，从反方向再次转动肩膀，以同样的方式集中注意力。坐姿有助于放松，但困乏时也容易打盹。④日常活动中的动态冥想。有意识地关注日常活动的动作，如穿衣服、梳头等。吃饭时，关注食物的色泽、气味、口感和食物在口腔内的触感，以及唾液的变化。

正念人际关系改善法 人际关系实际上是人们生活于其中的心理环境，对心理的影响很大。正念人际关系改善法的具体步骤如下：①保持正念的意识状态。持续进行10 min常规正念冥想，注意力从消极情绪重新集中到当下。②回想让你不愉快的人。内心浮现那个给你造成压力的人，关注想起他时身体的感觉与内心的变化。③在心中对他默念以下句子："希望你能避开各种危险，平平安安"，"希望你幸福，安心自在"，"希望你身体健康"。④对自己曾经伤害过的家人、亲戚、朋友、同事、邻居等真诚地说：由于我的原因对您造成了伤害，现在我发自内心地向您道歉，保证不再故态复萌，并尽最大能力补偿您的损失。

正念愤怒情绪控制法 愤怒其实是大脑为了保护自己而开启的一种紧急模式。大脑一旦受到来自外界的过度刺激，便会分泌抑制思考活动的去甲肾上腺素，让人失去理智。当发现自己怒不可遏或对某种事物产生强烈渴求时，可以用4个步骤来控制冲动情绪：①认知。"啊，我生气了"。认识到自己正在生气，但不要把"愤怒"和"愤怒的自己"画上等号。②接受。接受自己愤怒的事实。毕竟，我们并非圣贤，学会对自己生气的事实不加以评判，允许其存在。③调查。观察自己愤怒时身体有何变化，如心率变化如何、哪个身体部位感到紧绷。④保持距离。不要过度纠结自己愤怒的情绪，与它保持一定距离。

正念压力消除法 当恐惧或外来危险导致压力刺激过强时，便会影响交感神经，产生一系列生理反应，如心悸和呼吸过速。在某种程度上，正念可以缓和这种焦虑感。从运作机制上来看，正念的交感神经抑制作用可有效缓解焦虑。为了防止压力的产生和恶化，可以尝试压力呼吸法。首先，注意压力来临时的变化。采取正念冥想的基本姿势；将造成压力的原因总结成一句话；在心中默念这句话，同时感受身体和内心有何反应。其次，将意识集中在呼吸上。计数自己的呼吸"1、2、3……"；感受紧绷的身体慢慢舒缓、逐渐放松。最后，将意识扩散至全身。扩散注意力，设想全身都在呼吸；吸入空气时，设想对压力有所反应的身体部位在吸气，随着呼吸起伏，有意识地保持该部位放松；将注意力扩散至周围空间。

冥想及其要领

冥想是运用想象创造想要的生活，其已在临床医学领域形成系统体系。冥想专注于一种感觉，如呼吸的感觉、你的身体、你的思考或情绪、意识中最强烈的任何东西。应保持正面心态，虚怀若谷。开始冥想时，闭上眼睛想象。此时，可出现视觉型的形象，或听觉型的语言，或混合觉的多种感受。冥想的步骤是设定目标、创造意象、经常关注、正面赋能肯定。放松是开始冥想的第一步，即进入冥想的门户。

肯定是最为重要的冥想元素。首先要跳出习惯性重复负面思想模式和态度之窠臼。肯定陈述的要领包括以下方面。

始终用现在时态　应避免使用人们习惯说的"我将……"句式，因为将来时态代表着当下无为。要说"我现在有了……"，因为事物必先在内心创造出来，然后才会在现实中呈现。

正面方式　创造正面的精神意向，用它引导自己，如说"我按时完成了任务"，而不要说"我不能再拖延了"。负面词汇会产生负面意向，无论是否使用了否定之否定结构。有时，负面陈述似乎更自然，这是一种习惯，也许正是这种习惯造就了失败的人生。

简短而蕴含强烈情感的短语　冗长的句子缺乏能量，当你和很多人一起交流时，言语不搭调可能连说话的机会都得不到。肯定陈述要清晰简洁，有能量，承载强烈情感，这样才会在自己内心和他人心中留下深刻印象。应把打造自己的语言体系作为成功的要件来对待。正面的语言创造积极的心态，充满正能量的人不走运都难。

感觉对路的语言　言语反映一个人的经历和认知，对一些人对路的话不见得适用于另一些人。肯定正面的陈述应具有心理支持作用，对自己对路，对听者有触动。做到这一点并不难，因为大多数人生活在所熟悉的语言环境中。在遇到挫折时，甘肃本地有一句方言"多大的事煞！"，这往往会对当事人产生十分积极的影响，带来明显的心理支持效果。

创造新事物新形象　语言要善于变化，只有变化中才蕴藏着生机。要善于创造新事物新形象。如果一概说习语套话或流行语，其所承载的真实含义会被喜新厌旧的大脑所忽视，变成没有实际意义的僵尸语言。很多人实际上并不理解听说了几十年的老话，尽管耳熟能详。创造新事物新形象以产生新语言，听起来容易，做起来并不简单，它需要精神动力、学习和自我更新，甚至脱胎换骨。因此，成为冥想家需要长期练习。对普通人来说，不必成为冥想家，但凡修炼必有收获。

信念般地坚定　相信你的肯定陈述会成为事实，例如，世界看起来无往而不可爱；生活全然美好，如花盛开；一切都如云烟，一切都会过去；所有道路都通向我。

冥想不一定要花好几个小时，持续几分钟的练习更为易行且有效。冥想方法有很多，以下举几个例子。

迷你冥想　以友善和接纳的态度感知外在体验和内在心智，保持觉醒状态。

呼吸空间　可以在几乎任何时间和任何地点进行，根据自身条件自由控制。共分为 3 个步骤，每个步骤持续 1 min。练习时保持脊柱垂直，这样会产生有尊严的感觉。可以采取坐姿或站姿，坐姿更为适宜。①开放注意力。以开放的意念忠于自然体验，观察身体和思想情绪正在发生什么。②聚焦注意力。集中于呼吸感觉。③再次开放注意力。将注意力有意识地扩大到整个身体和宽广的呼吸空间，专注于整个身体都在呼吸的感受。

接地和能量流动　适合在每一次冥想的开头做，目的是让能量流动起来。

背部挺直，安坐在椅子或垫子上。闭上眼睛，缓慢而深长地呼吸，从"10"数到"1"，直到感觉完全放松。想象在脊柱尾部发出一条根，穿过地面，伸展到地下。也可以将它想象成树根，深深地扎进地壳中，形成一根长长的接地索。想象地下的能量通过这根索向上流动（如果坐在椅子上，就让能量穿过脚底向上），涌入全身各个部位，然后从头顶流出。反复进行，直到感觉能量通道已经建成。然后开始想象宇宙的能量从头顶流入，穿过身体，向下经过接地索和脚底流入大地。同时感受这两股不同方向的能量之流，以及它们在体内和谐共存。

创造心灵幽境　冥想时，给自己创造一个心灵幽境是必要的。那是一个安谧宁静、安全祥和、景色迷人，能够安放灵魂的理想处所，是完全可以按照唯美主义、模仿 10 万年前非洲热带大草原的迷人秘境的私人作品。闭上眼睛，放松下来。想象身处美丽的自然环境中。它可以是你任意喜欢的地方……阿尔卑斯山下秀丽的村庄、喀纳斯或赛里木湖夏日的森林边缘、三亚或夏威夷的海边，或者小说中的桃花岛，甚至是外星上一处诱人之地。无论在哪里，都能让人舒坦、愉悦、平和，体验身临其境的草香、花香、和风和声响。在此处，你可以做任何事情，你或许想在那里建造一座木屋，也可以筑起一座高台，安坐其上，不会有任何野兽攀登。你可以置身于更新世阳光明媚的午后，高智慧的动物群在森林湿地上自由自在，和平共处。空气富氧，虫鸣鸟叫，一条小路一直蜿蜒到看不见的地方。身旁的桌上摆放着美酒、咖啡、水果、香茗和你喜欢的任何东西。你可以在那里读书、写作或接待来宾，与客人共赏美景，倾心交谈，意气风发。从此之后，这里就成为你的心灵幽境，只要闭上眼睛，你就可以到达那个没有压力、没有争斗、宁静美好而又绝对安全的地方，实现身心的放松和双重疗愈。冥想蕴藏着巨大的创造力。

冥想充电　该练习很适合在早晨醒来时进行。平躺，双手置于身体两侧或合拢于腹部。闭上双眼，呼吸轻松而细长，气流出入鼻孔，自然天成，感觉很舒服。想象头顶环绕着一个闪耀着金光的光环。将意念放在光环上，感觉它是从头顶发射出来，同时做 5 次深长呼吸。接着，转移意念到喉部，想象喉部发出一个同样的光环。想着光环，做 5 次深长呼吸。随后，想象光环从胸部发射出来，做 5 次深长呼吸，让能量增长。然后，转移意念到肚脐附近的区域，想着腹部中央放射出金色光环，同时做 5 次呼吸。接下来让骨盆部位发出光环，做 5 次深呼吸，感觉光的能量在壮大。最后，想到腿部环绕的金色光环，深呼吸 5 次。身体串起 6 个闪耀的光环，深深地呼吸，呼气时能量从头顶沿身体一侧向下流至脚，吸气时沿另一侧上升至头顶，如此流转 3 圈。然后，呼气时能量从头顶流经身前至脚，吸气时从背部上升到头，循环 3 次。想象能量聚合在身体下部，慢慢穿过身体上升到头顶，就像金光喷泉一般，从头顶喷涌而出，经身体表面流回脚，重复几遍。此时，身体会被能量充满。冥想中的光要是可见光，因为它能量适中，是能够赋予身体能量的光子。紫外线太强，高能辐射是伤害性的，而红外线太弱，没有多少力量。最好将光波想象成金色或红色，它们携带着适宜的能量。

成瘾者的正念疗愈

正念是东方古老智慧与西方当代心理学的完美融合。心理学界致力于研究正念，使其成为心理学的概念和技术。正念将注意力集中于当下体验所培养的觉知，用一种开放和接受的态度活在当下。这听起来简单，做起来却并非易事。人脑中每天会产生各种想法，这种翻来覆去、浮想联翩的状态被称为"猴子思维"，易引起大脑疲劳。每天产生的成千上万个想法使很多人并不能活在当下，而是在后悔过去或担心未来中浪费时光。将注意力集中在当下的人们更快乐。如果能摆脱猴子思维，大脑便能充分发挥作用，提高专注力和判断力，抑制浮想的反复呈现，有益心智。正念可以控制情绪、平息焦虑、调节睡眠、控制渴求，是成瘾者实现摆脱毒瘾的一项操作性技术。

对于摆脱成瘾控制，正念可发挥几方面的疗愈价值：①有助于认清自己面临的问题和可利用的资源。②帮助修复家庭支持系统。如婚姻变故、感情淡化、长期争吵等。③消除负性情绪。正念可缓解负性情绪，如焦虑、恐惧、悲伤、内疚、挫折感、不安全感和自我效能低下等。④改善人际关系。缓解人际冲突、危机、纠缠、抗拒和疏离。⑤增强自身能量。

梦资源的利用

睡眠和做梦

梦在潜能开发、人际交往、人格重建、自我实现诸方面意义非凡，在心理健康、疾病诊断、心理咨询中有重大价值。梦出现在睡眠中，睡眠是哺乳动物、鸟类和鱼类的自然休息状态。规律的睡眠是生存的前提。睡眠占人类生命历程的1/3。依据脑电图的变化，睡眠状态中的脑电波可分为快波和慢波，由其构成的睡眠时相分别被称为快速眼动（REM）睡眠和非快速眼动（NREM）睡眠。REM睡眠期间常做梦，眼球的快速移动是由做梦者观察梦中移动的景物所致。

做梦时的脑电图与清醒时相同，而与无梦睡眠不同。在REM睡眠中，肌肉处于麻痹状态，以免做梦者做出梦境中的动作来。随着年龄增长，做梦的持续时间会减少。一般而言，NREM睡眠恢复体力，REM睡眠恢复脑力。睡眠可以巩固记忆，能将通常由情绪控制的、并不十分关联的不同类型的记忆组织成一种陈述性结构。剥夺睡眠会增大错误记忆产生的可能性。

动物睡眠　每一种多细胞动物都有睡眠和觉醒的昼夜节律，脊椎动物才能出现睡眠行为和脑电变化。鱼类、两栖动物和爬行动物有觉醒和睡眠的周期转换，但无REM睡眠。鸟类才有明显的REM睡眠，占睡眠时间的3%～5%。至少就其脑电图来看，所有哺乳动物似乎都会做梦。从鼠到象，都有明确的NREM睡眠和REM睡眠。植食动物（如啮齿类动物、食草动物及反刍动物）的睡眠时间短，REM睡眠少，通常占比不超过5%。猎食动物睡眠时间长，REM睡眠时间也较长，可占20%或更长。

动物是行为的主动创造者，表现在动静两方面，会自动产生以24 h为周期的睡眠和觉醒变换。这一观点受到早期心理学的强烈抵触。20世纪中叶的行为主义心理学认为，一切行为都来源于外部刺激，睡眠和觉醒之间的切换必然依赖于外部线索,如光线和温度的变化。后来的研究证实,动物自发地出现静息和活跃的周期变化,即使环境不发生任何改变也是如此。控制昼夜节律的基因在哺乳动物和昆虫中大致相同。

睡眠并非率性而为。为什么睡觉?自古希腊以来,这个问题一直让哲学家和科学家着迷。它是一个令人费解的生物状态,从果蝇到蓝鲸,几乎每一种动物都有睡眠状态。蓝鲸在遇大风大浪时不睡觉,等风平浪静之后,便由一条雄鲸把所有家庭成员聚在一起,呈辐射状漂浮在海面上睡觉。人们似乎从未发现过美丽的金鱼睡觉,其实当它一动不动时,就是在睡觉。因为金鱼没有眼睑,睡眠时眼睛总是睁着的。猫头鹰惯于夜间活动,白天睡觉,睡觉时总是睁一眼,闭一眼。由于缺乏自卫本领,生活在山岭中的野山羊总是提心吊胆不敢入睡。为了休息,它们会跑到土拨鼠的窝里睡觉,因为土拨鼠非常机灵,一有风吹草动,会集体怪叫起来。这仿佛是在给野山羊报警,让它们能很快逃之夭夭。海豚看起来昼夜 24 h 都处于运动之中,实际上它的睡眠方式与其他哺乳动物不同,以左、右脑轮流休息的方式睡觉。

动物睡眠的习惯取决于它们每天花多少时间寻找食物和进食,以及睡眠是否安全。食草动物睡眠少,每天要花上好几个小时填饱肚子,而只要捕猎成功,食肉动物一会儿就能吃个精饱。食肉动物睡眠时间长,可以放心睡觉。时刻防御捕食者的动物睡眠时间分散,小睡即可,而且会谨慎地采取便于逃走的姿势。马在草原上吃草时,每隔几秒钟要抬一次头,环顾四周,一旦发现危险,便马上停止进食,将身体调整到逃窜模式,睡眠也只是打个盹而已。捕食者则不然,睡眠时间相对完整,大睡是常有的事。炎热的中午,狮子喜欢睡在树荫下,一睡就是几个小时,没有什么动物敢去碰它们的屁股(图 8.1)。

鸟类可以在飞行中睡眠。雨燕是一种捕食昆虫的黑色小鸟,昆虫能够满足它们营养和水分的全部需求,因此可以持续飞行两年以上不降落。飞行时,它们会选择一个温度合适的高度在风中滑翔,睡眠采取两个脑半球轮流休息的方式。

睡眠的价值 动物睡眠是一种普遍现象,睡眠对生存极为重要。在动物王国中,睡眠是与食物、水、性同等重要的大事。我们把 1/3 的时间花在睡眠上,新生儿所花的时间还要多 1 倍。维持昼夜清醒非常难熬。就人

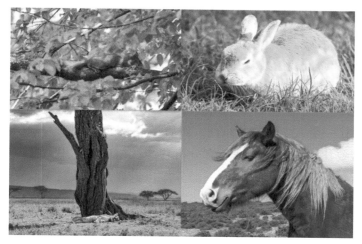

图 8.1　红松鼠、野兔、狮子和马的睡眠方式

类而言，总是醒着会造成精神错乱。10 天不睡的老鼠会死亡。但是，睡眠也有缺点，睡眠状态下会失去对周围环境的警觉，尤其对食草动物而言。如果睡眠没有适应性价值，早就被自然选择淘汰了。大脑将睡眠不足视为压力源。睡眠的价值包括以下几个方面。

保存能量　所有生物都需要睡觉，细菌也有昼夜节律。几乎所有生物都在一天当中的某些时段更活跃，效率更高。视力好的动物白天高效，而依靠嗅觉的动物晚上高效，以避免被天敌发现。睡眠储存能量。哺乳动物睡眠时体温下降，节省大量能量，同时，肌肉活动的减少进一步节约了能量。在食物匮乏的季节，动物延长睡眠时间以减少消耗，这对于生存意义非凡。睡眠在某些方面很像冬眠。

促进记忆　睡眠可以帮助存储和巩固记忆。一宿好的睡眠有助于头脑清醒，这句常言已被新的科学发现刷新。罗切斯特大学医学中心（URMC）的一项研究表明，人们在睡觉时，清除大脑中废物的系统最活跃。抑制性神经递质 GABA 在睡眠中释放增加，如果睡眠不足，GABA 会聚集在神经元中，在觉醒时释放出来，造成注意力分散。睡眠不佳是工人操作事故、学生成绩不佳的重要原因，一夜不睡的人开车就像酒后驾驶一样危险。睡眠剥夺会激活免疫系统，机体对睡眠剥夺的反应与对疾病的反应一样。人们既往对睡眠价值的了解很少，一个简单的事实是观察大脑要在活体中进行，而在脑成像技术出现之前，这是不可能的。

记忆最初由海马收集整理，随后即被转移到其他脑区长期保存。它是如何向其他脑区转移并重新建立连接的，至今仍然是一个谜，但神经科学家相信睡眠在其中起了作用。人们似乎总是会梦到往事，很少梦见几个小时以前发生的事。所谓往事如烟，因为它常出现在梦中。普林斯顿大学神经科学和分子生物学家萨姆·王（Sam Wang）认为，这可能是因为睡眠在帮助人们处理新经验。

如果让一个人学习一些东西，然后马上去睡觉，哪怕只是打一个盹，记性通常要比睡前好。睡眠还有分析功能。一项研究中，受试者完成复杂任务后，一部分人睡觉，另一部分保持觉醒，结果发现前者更可能发现复杂任务背后的潜在规则，相当于经历了一次顿悟。睡眠中的大脑会重演白天的经历。脑电图研究表明，学习时的大脑活动模式会在睡眠时重现。

睡眠可以清除不必要的神经连接，这可能是睡眠促进记忆的主要机制。我们知道，记忆通过强化突触连接来存储，但如果一个人从婴儿期到成年一直在生成新突触，强化弱突触，大脑将不堪重负。为了避免头脑过度膨胀的情况发生，大脑会在增强某些突触的同时削弱一些无关紧要的突触。清醒时增强突触，睡眠时削弱突触，两者相得益彰，建立起可靠的记忆。

意识从中央舞台观看世界，动物以自我中心编织清醒和梦中的世界。睡眠中的大脑并不是关机状态，而是平静下来，仿佛大城市进入夜深模式。神经元以相互协调的方式进入一种更为同步的、有节奏的放电活动中。神经元同步时，意识消失了。睡眠中意识消失并非脑电静息。清醒时，神经元的电脉冲开始高频振荡，意识从复杂的电活动模式中呈现。

保持敏锐　缺乏睡眠，反应速度会变慢，做出正确决定的能力会下降，使人失去敏锐力。长期失眠会造成注意力不集中，工作力不从心，事故率上升。在美国，由睡眠不足导致的车祸占全部车祸的 7%，这是敏锐力受损的严重危险。

REM 睡眠的价值　人会花 1/3 的时间睡眠，其中 1/5 处在 REM 睡眠中。REM 睡眠在哺乳动物和鸟类中普遍存在，提示它是一种进化遗产。睡眠总时间长的动物 REM 睡眠比例高。猫每天懒睡 16 h，其中绝大多数时间处在 REM 中，而兔子、山羊的睡眠时间短，REM 睡眠也很少。REM睡眠和 NREM 睡眠可能有助于巩固不同类型的记忆。有研究认为，NREM睡眠增进语言学习，REM 睡眠领悟运动技巧。还有一种观点认为，REM

睡眠不过是让眼球运动，帮助角膜获得足够的氧气。

睡眠是危险的，但自然进化选择了保留睡眠，其适应性价值不言而喻，必定有某些巨大的益处。睡眠的生存价值体现在恢复体力、恢复脑力、增强记忆和舒缓压力等方面。发表在《科学》杂志上的一项研究表明，睡眠优化大脑连接，让大脑更敏捷。除了清除无用的突触，睡眠也可促进突触形成，为其在学习记忆中的作用提供了神经科学依据。

睡眠脑机制　睡眠在现象上是简单的，但在科学上却是复杂的。在中脑水平切断动物的大脑，动物即陷入持续睡眠状态。一个简单的解释是：离断使大脑不能收到延髓和脊髓的上行感觉输入，因而长眠不醒。但是，如果切断每一根进入延髓和脊髓的神经，动物仍然可以保持正常的睡眠和觉醒转换。显然，中脑才是关键所在。

切断中脑之所以能降低动物的觉醒度，是由于维持觉醒的网状结构遭到了破坏，而中脑脑桥是其中心。"网状"一词用来描述这一系统中神经元的连接方式，这一结构中的部分神经元轴突上行投射到大脑皮质，调节觉醒。中脑脑桥能够在非睡眠状态下维持大脑的唤醒水平，当出现新异刺激和挑战性情景时，可增加机体的反应性。在 REM 睡眠中，脑桥和边缘系统活动增强，初级视觉皮质、运动皮质及背外侧前额叶活动减弱，而顶叶和颞叶的部分区域活动增强。脑桥的活动触发了 REM 睡眠。大脑的类似活动模式有助于理解梦的特征，如梦中不思考，因此前额叶活动减弱；梦中不运动，因此运动皮质不活跃；梦是视听盛宴，故而颞叶和顶叶变得活跃。

做梦　睡眠中会失去意识，但并没有失去灵魂，它可以在梦里四处游走，到达清醒时无法企及的遥远距离。梦是一种意象语言，是自发性的心理活动。通常在入睡约 90 min 时出现第一个梦，持续 5 ～ 15 min。随睡眠阶段的循环，一夜可做 4 ～ 6 个梦。

鱼类和爬行动物没有 REM 睡眠，它们的大脑相当于原始脑干，说明大脑皮质在做梦中的关键角色，也说明做梦并不是生命所必需的。1959 年，法国神经科学家米歇尔·朱维特（Michel Jouvet）发现，抑制 REM 睡眠状态下抑制身体运动的脑干区域，猫会在睡眠中做各种动作，如扬起头，像是在看什么东西，或是在监视什么东西，随后进入争斗状态。芝加哥大学生物学家阿米什·戴夫（Amish Dave）发现，从斑胸草雀做梦时古纹状体粗核的放电顺序来看，它们似乎在梦中唱歌。猫、狗、鼠和鸟等动物都是做梦的行家。

人类的梦　传统观念认为梦是超自然的，是神的启示，有预卜未来的作用。亚里士多德认为，梦是精力过剩的产物。弗洛依德认为，梦是有意识看无意识的一扇窗子，是潜意识欲望的满足。

潜意识是内心深处最为隐秘的强大力量，占意识能量的95%，意识只占5%。潜意识是梦的核心发源地，梦是潜意识的呈现，潜藏着人类心理进化史，是进化过程中精神活动的遗迹。梦是先天的、固有的直觉，是打开潜意识大门的钥匙。

人类梦的健康价值极大。剥夺REM睡眠会出现焦虑、易怒、记忆减退。无梦睡眠是大脑受损和有病变的征兆。梦中的认知元素最具创造性。据传，爱因斯坦说《相对论》来源于儿时的一个"星星梦"；德国化学家凯库勒（Friedrich A. Kekule）梦见一条咬住自己尾巴的蛇而悟出苯环的分子结构。德米特里·伊万诺维奇·门捷列夫梦见所有化学元素落在一张表格上而发明了元素周期表；舒伯特（Franz Schubert）的名作《b小调交响曲》（又称未完成交响曲）是在梦中创作的，他一觉醒来，立刻将梦中流淌的乐曲记在墙上。交响曲有5个乐章，他梦中只完成3个乐章，这就是未完成交响曲的由来。

梦的心理疗愈价值自古为人所知，在重大决策时有决定性作用。据传古时候有两个互不相识的秀才进京赶考，动身前一晚，两人做了一个相同的梦：十冬腊月，茫茫雪地上生长着一株嫩绿的秧苗，迎着寒风，瑟瑟而立。一早醒来，两个秀才把这个梦分别告诉了自己的妻子。其中一位妻子心直口快，说此乃不祥之兆。寒冬腊月，青嫩的秧苗怎能挺过去，预示及第无望。这个秀才觉得颇有道理，便闷闷不乐，萎靡不振，结果名落孙山。另一位妻子的解法大相径庭，她认为这是一个好梦，解释说，十冬腊月，秧苗出雪凌风而立，其性耐寒，生命力旺盛。此次赶考，你准能金榜题名。丈夫听了信心倍增，发奋读书，一举成名。可见，释梦是心理咨询。积极释梦能够激发心理能量，促使事情向着积极的方向发展。而消极释梦如一剂泻药，泄气伤正，使梦者陷入心结难解的耗能状态。心理能量一旦耗竭，所求便会导向失败。

梦的脑科学 梦的脑科学就像其自身一样模糊不清，只有清晰呈现的少数细节可供把握。然而，梦在神话传说、文学艺术、科学等广泛领域开辟了偌大的空间，是一个长盛不衰的永恒主题，不同出身的思想家各具卓见。脑科学诞生以来，关于梦的假说主要有两种：①激活-合成假说：认为即使在睡眠中，脑桥也会自发地向上发送神经冲动，激活大脑皮质的某些区域。大脑将这些被随机激活的支离破碎、歪曲的信息与正在发生的神经活动编织起来并合理化，整合成一段有意义的故事。来自脑桥的神经冲动可同时激活杏仁核，使梦境伴随强烈的情绪色彩。②临床-解剖假说：来源于临床上对脑损伤患者的研究。该假说把梦看成是一种特殊思维，由脑内的唤醒刺激、大脑的感觉信息和近期记忆共同编织而成。睡眠中，初级视觉皮质、听觉皮质和运动皮质变得静默，因此其他脑区便不受限制地产生想象，不用担心这些想象会付诸实施，导出肢体动作来。由于掌管工作记忆的前额叶也受到抑制，因此人们一觉醒来会忘掉大多数梦中情节。在梦中，下顶叶皮质相对活跃，演出一场视觉盛宴，因为这个区域负责视知觉。下丘脑、杏仁核活动性较高，两者分别负责动机和情绪，让梦境既虚幻离奇又引人入胜，伴随着强烈的愿望和喜怒哀乐的情绪宣泄。

关于梦的科学假说难以得到验证。一方面是因为梦由做梦者报告且易被遗忘，对其进行细致研究是困难的；另一方面，从梦的层面将大脑视为一个整体进行解密，尚与脑科学的研究层级不相匹配。

REM 睡眠和 NREM 睡眠期间均可出现梦，叙事性梦在深度 NREM 睡眠或 REM 睡眠期间皆可发生，但更常见于 REM 睡眠。叙事性梦中会出现强烈的视觉信号，但视觉皮质却处于静息状态，而视觉存储和记忆脑区呈现强烈激活。这说明梦境由不相干的记忆片段构成，是一种视觉剪辑。同样，REM 睡眠时，前额叶皮质（尤其是背外侧前额叶）失活，这一区域是大脑思维、判断的关键部分。其失活表明梦境只是演出，梦中不会思考，那些怪诞不经的梦中情节和场景不是由前额叶指导的演出，而是由潜意识导演的。梦是离线的记忆加工。叙事性梦的经历是逻辑上受损而情绪上亢进，是大脑将视觉记忆碎片编织在一起形成的离奇故事。

脑成像研究显示，记忆痕迹在睡眠阶段会被重新激活，编辑剪辑成一段故事情节。我们每个人都是编辑梦境的高手，会做梦也是一种能力。

梦的学说

梦是心理资源，是一座璀璨的宝山。梦中隐藏着大智慧。解梦是心理咨询师的看家本领。解读梦，就是解读潜意识，解读自己。心理学是解梦最好的途径。目前主要有4种梦的学说。

潜意识理论 在弗洛伊德以前，人们早已熟知意识，而他发现了潜意识。潜意识是意识不到的驱动我们大多数行为的心理力量。驱动力来源于躯体内部的能量，这种能量又源自于本能，本能是爬行动物和哺乳动物脑的功能设置。从这一点来讲，潜意识可被认为是躯体功能。弗洛伊德划分了本我、自我和超我。本我位于人格的核心，是完全意识不到的心理领域。自我的作用主要是处理个体与环境的关系。超我是人格的道德和伦理疆界。本我反映本能，按照快乐原则行事。自我寻求在环境允许的条件下让本能得到满足，是人格的执行者，按现实原则行事。超我追求完美，代表了人的社会性，同本我一样是非现实的。自我周旋于本我和超我之间，一方面满足本我的要求，另一方面又要协调超我的权威。

梦打开了意识和无意识沟通的大门。弗洛伊德认为，梦是通往无意识的捷径。当理智的头脑不愿意或无法处理重要的情感或想法时，无意识大脑就像一个安全阀启动运行，解决问题，但理解时要用象征性的形式。梦中，自我和超我对本我的限制和约束减少，脑开始随心所欲起来，潜意识上浮进入意识中，排列组合，构成生动的梦境，但仍然要顾忌超我的权威。梦可被视为心灵的扩展，是心智发展的途径。它以其离奇性打破了习惯的思维方式，是对灵性的启迪。关闭部分大脑，特别是前额叶，可能是扩展心灵的真正秘密。

问题解决假说 认为梦主要用来解决与生存法则有关的信息。

学习观点 认为做梦是在清理白天接触到的无用信息。

副产品假说 认为梦是一种没有含义的幻象。

梦的分析

知梦者，观照心灵，终生受用。释梦是揭开潜意识的伪装，还原其真相。每个人都是自己梦的专家。梦是象征，是伪装，是提示，是预演，也是心理测验，不懂释梦是心理咨询师的硬伤。

梦的编码规则　①象征。用可表达的事物、行为代替忌讳的事物和行为。②置换。用一物代替另一物，逃避检查监督，让人高枕无忧。③凝缩简短。梦将意识、潜意识片段加以润饰，以简短的方式予以呈现。梦的素材是粗糙的，只有经过润饰，才显得真实。

梦的材料来源　①压抑的本能。②儿时的印象。③生活经历。④内外刺激。⑤远古来信。卡尔·古斯塔夫·荣格（Carl Gustav Jung）认为，梦是从 200 万年前传来的信息，不存在压抑。

梦的特征　梦具有图像化、情绪色彩浓厚、模糊性等特点。梦境是一帧帧图像的放映，没有形象就没有梦。这些形象通常是模糊不清的，只有其中的个别情节异乎寻常地清晰，给人留下深刻印象，这正是解梦的暗门。所有梦都有情绪表达，这是心理学家关心梦的一个理由。

解梦法　①符号释梦法，将梦作为整体，用另一内容取代。②密码法。对梦中元素，一一进行象征性对位。其解法是对梦中元素进行分解，与相应的文化"词典"对应，类似于密码破译。③精神分析法：认为梦是症状，释梦是治疗，是破解潜意识密码，识别伪装、象征、暗示、词语关联。

梦的伪装　顾左右而言他是潜意识的强项。潜意识由于受到风俗习惯、道德观念、法律的压制，不允许进入意识。为了通过"检查"，它不得不以变异形式蒙混过关，骗过心理检查机制而得以呈现。弗洛伊德说，梦是被压抑的愿望经过改装的满足。

梦是象征　梦是象征性语言。从"神谕"到"象征"，梦变成心理现象。不用象征性语言，梦将无解。用象征法释梦是心理学释梦的根本原则。

梦是隐喻　比喻是认识事物的重要途径。梦具有隐喻性，以隐喻的方式表达思想感情与意愿。梦象同梦意之间构成一个隐喻结构。我们总是把不得体的想法隐藏起来，只有通过梦的隐喻才可以真实地面对自己。梦境隐喻性的典型表现就是以彼言此。

梦是暗示　暗示是用含蓄的语言或行为使人领会。绝大多数甲骨文是卜辞，预测吉凶。梦预测事件，脑预测行为。脑在做决定之前数秒能预测出准备做的选择，梦在事件发生前给出暗示。科学界有这样一个著名的梦。据传，在 1965 年的一天，化学家凯库勒做了一个有关苯环的梦。当时苯的元素组成已经清楚，但由已知元素搭建的分子结构却让化学家们大伤脑筋，因为线性的原子排列方式不能描述它。凯库勒被这个问题所困扰，他在炉火前睡着了，梦中碳原子蹦蹦跳跳地连接在一起，构成一个蛇形，移动起来。"其中一条蛇咬住了自己的尾巴，身体在我眼前嘲弄般地旋转……我好像被一道闪电惊醒"。苯环结构就这样被发现了。它不是一条直线，而是一个六边形环状结构。

词语联想 用词语联想法释梦源于弗洛伊德，是一种心理投射。

文化织梦 每个人内心都有一本专属于自己的文化词典，作为释梦词典、解梦密码本。这个词典既有民族特色，也有本地文化的要素。谚云：南人不梦驼，北人不梦象。梦的材料来源于个体生长的文化和自然环境。作为梦的象征物，不同的民族文化，不同的传统心理，不同的知识结构，象征物的含义不尽相同。

成瘾梦的疗愈价值

很多成瘾者在戒断期间都会做成瘾梦，这是渴求从潜意识上升到了意识中。大多数成瘾梦以梦中未能如愿使用成瘾药物为特征，只有极少数成瘾者在梦中使用成功，并体验到了陶醉感。没有如愿是由于没有药物成分进入脑内，无法启动奖赏系统而产生快感，渴求得不到满足。成瘾梦提示成瘾者心理依赖依然存在。对治疗者而言，成瘾梦是极有价值的评估信息。梦寐以求是指做梦时也在追求，形容愿望迫切，是一种执着的心理状态。出于摆脱毒品的强烈愿望，大多数成瘾者否认渴求的存在，用心理量表测评时报告呈阴性或分数很低，给准确评估和治疗造成困难。分析成瘾梦绕过了直接询问时遇到的阻抗。

我们的团队开展的一项关于成瘾梦的研究，共纳入康复阶段的成瘾者185名，其中90%的成瘾者有成瘾梦，其内容涉及成瘾药物、用药动作、场景、同伴、觅药等情节。而在渴求量表测试中，仅有1/2的成瘾者承认自己有心理渴求且分值很低。这一结果表明，成瘾梦对于戒毒康复期的中医药治疗、美沙酮维持治疗、心理干预有重要价值。中医治疗的依据是"证"，但临床上处在康复期的成瘾者往往缺乏证候表现，使治疗失去依据，而成瘾梦的存在使得中医治疗找到了"证"。美沙酮维持治疗也是针对心理渴求的，成瘾梦的存在有助于纳入一部分有治疗需求者进入治疗程序，防止复吸。心理干预以渴求为依据，成瘾梦提供了介入的理由。因此，梦在戒毒康复临床上极具价值。

　　成瘾者的另一类梦是有关疾病的，是躯体疾病症状的梦中反映。例如，某成瘾者白天不时感到头晕、心悸，心电图检查未能记录到心律失常波形。询问有无噩梦，其讲述了反复出现的从悬崖或高处跌落的梦境。跌落一般有心悬，可能是心悸、心律不齐的梦中体验。患者在进行 24 h 动态心电图检查后，发现其心律失常发生在午夜或凌晨，正是做梦多的时段。这是梦境指导疾病诊断的例子。

　　成瘾梦提供了丰富的心理和躯体信息，对其进行深入分析，可以指导成瘾者走出躯体和心理困境，取得治疗成效。

戒毒社会工作

社会工作介入社区戒毒

社会工作是助人自助的事业，以利他主义扶贫救弱，帮助弱势群体自助，授人以渔。专业助人是社会工作的本质。这里所说的专业是学有专攻、训练有素和职业化。专业助人有明确的理念，有一整套行之有效的方法体系。专业知识也不是个人摸索的产物，而是众人大量实践的知识结晶。总的来说，社会工作是持守利他主义的助人理念、以科学知识为基础、用科学方法助人的职业性服务活动。

戒毒领域的社会工作是以科学、专业、成体系的方法帮助成瘾者增强能力，达到与社会环境相互适应，从药物依赖中康复。成瘾是涉及多学科的复杂问题，戒毒社会工作需要具备专业知识的社会工作者（社工）提供专业的服务和帮助。

戒毒社会工作的目标是解救危难、缓解困难、激发潜能和促进发展。通过对服务对象的了解，设定计划方案并进行评估，让成瘾者从自身困境中勇敢走出来并能融入社会，健康发展。社会层面的目标是解决社会问题、促进社会公正。社工介入社区开展戒毒康复工作有助于解决成瘾者群体面临的困难和问题，创造平等公正的社会环境，让其像普通人一样生活。

社会工作的功能是恢复正常生活、恢复弱化的功能、促进人的发展、促进人与环境相互适应。对戒毒者来说，是让其自身改变、增能成长。社会工作有助于维护社会秩序、建构社会资本、促进社会和谐、推动社会进步。从改变一个人到影响一个群体，促使社会发展，是社工的崇高责任。

社工为成瘾者提供戒毒治疗及康复服务。具体内容如下。

第一，掌握戒毒人员的个人背景资料，建立档案。

第二，对戒毒人员进行个案辅导或家访，帮助其排解戒毒和康复过程中因生理和心理反应产生的不良情绪，增强抵制成瘾药物诱惑的能力，协助其建立良好的人际关系，提高社会适应能力，降低复吸率。

第三，与相关单位和部门合作，为戒毒人员提供生活上的关心和支持，帮助其解决生活、工作、学习、社会交往中的困难和问题，为其创造回归社会的良好环境和条件。

第四，对戒毒人员进行职业指导和就业援助，鼓励他们积极参加各种社会活动，成为自食其力、对社会有用的人，帮助其树立生活信心并融入社会。

社会工作方法

个案管理作为个案工作方法的重要组成部分，主要用于社区戒毒（康复）领域。个案管理服务对象主要为戒毒康复者个人。社工通过社区、机构了解服务区域的社区戒毒人员，按顺序接触，建立档案。在运用个案管理方法时，首次会谈尤为重要，会谈中应建立初步的信任及工作关系，然后与社区戒毒人员共同制订康复计划。在此过程中，社工可以链接相关组织和团体，为服务对象提供更多的康复条件，并通过定期的会面来监督服务对象完成康复计划中的内容。同时，社工应了解服务对象的特殊要求，如定期尿检等。

除此之外，社工可为社区戒毒人员提供情感认知和行为支持与咨询服务，帮助其了解自己的情绪，了解他人的认知，矫正自己的错误行为。社工应定期走访服务对象的家庭，了解其他家庭成员的需求及对服务对象的期待，有时要作为协调者调解服务对象与家庭成员之间的关系。

小组工作是指通过设定小组目标开展各种小组活动。社工作为小组的组织者，将服务区域的社区康复人员纳入小组中，引导服务对象相互支持鼓励，共同学习戒毒康复的知识和方法，提升社区戒毒的信心，建立社会关系，为以后步入社会做铺垫。

当家庭中存在成瘾者时，其他家庭成员往往感到恐怖而不知所措，甚至故意疏远，进而可能导致家庭关系破裂，使成瘾者走上复吸和犯罪道路。为了避免这种情况发生，为戒毒者家庭成员开设支持性小组也是非常必要的。在小组活动中，社工可联系服务对象家庭成员参加支持小组，了解他们对社区戒毒人员的期望，记录相似的内容，并在社区戒毒人员小组中进行分享，促进家庭之间的了解和互相支持。

　　一个人的认知和行为受周围环境的影响，成瘾者滥用成瘾药物的原因之一是其处于有非法药物的不良环境中。为了将其引入一个健康的社会环境当中，社工应联系各方力量，在社区中开展禁毒宣传教育。

　　在社区工作中，社工还有一项重要的工作就是改变普通社区居民对社区戒毒的认识，在普通居民了解毒品知识后，可通过宣传讲座、戒毒者以身说法等不同形式改变居民对吸毒者的认识。

参考文献

巴斯.进化心理学.熊哲宏，张勇，晏倩，译.上海：华东师范大学出版社，2007.

Barrett L F. 认识大脑.周芳芳，译.北京：中信出版社，2022.

Bradley J H. 35亿年的生命物语——生命从微尘到人类的进化史.田琳，译.哈尔滨：哈尔滨出版社，2017.

布思.鸦片史.任华梨，译.海口：海南出版社，1999.

Cavacuiti. C A.成瘾医学精要.郝伟，刘铁桥，译.北京：人民卫生出版社，2014.

陈宜张.突触.上海：上海科学技术出版社，2014.

Futuyma. D J.生物进化.葛颂，顾红雅，饶广远，译.北京：高等教育出版社，2016.

高文.冥想-创造你梦想的生活.蒋永强，译.北京：光明日报出版社，2015.

Gazzaniga M S，Lvry R B，George R. 认知神经科学.周晓林，高定国，译.北京：国轻工业出版社，2013.

Gellatly A，Zarate O. 心智与大脑.陈莹，译.合肥：安徽文艺出版社，2009.

耿文秀.疼痛与痛苦.上海：上海科学技术出版社，2003.

郝伟，赵敏，李锦.成瘾医学-理论与实践.北京：人民卫生出版社，2016.

卡拉特.生物心理学.10版.苏彦捷，译.北京：人民邮电出版社，2011.

Kanigel R. 师从天才：一个科学王朝的崛起.江载芬，闫鲜宁，张新颖，译.上海：上海科学技术出版社，2001.

Moody R，Zhuravlev A，Dixon D，et al. 地球生命的历程.王烁，王璐，译.北京：人民邮电出版社，2016.

Nicholls J G. 神经生物学.杨雄里，译.北京：科学出版社，2014.

Porter R，Teich M. 历史上的药物与毒品.鲁虎，任建华，译.北京：商务印书馆，2004.

Seung S. 连接组：造就独一无二的你.孙天齐，译.北京：清华大学出版社，2015.

Aggleton J P，Brown M W. Interleaving brain systems for episodic and recognition memory. Trends Cogn Sci，2006，10（10）：455-463.

Alfaras-Melainis K，Gomes I，Rozenfeld R，et al. Modulation of opioid receptor function by protein-protein interaction. Front Biosci，2009，14（9）：3594-3607.

Anagnostaras S G，Timothy S，Robinson T E. Memory processes governing amphetamine-induced psychomotor sensitization. Neuropsychopharmacology，2002，26（6）：703-715.

Arnqvist G，Rowe L. Sexual Conflict. Princeton：Princeton University Press，2005.

Baumans V，Use of animals in experimental research：an ethical dilemma？Gene Ther，2004（11）：64-65.

Bergles D E，Edwards R H. The role of glutamate transporters in synaptic transmission//

Hell U W, Ehlers M D. Structural and Functional organization of the synapse. New York: Springer, 23-61.

Berke J D, Hyman S E, Berke J, et al. Addiction, dopamine, and the molecular mechanisms of memory. Neuron, 2000, 25 (3): 515-532.

Brian J Alters, Sandra M Alters. Defending evolution in the classroom: a guide to the creation/evolution controversy. Sudbury MA: Jones and Bartlett Publishers, 2001.

Bossert J M, Laurent R M S, Marchant N J, et al. Role of projections from ventral subiculum to nucleus accumbens shell in context-induced reinstatement of heroin seeking. Psychopharmacology, 2015, 146 (10): e226-e227.

Broca P. Anatomie comparée descirconvolutions cérébrales: Le grand lobe limbique. Rev Anthropol, 1878, 1: 385-498.

Bull J J, Wichman H A. Applied evolution. Annual Review of Ecology and Systematics, 2001, 32: 183-217.

Bushnell I W R, Sai F, Mullin J T. Neonatal recognition of the mother's face. Br J Dev Psychol, 1989, 7 (1): 3-15.

Buss D M, Haselton M G, Shackelford T K, et al. Adaptations, exaptations, and spandrels. American Psychologist, 1998, 53 (5): 533-548.

Buss D M. The evolution of desire: strategies of human (revised edition). New York: Free Press, 2003.

Candolin U, Heuschele J. Is sexual selection beneficial during adaptation to climate change? Trends Ecol Evol, 2008, 23 (8): 446-452.

Cave C B, Squire L R. Equivalent impairment of spatial and nonspatial memory following damage to the human hippocampus. Hippocampus, 1991, 1 (3): 329-340.

Center for Substance Abuse Treatment. Substance abuse treatment for persons with co-occurring disorders. Substance Abuse & Mental Health Services Administration, 2005, 19 (10): 1-6.

Chiu C Q, Puente N,, Grandes P, et al. Dopaminergic modulation of endocannabinoid-mediated plasticity at GABAergic synapses in the prefrontal cortex. J Neurosci, 2010, 30 (21): 7236-7248.

Christopher A. Cavacuiti. Principles of addiction medicine: the essentials. Philadelphia: Lippincott Williams & Wilkins, 2010.

Clarke P B, Kumar R. The effects of nicotine on locomotor activity in non-tolerant and tolerant rats. Br J Pharmacol, 2012, 78 (2): 329-337.

Clark R E, Manns J R, Squire L R. Classical conditioning, awareness, and brain systems. Trends Cogn Sci, 2002, 6 (12): 524-531.

Collingridge G L, Bliss T V. Memories of NMDA receptors and LTP. Trends Neurosci, 1995, 18 (2): 54-56.

Cohen J D, Braver T S, Brown J W. Computational perspectives on dopamine function in prefrontal cortex. Curr Opin Neurobiol, 2002, 12 (2): 223-229.

Corkin S. What's new with the amnesic patient HM? Nat Rev Neurosci, 2002, 3 (2): 153-160.

Cowan N. What are the differences between long-term, short-term, and working memory? Prog Brain Res, 2008, 169: 323-338.

Cruz F C, Rubio F J, Hope B T. Using c-fos to study neuronal ensembles in corticostriatal circuitry of addiction. Brain Res, 2014, 1628 (Pt A): 157-173.

Damasio A R. Time-locked multiregional retroactivation: a systems-level proposal for the neural substrates of recall and recognition. Cognition, 1989, 33 (1-2): 25-62.

Dang Y H, Xing B, Zhao Y, et al. The role of dopamine receptors in ventrolateral orbital cortex-evoked antinociception in a rat formalin test model. Eur J Pharmacol, 2011, 657 (1-3): 97-103.

Davis H, Mcleod S L. Why humans value sensational news: an evolutionary perspective. Evol Hum Behav, 2003, 24 (3): 208-216.

David M. Buss. Evolutionary Psychology The new science of the mind. Sixth Edition. New York: Taylor & Francis Group, Routledge, 2019.

Dawes R M. Biases of retrospection. Issues in Child Abuse Accusations, 1991, 1: 25-28.

Dawes R M. Rational choice in an uncertain world. San Diego: Harcourt, Brace, Jovanovich, 1988.

De Keyser J, De Bacher J P, Vauquelin G, et al. The effect of aging on the D_1 dopamine receptors in human frontal cortex. Brain Res, 1990, 528 (2): 308-310.

Delgado M M, Jacobs L F. Caching for where and what: evidence for a mnemonic strategy in a scatter-hoarder. R Soc Open Sci, 2017, 4 (9): 170958.

Depue B E, Curran T, Banich MT. Prefrontal regions orchestrate suppression of emotional memories via a two-phase. Science, 2007, 317 (5835): 215-219.

Di Chiara G, Imperato A. Drugs abused by humans preferentially increase synaptic dopamine concentrations in the mesolimbic system of freely moving rats. Proc Natl Acad Sci USA, 1988, 85 (14): 5274-5278.

Di Nicola M, Tedeschi D, De Risio L, et al. Cooccurrence of alcohol use disorder and behavioral addictions: relevance of impulsivity and craving. Drug Alcohol Depend, 2015, 19 (3): 168-172.

Draaisma D. Metaphors of memory: A history of ideas about the mind. Cambridge: Cambridge University Press, 2000.

Drevets W C, Gautier C, Price J C, et al. Amphetamine-induced dopamine release in human ventral striatum correlates with euphoria. Biol Psychiatry, 2001, 49 (2): 81-96.

Eisen S A, Lin N, Lyons M J, et al. Familial influences on gambling behavior: an analysis of 3359 twin pairs. Addiction, 1998, 93 (9): 1375-1384.

Elbert T, Pantev C, Wienbruch C, et al. Increased cortical representation of the fingers of the left hand in string players. Science, 1995, 270: 305-307.

Eugenie C. Scott. Evolution vs. Creationism: an introduction. Second Edition. Westport: Greenwood Press, 2009.

Everitt B J, Robbins T W. Neural systems of reinforcement for drug addiction: from actions to habits to compulsion. Nat Neurosci, 2005, 8 (11): 1481-1489.

Farah M J, Smith M E, Gawuga C. Brain imaging and privacy: a realistic concern? J Cogn Neurosci, 2009, 21 (1): 119-127.

Ferry B, Roozendaal B, McGaugh J L. Role of norepinephrine in mediating stress hormone regulation of long-term memory storage: a critical involvement of the amygdala. Biol Psychiatry, 1999, 46 (9): 1140-1152.

Fields D R. White matter in learning, cognition and psychiatric disorders. Trends Neurosci, 2008, 31 (7): 361-370.

Fuchs R A, Ramirez D R, Bell G H. Nucleus accumbens shell and core involvement in drug context-induced reinstatement of cocaine seeking in rats. Psychopharmacology, 2008, 200 (4): 545-556.

Fuchs T. Ethical issues in neuroscience. Curr Opin Psychiatry, 2006, 19 (6): 600-607.

Fuxe K, Dahlstrom A, Höistad M, et al. From the Golgi-Cajal Mapping to the transmitter-based characterization of the neuronal networks leading to two modes of brain communication: wiring and volume transmission. Brain Res Rev, 2007, 55 (1): 17-54.

Gais S, Plihal W, Wagner U, et al. Early sleep triggers memory for early visual discrimination skills. Nat Neurosci, 2000, 3 (12): 1335-1339.

Galanter M. The concept of spirituality in relation to addiction recovery and general psychiatry. Recent Dev Alcohol, 2008, 18: 125-140.

Gauthier I, Skudlarski P, Gore J C, et al. Expertise for cars and birds recruits brain areas involved in face recognition. Nat Neurosci, 2000, 3 (2): 191-197.

Geary D C. The origin of mind: Evolution of brain, cognition, and general intelligence. Washington: American Psychological Association, 2005.

Georges F, Stinus L, Bloch B, et al. Chronic morphine exposure and spontaneous withdrawal are associated with modifications of dopamine receptor and neuropeptide gene expression in the rat striatum. Eur J Neurosci, 1999, 11 (2): 481-490.

Gibbons A. Humans' head start: new views of brain evolution. Science, 2002, 296 (5569): 835.

Gluckman P, Beadle A, Hanson M. Principles of evolutionary medicine. New York: Oxford University Press, 2009.

Goldman D, Oroszi G, Ducci F. The genetics of addictions: uncovering the genes. Nat Rev Genet, 2005, 6 (7): 521-532.

Han Y, She Y, Gao X. The cause of obesity: an explanation from food reward perspective. Advances in Psychological Science, 2017, 25 (3): 452-462.

Hassabis D, Kumaran D, Vann S D, et al. Patients with hippocampal amnesia cannot imagine new experiences. Proc Natl Acad Sci U S A, 2007, 104 (5): 1726-1731.

Hawkes K, O'Connell J F, Blurton Jones N G. Grandmothering and the evolution of Homo erectus. J Hum Evol, 1999, 36: 461-485.

Hellemans K G, Everitt B J, Lee J L. Disrupting reconsolidation of conditioned withdrawal memories in the basolateral amygdala reduces suppression of heroin seeking in rats. J Neurosci, 2006, 26 (49): 12694-12699.

Henriques J B, Davidson R J. Decreased responsiveness to reward in depression. Cogn Emot, 2000, 14 (5): 711-724.

Horowitz J M, Torres G. Cocaethylene: effects on brain systems and behavior. Addict Biol, 1999, 4 (2): 127-140.

Huda A, Meng F, Devine D P, et al. Molecular and neuroanatomical properties of the endogenous opiate system: implications for treatment of opiate addiction. Semi neurosci, 1997, 9 (3-4): 70-83.

Hyman I E, Husband T H, Billings F J. False memories of childhood experiences. Cogn Psychol, 1995, 9（3）: 181-197.

Hyman S E, Malenka R C. Addiction and the brain: the neurobiology of compulsion and its persistence. Nat Rev Neurosci, 2001, 2（10）: 695-703.

Hyman S E, Malenka R C, Nestler E J. Neural mechanisms of addiction: the role of reward-related learning and memory. Annu Rev Neurosci, 2006, 29: 565-598.

Jacobs G D, Snyder D. Frontal brain asymmetry predicts affective style in men. Behav Neurosci, 1996, 110（1）: 3-6.

James W. Kalat. Biological psychology. Cambridge: Wadsworth Publishing, 2008.

Jerry A. Coyne. Why evolution is true. New York: Oxford University Press, 2009.

John R. Anderson. Cognitive psychology and its implications. Seventh edition. New York: Edition. Worth Publishers, 2009.

Johnston V S, Hagel R, Franklin M, et al. Male facial attractiveness: Evidence for hormone-mediated adaptive design. Evol Hum Behav, 2001, 22（4）: 251-267.

Kanwisher N, McDermott J, Chun MM. The fusiform face area: a module in human extrastriate cortex specialized for face perception. J Neurosci, 1997, 17（11）: 4302-4311.

Kenny P J, Chen S A, Kitamura O, et al. Conditioned withdrawal drives heroin consumption and decreases reward sensitivity. J Neurosci, 2006, 26（22）: 5894-5900.

Ketelaar T, Ellis B J. Are evolutionary explanations unfalsifiable? Evolutionary psychology and the Lakatosian philosophy of science. Psychol Inq, 2000, 11（1）: 1-21.

Klein R G. Archeology and the evolution of human behavior. Evol Anthropol, 2000, 9（1）: 17-36.

Koob G F, Le Moal M. Plasticity of reward neurocircuitry and the "dark side" of drug addiction. Nat Neurosci, 2005, 8（11）: 1442-1444.

Koob G F, Volkow N D. Neurocircuitry of addiction. Neuropsychopharmacology, 2010, 35（1）: 217-238.

Kraus N, Chandrasekaran B. Music training for the development of auditory skills. Nat Rev Neurosci, 2010, 11（8）: 599-605.

Le Q, Yan B, Yu X, et al. Drug-seeking motivation level in male rats determines offspring susceptibility or resistance to cocaine-seeking behaviour. Nat Commun, 2017, 8: 15527.

Leeman R F, Potenza M N. Atargeted review of the neurobiology and genetics of behavioural addictions: an emerging area of research. Can J Psychiatry, 2013, 58（5）: 260-273.

Lichtman J W, Colman H. Synapse elimination review and indelible memory. Neuron, 2000, 25（2）: 269-278.

Liggins J. The roles of dopamine D1 and D2 receptors in working memory function. McGill Sci Undergrad Res, 2009, 4: 39-45.

Lobstein T, Baur L, Uauy R. Obesity in children and young people: a crisis in public. Obes Rev, 2004, 5（1）: 4-85.

Loftus E F, Ketcham K. The myth of repressed memory: False memories and allegations of sexual abuse. New York: St. Martin's Press, 1994.

Lowery C A, Park J, Gloeckner C, et al. Defining the mode of action of tetramic acid antibacterials derived from Pseudomonas aeruginosa quorum sensing signals. J Am Chem

Soc, 2009, 131（40）: 14473-14479.

Lynch M A. Long-term potentiation and memory. Physiol Rev, 2004, 84（1）: 87-136.

Mack J E. Abduction: Human encounters with aliens. Now York: Scribner, 1994.

Maguire D C. Sacred energies: When the world's religions sit down to talk about the future of human life and the plight of this planet. Minneapolis: Fortress Press, 2000.

Malenka R C, Bear M F. LTP and LTD: review an embarrassment of riches. Neuron, 2004, 44（1）: 5-21.

Maren S. Synaptic mechanisms of associative memory in the amygdala. Neuron, 2005, 47（6）: 783-786.

Matsuzawa T. Primate origins of human cognition and behavior. Tokoyo: Springer-Verlag, 2001.

McClelland J L, McNaughton B L, O'Reilly R C. Why there are complementary learning systems in the hippocampus and neocortex: Insights from the successes and failures of connectionist models of learning and memory. Psychol Rev, 1995, 102（3）: 419-457.

Melbourne L. Learning naive physics by visual observation: using qualitative spatial representations and probabilistic reasoning. Int J Comput Intell Appl, 2001, 1: 273-285.

Mesulam M M. Large-scale neurocognitive networks and distributed processing for attention, language, and memory. Ann Neurol, 1990, 28（5）: 597-613.

Michel S. Gazzaniga, Richard B. Lvry, George R. Mangun. Cognitive Neuroscience: the biology of the mind. Third edition. New York: W. W. Norton & Company, 2008.

Miller G. The cognitive revolution: a historical perspective. Trends Cogn Sci, 2003, 7（3）: 141-144.

Miller G. The mating mind: how sexual choice shaped the evolution of human nature. New York: Doubleday, 2000.

Miller G. The mating mind. New York: Anchor Books, 2001.

Mindell D P. The evolving world: evolution in everyday life. Cambridge Press: Harvard University, 2006.

Moheb Costandi. 50 Human brain ideas you really need to know. London: Quercus PublishingPlc, 2013.

Molinari M, Leggio MG, Solida A, et al. Cerebellum and procedural learning: evidence from focal cerebellar lesions. Brain, 1997, 120（10）: 1753-1762.

Morgan D, Roberts D C S. Sensitization to the reinforcing effects of cocaine following binge-abstinent self-administration. Neurosci Biobehav Rev, 2004, 27（8）: 803-812.

Musser J M, Schippers K J, Nickel M, et al. Profiling cellular diversity in sponges informs animal cell type and nervous system evolution. Science, 2021, 374（6568）: 717-723.

Nabavi S, Fox R, Proulx C D, et al. Engineering a memory with LTD and LTP. Nature, 2014, 511（7509）: 348-352.

Nairne J S, Pandeirada J N S, Thompson S R. Adaptive memory: remembering with a stone-age brain. Curr Dir Psychol Sci, 2008, 17（4）: 239-243.

Nairne J S, Pandeirada J N S, Thompson S R. Adaptive memory: the comparative value of survival processing. Psychol Sci, 2008, 19（2）: 176-180.

National Research Council. Science, medicine and animals. Washington: National Academy Press, 1992.

Nestler E J. Total recall-the memory of addiction. Science, 2001, 292（5525）: 2266-2267.

Neves G, Cooke S F, Bliss T V P. Synaptic plasticity, memory and the hippocampus: a neural network approach to causality. Nat Rev Neurosci, 2008, 9（1）: 65-75.

O'Connell S, Dunbar R. A test for comprehension of false belief in chimpanzees. Evolution and Cognition, 2003, 9: 131-140.

O'Keefe J, Nadel L. The hippocampus as a cognitive map. Oxford: Clarendon Press, 1978.

Olson D J, Kamil A C, Balda R P. Performance of four seed-caching corvid species in operant tests of nonspatial and spatial memory. J Comp Psychol, 1995, 109（2）: 173-181.

Packard M G, Knowlton B J. Learning and memory functions of the basal ganglia. Annu Rev Neurosci, 2002, 25: 563-593.

Palay S L, Palade G E. The fine structure of neurons. J Biophys Biochem Cytol, 1995, 1（1）: 69-88.

Panganath C, Blumenfeld R S. Doubts about double dissociations between short-and long-term memory. Trends Cogn Sci, 2005, 9（8）: 374-380.

Papez J W. A proposed mechanism of emotion. J Neuropsychiatry Clin Neurosci, 1995, 7（1）: 103-120.

Park P, Schaehter S, Yaksh T. Intrathecal huperzine A increases thermal escape latency and decreases flinching behavior in the formalin test in rats. Neurosci lett, 2010, 470（1）: 6-9.

Parker E S, Cahill L, McGaugh J L. A case of unusual autobiographical remembering. Neurocase, 2006, 12（1）: 35-49.

Parker G A. Sexual conflict over mating and fertilization: an overview. Philos Trans R Soc Lond B Biol Sci, 2006, 361（1466）: 235-259.

Poliva O, Bestelmeyer, P E, Hall M, et al. Functional mapping of the human auditory cortex: fMRI investigation of a patient with auditory agnosia from trauma to the inferior colliculus. Cogn Behav Neurol, 2015, 28（3）: 160-180.

Prescott E D, Zenisek D. Recent progress towards understanding the synaptic ribbon. Curr Opin Neurobiol, 2005, 15（4）: 431-436.

Purves D, White L E, Riddle D R. Is neural development Darwinian? Trends Neurosci, 1996, 19（11）: 460-464.

Quiroga R Q, Reddy L, Kreiman G, et al. Invariant visual representation by single neurons in the human brain. Nature, 2005, 435（7045）: 1102-1107.

Richard Dawkins. The greatest show on earth. New York: Free Press, 2009.

Robbins T W, Everitt B J. Limbie-striatal memory systems and drug addiction. Neurobiol Learn Mem, 2002, 78（3）: 625-636.

Robert S. Feldman. Essentials of understanding psychology. New York: McGraw-Hill, 2006.

Robin Dunbar, Louise Barrett, John Lycett. Evolutionary psychology: a Beginner's guide. Oxford: Oneworld Publications, 2007.

Rolls E T. The orbitofrontal cortex and reward. Cerebral cortex, 2000, 10（3）: 284-294.

Roughgarden J. Evolution's rainbow: diversity, gender, and sexuality in nature and people. Berkeley: University of California Press, 2004.

Rsymond K L, Lovell G P. Food addiction symptomology, impulsivity, mood, and body mass index in people with type two diabetes. Appetite, 2015, 95: 383-389.

Sebastian Seung. Connectome how the brain's wiring makes us who we are. New York: Penguin, 2013.

Sheng M, Hoogenraad C C. The postsynaptic architecture of excitatory synapses: a more quantitative view. Annu Rev Biochem, 2007, 76: 823-847.

Shepherd G M, Erulkar S D. Centenary of the synapse: from Sherrington to the molecular biology of the synapse and beyond. Trends Neurosci, 1997, 20 (9): 385-392.

Sherman P W, Flaxman S M. Protecting ourselves from food. Am Sci, 2001, 89 (2): 142-151.

Slotkin T A. Mary Bernheim and the discovery of monoamine oxidase. Brain Res Bull, 1999, 50 (5-6): 373.

Smith C N, Squire L R. Medial temporal lobe activity during retrieval of semantic memory is related to the ago of the memory. J Neurosci, 2009, 29 (4): 930-938.

Smith E E, Jonides J. Storage and executive processes in the frontal lobes. Science, 1999, 283 (5048): 1657-1661.

Snyder S H, Ferris C D. Novel neurotransmitters and their neuropsychiatric relevance// Cowan W M, S ū dhor T C, Stevens C F. Synapses. Baltimore & London: The Johns Hopkins Hopkins University Press, 2000, 651-680.

Sonders M S, Quich M, Javitch J A. How did the neurotransmitter cross the bilayer? A closer view. Curr Opin Neurobiol, 2005, 15 (3): 296-304.

Soon C S, Brass M, Heinze H J, et al. Unconscious determinants of free decisions in the human brain. Nat Neurosci, 2008, 11 (5): 543-545.

Squire L. Lost forever or temporarily misplaced? The long debate about the nature of memory impairment. Learn Mem, 2006, 13 (5): 522-529.

Steeves J K, Culham J C, Duchaine B C, et al. The fusiform face area is not sufficient for face recognition: evidence from a patient with dense prosopagnosia and no occipital face area. Neuropsychologia, 2006, 44 (4): 594-609.

Sternberg R J, Kaufman J C. The evolution of intelligence. Mahwah: Erlbaum, 2002.

Stone L S, Fairbanks C A, Laughlin T M, et al. Spinal analgesic actions of the new endogenous opioid peptides endomorphin-1 and -2. Neuroreport, 1997, 8 (14): 3131-3135.

Stringfield A J, Higginbotham J A, Wang R, et al. Role of glucocorticoid receptor-mediated mechanisms in cocaine memory enhancement. Neuropharmacology, 2017, 123: 349-358.

Stuber G D, Klanker M, de Ridder B, et al. Reward-predictive cues enhance excitatory synaptic strength onto midbrain dopamine neurons. Science, 2008, 321 (5896): 1096-1692.

Susan A. Greenfield. A Guided Tour (Science Masters Series). New York: BasicBooks, 1997.

Taylor V H, Curtis C M, Davis C. The obesity epidemic: the role of addiction. CMAJ, 2010, 182 (4): 327-328.

Thomas H. Maugh. Scientist discovered opiate receptor. Los Angeles Times, 2013-9-24.

Treuer T, Fabian Z, Furedi J. Internet addiction associated with features of impulse control disorder: is it a real psychiatric disorder? J Affect Disord, 2001, 66 (2-3): 283.

Tulving E, Craik F I M. The Oxford handbook of memory. New York: Oxford University Press, 2000.

Tulving E, Markowitsch H J, Kapur S, et al. Novelty encoding networks in the human brain: positron emission tomography studies, Neuroreport, 1994, 5 (18): 2525-2528.

Villeda S A, Plambeck K E, Middeldorp J. Young blood reverses age-related impairments in cognitive function and synaptic plasticity in mice. Nat Med, 2014, 20 (6): 659-663.

Volkow N D, Fowler J S, Wang G J, et al. Image studies on the role of dopamine in cocaine reinforcement and addiction in human. Psychopharmacology, 1999, 13 (4): 337-345.

Volkow N D, Fowler J S, Wang G J. The addicted human brain: insights from imaging studies. J Clin Invest, 2003, 111 (10): 1444-1451.

Völlm B A, de Araujo I E, Cowen P J, et al. Methampheramine activates reward circuitry in drug. Neuropsychopharmacology, 2004, 29 (9): 1715-1722.

Wagner U, Gais S, Haider H, et al. Sleep inspires insight. Nature, 2004, 427 (6972): 352-355.

Wang W, Dever D, Lowe J, et al. Regulation of prefrontal excitatory neurotransmission by dopamine in the nucleus accumbens core. J Physiol, 2012, 590 (16): 3743-3769.

Wang Y, Lobstein T. Worldwide trends in childhood over-weight and obesity. International Joumal of Pediatric Obesity, 2006, 1 (1): 11-25.

Zinberg N. Drug, Set and Setting. New Haven CT: Yale University Press, 1984.

专家荐读

　　这是一部全面论述成瘾脑科学的专著，是十分难得的学术杰作。本书从生物进化视角，以成瘾为主线，以脑科学为基础，展示了有关成瘾神经生物学的研究进展。

　　一、系统地论述了自生命诞生以来神经系统和大脑的演化。从信息分子、神经元、早期神经系统到脑的出现；从鱼类、两栖动物和爬行动物、哺乳动物大脑，到灵长类动物和人类大脑的演化，全景式地展现了脑的智力演化进程。顺着时间线条，记述了人类的行为认知过程，直至当代神经科学和脑科学的诞生，读来引人入胜。

　　二、成瘾行为是当代神经科学领域研究的一个热点、难点问题。这本专著系统地介绍了不同物种的成瘾现象，从果蝇、脊椎动物到哺乳动物研究，揭示了成瘾行为的科学基础和研究进展，遵循科学循证，从认知科学和学习记忆角度深入解读成瘾。

　　三、总结了成瘾研究前沿成果，从多方向聚焦成瘾大脑，引领读者全方位把握成瘾作为一个科学问题的本质。

　　全书语言通俗易懂，以深入浅出的笔触介绍了晦涩难懂的神经科学，同时集心理学、医学、社会工作等基础和相关学科专业，以多学科视角讲述了成瘾科学问题，在具有可读性的同时对医学、临床、社会工作等相关领域的研究及实践具有指导作用。

刘志民

北京大学中国药物依赖性研究所研究员

国家禁毒委员会毒品滥用防治专家委员会成员

联合国毒品和犯罪问题办公室（UNODC）网络禁毒科学家成员

致　谢

　　这本书的出版，涉及很多至关重要的人。首先是兰州大学第二医院消毒供应专家秦枫主任，始终如一地支持我们从事成瘾脑科学研究和临床等艰难的工作。北京大学刘志民教授像兄长一样，以崇高的学术目标给予我很多无私的帮助，徐国柱教授长期关心和支持我在成瘾医学领域的研究工作，邓艳萍教授、贾忠伟教授、中国药物滥用防治协会副会长兼秘书长回冉冉、深圳桥恩心理董事长周曛，是我们长期的真诚支持者。华东理工大学张昱教授、首都医科大学附属北京安定医院盛利霞教授、兰州大学王玉教授和贺殿教授、上海交通大学袁逖飞教授、西北师范大学心理学院前任书记刘慧阳和书记王仁、心理学家周爱保教授、赵鑫教授、丁小斌教授和李世峰教授、甘肃政法大学董志峰教授、张举国教授、任文启教授和郑志祥教授，既是知己又是真诚合作者。夏祥董事长、李晓东教授、王高喜总干事、孙新珺所长、莫国栋教授是我们在药物滥用防治领域同舟共济、贡献卓越的老朋友。心理咨询师马占武团长是本书第一读者，团职干部李进军临摹绘制了部分插图，张珑潇医生提供了图片。甘肃省公安厅高晓东副总队长、刘亚平处长、杨立志处长、张毅处长、孙宏潮处长是禁毒事业的同事和益友。感谢甘肃省戒毒局刘永红局长、中央新闻单位驻甘肃记者联合会会长周文馨的关心和支持。非常欣赏北京大学医学出版社，感谢责任编辑梁洁老师对本书出版所做的工作。

　　还有许多未具名的亲友、同事、同学、学生，都是我们工作和学术活动的精神力量之源。

谢仁谦　谢晴牧

2023 年 5 月